常见十九种慢性疾病药物治疗与药学监护

顾　问　王汝龙

主　编　沈素

副主编　温爱萍　廖音

编　委　（以姓氏笔画为序）

卫红涛　王维娜　刘怡　李哲　李丹丹

吴汀溪　邸宣　沈素　宋尧　张杨

张超　罗晓　侯文婧　崔璨　程晟

温爱萍　廖音

人民卫生出版社

·北京·

图书在版编目（CIP）数据

常见十九种慢性疾病药物治疗与药学监护 / 沈素主编 . —北京：人民卫生出版社，2020.9

ISBN 978-7-117-29703-5

Ⅰ.①常… Ⅱ.①沈… Ⅲ.①慢性病—常见病—药物疗法 Ⅳ.①R453

中国版本图书馆 CIP 数据核字（2020）第 165167 号

人卫智网	www.ipmph.com	医学教育、学术、考试、健康，购书智慧智能综合服务平台
人卫官网	www.pmph.com	人卫官方资讯发布平台

常见十九种慢性疾病药物治疗与药学监护

Changjian Shijiuzhong Manxing Jibing Yaowu Zhiliao yu Yaoxue Jianhu

主　　编：沈　素

出版发行：人民卫生出版社（中继线 010-59780011）

地　　址：北京市朝阳区潘家园南里 19 号

邮　　编：100021

E - mail：pmph @ pmph.com

购书热线：010-59787592　010-59787584　010-65264830

印　　刷：河北新华第一印刷有限责任公司

经　　销：新华书店

开　　本：787×1092　1/16　印张：20

字　　数：487 千字

版　　次：2020 年 9 月第 1 版

印　　次：2020 年 12 月第 1 次印刷

标准书号：ISBN 978-7-117-29703-5

定　　价：65.00 元

打击盗版举报电话：010-59787491　E-mail：WQ @ pmph.com

质量问题联系电话：010-59787234　E-mail：zhiliang @ pmph.com

前　言

首都医科大学附属北京友谊医院于 2012 年 7 月 1 日作为公立医院医改试点,率先实施了"医药分开"。这对医院药学的发展既是机遇,也是挑战,改变以往的药学管理理念和管理模式,从传统的被动服务转变为主动服务,从后台转向前台,面对临床、面对患者,药师要承担起新角色、新任务,必须具备更全面的专业知识、更高的药学服务技能,才能在医疗团队中充分体现药师的专业价值,开辟药师执业新舞台。

编写本书是为了满足临床药师、咨询药师、基层药师的工作需要,提高药师对慢性疾病患者的药物治疗管理水平,使患者获得标准化、同质化的药学服务。本书结合国内外最新指南和临床药学实践经验,适合临床药师和基层药师学习慢性疾病的常规治疗路径、药物选择以及重要的药学监护点,更好地对慢性疾病患者进行系统性管理,促进安全合理用药,提高患者生活质量。

本书主要涵盖十九种常见慢性疾病的药物治疗管理,分别由相应专业的临床药师编写,每种疾病包括疾病概述和疾病治疗两大部分。本书最具特色之处是绘制了每种疾病的临床治疗流程图,便于药师快速了解患者处于何种阶段,如何进行规范的治疗和生活方式管理;另一特色是着重针对药学监护点,按疾病阐述用药过程中不良反应的监测、患者生活方式、药品使用注意事项等多项内容,对于药师的工作具有较强的实用性。另外,本书对每类疾病的特殊患者用药进行了梳理,还参考了 FDA 药品说明书中关于妊娠期妇女用药的内容,便于为患者调整用药时查阅,节省了药师检索文献的时间。

在编写过程中,我们邀请了多位青年临床药师参与编写,作为一名从事医院药学工作37 年的药师,我欣慰地看到年轻药师们的努力和进取。栉风沐雨,砥砺前行,在挑战中体现自身价值,在不懈的实践中成就事业华章,我们药师要在自己的领域中精益求精,充分体现勇于开拓的精神,将药学与临床紧密结合,深入探索,百尺竿头更进一步。

　　本书在编写过程中凝聚了临床药师大量的工作经验和实践积累,全体编写人员付出了极大的努力。但由于能力的局限,编写经验的不足,难免存在不足之处,恳请广大药师同行和临床专家不吝赐教。

　　最后,在此感谢北京友谊医院领导对临床药学工作给予的大力支持,感谢老一辈药学专家汤光、王汝龙、王晓华教授给予的指导和帮助!

沈　素

2020 年 4 月

目　　录

第一章 呼吸系统疾病

第一节 哮 喘

哮喘临床治疗流程图：

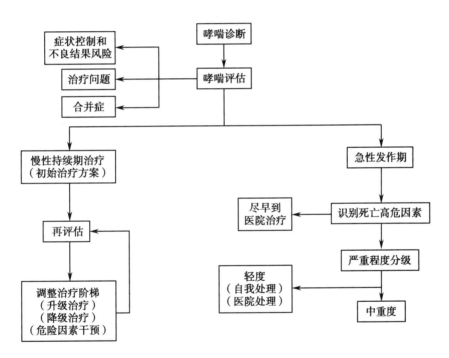

一、哮喘概述

(一) 定义

哮喘(asthma)是由多种细胞包括嗜酸性粒细胞、肥大细胞、T淋巴细胞、中性粒细胞、平滑肌细胞、气道上皮细胞等，以及细胞组分参与的气道慢性炎症性疾病。

(二) 症状

1. **典型哮喘** 反复发作喘息、气急，伴或不伴胸闷或咳嗽，夜间及晨间多发，常与接触变应原、冷空气、物理或化学性刺激以及上呼吸道感染、运动等有关。

2. **不典型哮喘** 包括除外其他疾病引起的咳嗽或胸闷，以咳嗽或胸闷为主要症状，以及无反复发作喘息、气急、胸闷或咳嗽的表现,但长期存在气道反应性增高者。

(三) 分期

哮喘的分期,见表 1-1-1。

表 1-1-1 哮喘的分期

分期	临床表现
急性发作期	喘息、气急、咳嗽、胸闷等症状突然发生,或原有症状加重,并以呼气流量降低为其特征
慢性持续期	每周均不同频度和 / 或不同程度地出现喘息、气急、胸闷、咳嗽等症状
临床缓解期	患者无喘息、气急、胸闷、咳嗽等症状,并维持 1 年以上

(四) 分级

哮喘的严重程度分级,见表 1-1-2。

表 1-1-2 严重程度分级

分级	临床特点
间歇状态 (第 1 级)	症状 < 每周 1 次,短暂出现夜间哮喘症状 ≤ 每个月 2 次 FEV_1 占预计值 % ≥ 80% 或 PEF ≥ 80% 个人最佳值,PEF 变异率 <20%
轻度持续 (第 2 级)	症状 ≥ 每周 1 次,但 < 每日 1 次 可能影响活动和睡眠 夜间哮喘症状 > 每个月 2 次,但 < 每周 1 次 FEV_1 占预计值 % ≥ 80% 或 PEF ≥ 80% 个人最佳值,PEF 变异率 20%~30%
中级持续 (第 3 级)	每日有症状,影响活动和睡眠,夜间哮喘症状 ≥ 每周 1 次 FEV_1 占预计值 % 为 60%~79% 或 PEF 为 60%~79% 个人最佳值,PEF 变异率 >30%
重度持续 (第 4 级)	每日有症状,频繁出现,经常出现夜间哮喘症状,体力活动受限 FEV_1 占预计值 %<60% 或 PEF<60% 个人最佳值,PEF 变异率 >30%

注:FEV_1,第 1 秒用力呼气容积;PEF,呼气流量峰值。

(五) 成人哮喘的诊断

成人哮喘诊断标准见表 1-1-3。

表 1-1-3 成人哮喘的诊断标准

典型哮喘的临床症状和体征
(1)反复发作喘息、气急,伴或不伴胸闷咳嗽,夜间及晨间多发,常与接触变应原、冷空气、物理或化学性刺激以及上呼吸道感染、运动有关。
(2)发作时双肺可闻及散在或弥漫性哮鸣音,呼气相延长。
(3)上述症状和体征可经治疗缓解或自行缓解
可变气流受限的客观检查
(1)支气管扩张试验阳性(吸入支气管扩张药后 FEV_1 增加 12%,且 FEV_1 绝对值增加 >200ml)。
(2)支气管激发试验阳性。
(3)PEF 平均昼夜变异率(至少连续 7 日每日 PEF 昼夜变异率之和 /7)>10%,或 PEF 周变异率(2 周内最高 PEF 值 – 最低 PEF 值)/ [(2 周内最高 PEF 值 + 最低 PEF 值)× 1/2] × 100%>20%

注:FEV_1,第 1 秒用力呼气容积;PEF,呼气流量峰值。

符合上述症状和体征,同时具备气流受限客观检查中的任一条,除外其他疾病引起的喘息、气急胸闷及咳嗽,可以诊断为哮喘。

(六) 成人哮喘的评估

1. 评估哮喘的症状控制和未来不良结果风险

(1)评估症状控制:评估哮喘的症状控制,见表1-1-4。

表 1-1-4　评估哮喘的症状控制

哮喘症状控制			哮喘症状控制水平		
在过去4周患者有以下症状:			完全控制	部分控制	未控制
• 白天出现症状大于2次/周?	是□	否□	从不	其中的1到2项	其中的3到4项
• 是否因哮喘夜间醒来?	是□	否□			
• 需要临时使用缓解药物次数大于2次/周?	是□	否□			
• 是否因哮喘导致活动受限?	是□	否□			

(2)评估未来不良结果风险:导致控制不佳的危险因素,见表1-1-5。

表 1-1-5　导致控制不佳的危险因素

导致哮喘控制不佳的危险因素

在诊断时评估危险因素,并定期对病情恶化的患者进行评估。

在治疗初期测量FEV_1,经过3~6个月的控制治疗后,记录患者的最佳肺功能,然后定期进行风险评估。

可被改进的一些危险因素,这些危险因素可导致急性发作

- 不受控制的哮喘症状
- 使用SABA频次过高
- ICS使用不恰当:包括未使用ICS;依从性差;不正确的吸入技术
- 较低的FEV_1,尤其是当<60%预测值时
- 严重的心理或社会经济问题
- 吸烟、暴露于变应原
- 并存的疾病:肥胖、鼻窦炎、食物过敏
- 痰液或血液嗜酸性粒细胞过多
- 妊娠

有一个或多个这些危险因素,即使症状控制良好时也会增加急性加重的风险

其他主要导致发作的独立危险因素

- 因哮喘进入重症监护室或做过气管插管
- 在过去的12个月中严重恶化次数≥1

导致气流受限的风险因素

- 缺乏ICS治疗
- 暴露于烟草烟雾;有害化学物质以及职业暴露因素
- 较低的FEV_1;黏液分泌过多;痰液或嗜酸性粒细胞过多

药物导致的危险因素

- 系统性:经常使用OCS;长期高剂量使用ICS;其他服用的药物有CYP450抑制剂
- 局部:大剂量使用ICS;不规范的吸入技术

注:FEV_1,第1秒用力呼气容积;ICS,吸入用糖皮质激素;OCS,口服糖皮质激素;CYP450抑制剂,细胞色素P450抑制剂,如伊曲康唑;SABA,短效β_2受体激动剂。

2. 评估治疗的问题　①记录目前患者的治疗阶梯;②关注吸入技术,评估依从性和副作用;③询问患者的态度、哮喘药物治疗的目标。

3. 评估合并症　鼻炎、鼻窦炎、胃食管反流、肥胖、阻塞性睡眠呼吸暂停综合征、抑郁和焦虑导致的症状和生活质量差。

二、成人哮喘的药物治疗与药学监护

(一) 治疗目标

哮喘的症状获得良好控制,维持正常的生活水平,同时减少急性发作、肺功能不可逆损害以及药物相关的不良反应。

(二) 治疗原则

哮喘慢性持续期的治疗原则是以患者病情严重程度和控制水平为基础,选择相应的治疗方案。

1. 初始治疗方案

(1) 根据当前症状选择治疗级别:对于哮喘初始治疗,应该根据患者具体情况选择合适级别。若处于相邻两级别之间则建议选择较高的级别,以保证初始治疗的成功率(表 1-1-6)。

表 1-1-6　哮喘初始治疗推荐方案

当前症状	推荐控制治疗
出现哮喘症状或需要使用 SABA 少于每个月 2 次;过去 1 个月无哮喘引起的夜醒;无急性发作的危险因素,过去 1 年未发生急性发作	不需要控制治疗
间歇的哮喘症状,但患者存在 1 种以上急性发作危险因素,如肺功能差、过去 1 年有急性发作需要使用口服激素或因哮喘发作入住 ICU	低剂量 ICS
有哮喘症状或需要使用 SABA 每个月 2 次到每周 2 次,或每个月因哮喘有夜醒 1 次或以上	低剂量 ICS
有哮喘症状或需要使用 SABA 每周 2 次以上	低剂量 ICS 或其他选择如 LTRA 或茶碱
大多数天数有哮喘症状,有夜醒每周 1 次或以上,存在任何危险因素严重的未控制哮喘,或有急性发作	中剂量 ICS 或低剂量 ICS/LABA 短程口服激素,同时开始维持治疗,可选择 • 大剂量 ICS • 中剂量 ICS/LABA

注:SABA,短效 β_2 受体激动剂;ICS,吸入糖皮质激素;LTRA,白三烯受体拮抗剂;LABA,长效 β_2 受体激动剂。

(2)不同级别的糖皮质激素:表 1-1-7 为每天吸入低、中、高剂量的糖皮质激素。

2. 治疗方案的调整　哮喘治疗的整个过程应对患者连续进行评估、调整并观察治疗反应。控制性药物的升降级应按照阶梯式方案选择。哮喘控制维持 3 个月以上者,可以考虑降级治疗以找到维持哮喘控制的最低有效治疗级别(图 1-1-1)。

表 1-1-7 每天吸入低、中、高剂量的糖皮质激素

药物	每日剂量/μg		
	低	中	高
二丙酸倍氯米松(CFC)	200~500	>500~1 000	>1 000
二丙酸倍氯米松(HFA)	100~200	>200~400	>400
布地奈德(DPI)	200~400	>400~800	>800
环索奈德(HFA)	80~160	>160~320	>320
氟替卡松(DPI)	100~250	>250~500	>500
氟替卡松(HFA)	100~250	>250~500	>500
糠酸莫米松	110~220	>220~440	>440
曲安奈德	400~1 000	>1 000~2 000	>2 000

注:CFC,氯氟烃(氟利昂)抛射剂;DPI,干粉吸入剂;HFA,氢氟烷烃抛射剂。

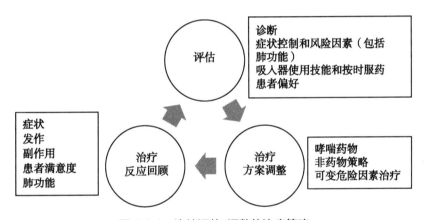

图 1-1-1 连续评估、调整的治疗策略

3. 阶梯治疗 控制药物的升降级应按照阶梯式方案选择。

(1)升级治疗:当前级别治疗不能控制时应考虑升级治疗,同时应排除以下因素。①药物吸入方法不正确;②依从性差;③持续暴露触发因素(变应原、烟草、空气污染);④存在合并症所致呼吸道症状及影响生活质量;⑤哮喘诊断错误。

升级方式如下:

1)持久升级治疗:用于排除影响控制因素后当前治疗级别不能控制的哮喘。表 1-1-8 为哮喘患者长期(阶梯式)治疗方案。

2)短程加强治疗:用于如发生上呼吸道感染或季节性变应原暴露时的短期症状加重,具体方法如表 1-1-9。

3)日常调整治疗:用于使用布地奈德 - 福莫特罗或倍氯米松 - 福莫特罗同时作为维持治疗和缓解治疗的哮喘患者,可在布地奈德 - 福莫特罗或倍氯米松 - 福莫特罗每日维持用药的基础上,根据患者哮喘症状情况按需增加上述药物用量作为缓解用药治疗。

表 1-1-8　哮喘患者长期（阶梯式）治疗方案

治疗方案	1 级	2 级	3 级	4 级	5 级
推荐选择控制药物	不需使用药物	低剂量 ICS	低剂量 ICS/LABA	中 / 高剂量 ICS/LABA	加其他治疗, 如口服激素
其他选择控制药物	低剂量 ICS	白三烯受体拮抗剂（LTRA）低剂量茶碱	中 / 高剂量 ICS 低剂量 ICS/LTRA（或加茶碱）	中 / 高剂量 ICS/LABA 加 LAMA 高剂量 ICS/LTRA 或加茶碱	加 LAMA IgE 单克隆抗体
缓解药物	按需使用 SABA	按需使用 SABA	按需使用 SABA 或低剂量布地奈德 - 福莫特罗或倍氯米松 - 福莫特罗	按需使用 SABA 或低剂量布地奈德 - 福莫特罗或倍氯米松 - 福莫特罗	按需使用 SABA 或低剂量布地奈德 - 福莫特罗或倍氯米松 - 福莫特罗

注：中国哮喘患者接受《全球哮喘防治倡议》（GINA）推荐高限 ICS 剂量的半量，也能获得与高限剂量相似的效果；LAMA 吸入仅用于 18 岁及以上成人；SABA，短效 β_2 受体激动剂；LAMA，长效抗胆碱能药物；ICS，吸入糖皮质激素；LABA，短效 β_2 受体激动剂。

表 1-1-9　短程加强治疗推荐方案

药物选择	具体方法
增加常规缓解药物	
SABA	增加 SABA 使用频率
低剂量 ICS/LABA（倍氯米松 - 福莫特罗或布地奈德 - 福莫特罗）	增加 ICS/LABA 使用频率（福莫特罗最大用量 72μg/d）
增加常规控制药物	
ICS/ 福莫特罗维持及缓解治疗	继续 ICS/ 福莫特罗维持用药, 增加按需 ICS/LABA 缓解用药频率（福莫特罗最大用量 72μg/d）
ICS 维持和 SABA 缓解治疗	ICS 剂量加倍, 最大用量可相当于丙酸倍氯米松 2 000μg/d
ICS/ 福莫特罗维持和 SABA 缓解治疗	4 倍维持用药的 ICS/ 福莫特罗（福莫特罗最大用量 72μg/d）
ICS/ 沙美特罗维持和 SABA 缓解治疗	高剂量吸入 ICS/ 沙美特罗, 或另加 ICS 吸入（最大用量可相当于丙酸倍氯米松 2 000μg/d）
加用口服激素或就医	
口服泼尼松或泼尼松龙	重度急性发作（如 PEF 或 FEV_1<60% 预计值或个人最好值）, 或已加强治疗 48 小时无反应, 或曾有突然急性发作病史的患者出现症状恶化时, 可以加用口服激素
	剂量：成人泼尼松龙 1mg/(kg·d), 最高剂量 50mg/d, 通常用 5~7 天 如使用激素在 2 周内可直接停用, 不必逐渐减量

注：FEV_1，第 1 秒用力呼气容积；SABA，短效 β_2 受体激动剂；LAMA，长效抗胆碱能药物；ICS，吸入糖皮质激素；LABA，短效 β_2 受体激动剂。

（2）降级治疗

1）降级原则：①哮喘症状控制且肺功能稳定 3 个月以上，可考虑降级；②选择适当降级时机，避开患者呼吸道感染、妊娠、旅行期；③通常每 3 个月减少 ICS 剂量 25%~50% 是安全可行的；④每次降级要密切观察症状控制情况、按期随访，一旦恶化需恢复原来方案。

存在下列因素则不推荐降级：①急性发作的危险因素（如 SABA 用量每个月 >1 支）；②依从性或吸入技术差；③ FEV_1 占预计值 %<60%；④吸烟或暴露于变应原；⑤痰或血嗜酸性粒细胞计数高；⑥存在合并症（鼻炎、鼻窦炎、肥胖），重大心理或社会经济问题。

2）降级方案：降级治疗参考方案，见表 1-1-10。

表 1-1-10 降级治疗参考方案

当前治疗级别	当前药物和剂量	降级选择
第 5 级	高剂量 ICS/LABA 加口服激素	继续高剂量 ICS/LABA 和减少口服激素
		根据诱导痰分析减少口服激素
		隔日口服激素
		高剂量 ICS 替代口服激素
	高剂量 ICS/LABA 加其他药物	对大多数患者来说，将 ICS 剂量降低 25%~50% 是可行和安全的。患者经专家评估后遵循专家意见
第 4 级	中或高剂量 ICS/LABA 维持治疗	继续 ICS/LABA，减少 50%ICS
		停用 LABA（可能导致恶化）
	中等剂量 ICS/ 福莫特罗维持和缓解治疗	减少 ICS/ 福莫特罗至低剂量维持用量，继续按需使用 ICS/ 福莫特罗作为缓解治疗
	高剂量 ICS 加第二种控制药物	减少 50%ICS，继续保留第二种控制药物
第 3 级	低剂量 ICS/LABA 维持治疗	ICS/LABA 减至每日 1 次
		停用 LABA（可能导致恶化）
	低剂量 ICS/ 福莫特罗维持和缓解治疗	维持剂量 ICS/ 福莫特罗减至每日 1 次，继续按需使用低剂量 ICS/LABA 作为缓解治疗
	中或高剂量 ICS	减少 50%ICS
第 2 级	低剂量 ICS	减少至每日 1 次（布地奈德、氟替卡松、环索奈德、莫米松）
	低剂量 ICS 或 LTRA	无症状 6~12 个月且无危险因素，可停用控制药物，但需制订随访计划密切监测
		不建议成人患者完全停用 ICS（增加急性发作风险）

注：ICS，吸入糖皮质激素；LTRA，白三烯受体拮抗剂；LABA，长效 β_2 受体激动剂。

（3）针对危险因素的干预措施：即使给予最大剂量的药物治疗，部分患者仍有急性发作。予以药物治疗的同时要关注有急性高危因素的哮喘患者，制订相应的干预策略（表1-1-11）。

表 1-1-11　处理危险因素减少急性发作的策略

危险因素	处理策略
具有 1 个或 1 个以上急性发作危险因素(包括症状控制不佳)	• 确认患者规律应用 ICS • 确认患者能够遵循医嘱,规范用药 • 对于高危险因素患者,就诊频率应该高于低危患者 • 仔细检查患者是否掌握装置吸入技术,剂量应用是否规范 • 识别任何可控的危险因素
过去 1 年有 1 次或 1 次以上急性加重	• 调整控制急性发作的治疗方案,例如联合应用 ICS 和福莫特罗作为控制和缓解治疗方案 • 如果排除可控危险因素,建议升级治疗 • 消除任何引起急性发作的诱因
香烟暴露	• 鼓励患者及家人戒烟,提供戒烟相关问题咨询 • 如果哮喘未获得控制,增加 ICS 的吸入剂量
低 FEV_1,尤其是 <60% 预计值	• 尝试应用 3 个月高剂量 ICS,和 / 或 2 周口服激素 • 排除其他肺部疾病,如慢性阻塞性肺疾病等 • 如果仍无改善,咨询专家意见
肥胖	• 制订并执行减肥方案 • 注意鉴别因肥胖致身体素质下降,体力活动受限或睡眠呼吸暂停等导致的哮喘类似症状
重要的心理问题	• 评估精神卫生健康状况 • 帮助患者鉴别焦虑症与哮喘症状,并对易引起恐慌的哮喘急性发作的处理提供建议
社会经济状况差	• 提供性价比最优的 ICS 联合治疗方案
明确的食物过敏史	• 避免接触过敏食物:肾上腺素注射剂备用
接触变应原	• 升级治疗 • 有明确的变应原,考虑抗原特异性免疫治疗
诱导痰嗜酸性粒细胞增多	• 无论哮喘控制水平如何,均需要适当增加 ICS 剂量

4. 哮喘急性发作的处理

(1)识别死亡高危因素:识别具有哮喘相关死亡高危因素的患者是非常重要的,这些患者出现急性发作时应当尽早到医院就诊。这些患者包括:①曾经有过气管插管和机械通气濒于致死性哮喘的病史;②在过去 1 年中因为哮喘而住院或急诊;③正在使用或最近刚刚停用口服激素;④目前未使用吸入激素;⑤过分依赖 SABA,特别是每个月使用沙丁胺醇(或等效药物)超过 1 支的患者;⑥有心理疾病或社会心理问题,包括使用镇静剂;⑦有对哮喘治疗计划不依从的历史;⑧有食物过敏史。

(2)哮喘急性发作时分级:见表 1-1-12。

(3)轻中度哮喘发作的自我处理和医院处理:图 1-1-2 为轻中度哮喘发作的处理流程。

(4)中重度急性发作的医院处理:图 1-1-3 为中重度急性发作的处理流程。

表 1-1-12 哮喘急性发作时病情严重程度的分级

临床特点	轻度	中度	重度	危重
气短	步行、上楼时	稍事活动	休息时	—
体位	可平卧	喜坐位	端坐呼吸	—
讲话方式	连续成句	单句	单词	不能讲话
精神状态	可有焦虑、尚安静	时有焦虑或烦躁	常有焦虑、烦躁	嗜睡或意识模糊
出汗	无	有	大汗淋漓	
呼吸频率	轻度增加	增加	常 >30 次 /min	
辅助呼吸肌活动及三凹征	常无	可有	常有	胸腹矛盾呼吸
哮鸣音	散在,呼吸末期	响亮、弥散	响亮、弥散	减弱、乃至无
脉搏 /(次 /min)	<100	100~120	>120	脉搏变慢或不规则
奇脉	无,<10mmHg	可有,10~25mmHg	常有,10~25mmHg（成人）	无,提示呼吸肌疲劳
最初支气管扩张及治疗后 PEF 占预计值或个人最佳值 %	>80%	60%~80%	<60% 或 100L/min 或作用时间 <2 小时	—
PaO_2(吸空气,mmHg)	正常	≥ 60	<60	<60
$PaCO_2$/mmHg	<45	≤ 45	>45	>45
SaO_2(吸空气,%)	>95	91~95	≤ 90	≤ 90
血浆 pH	—	—	—	降低

注:只要符合某一程度的某些指标,而不满足全部指标,即可提示为该级别的急性发作;1mmHg=0.133kPa；—,不涉及相关评价内容。

自我处理
· SABA是缓解症状最有效的药物,根据情况每次使用2~4喷,直到症状缓解。
· 增加控制药物ICS的剂量,至少是基础剂量的2倍（如果是布地奈德-福莫特罗可直接增加1~2吸,每天不超过8吸）
· 若经以上两步治疗2~3天反应仍不完全;或症状迅速加重;或有重症哮喘急性发作史,应口服激素治疗。建议泼尼松龙0.5~1mg/kg或等效剂量的其他口服激素治疗5~7天

↓

经自我处理后,无论症状有无缓解,均需到医院就诊

医院处理
· SABA是缓解症状最有效的药物,第一小时每20分钟吸4~10喷,随后根据情况调整为每3~4小时吸2~4喷,中度急性发作每1~2小时重复吸入6~10喷。对SABA反应好,呼吸困难显著缓解,通常不需要使用其他药物。
· 对SABA治疗反应不佳或在控制药物基础上发作,应口服激素治疗。建议泼尼松龙0.5~1mg/kg或等效剂量的其他口服激素治疗5~7天,症状减轻后迅速减量或完全停药

图 1-1-2 轻中度哮喘发作的处理流程

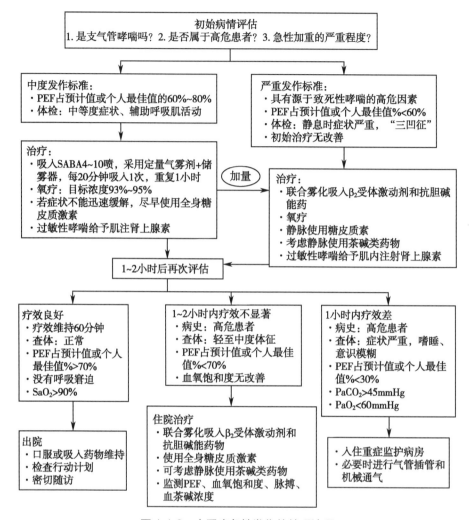

图 1-1-3　中重度急性发作的处理流程

注:短效抗胆碱能药物仅推荐用于急性重度哮喘或经 SABA 治疗效果不佳的患者。

• 联用茶碱类药物一般氨茶碱剂量不超过 0.8g/d。

• 推荐首选口服激素给药,泼尼松龙 0.5~1.0mg/kg 或等效的其他激素。严重急性发作或不宜口服激素的患者,可以静脉给药,推荐甲泼尼龙 80~160mg/d 或氢化可的松 400~1 000mg/d。由于地塞米松半衰期长,对肾上腺皮质功能抑制作用强,不推荐使用。静脉使用激素 2~3 天继之以口服激素 3~5 天的序贯疗法可减少激素用量和不良反应。

• 氧疗:针对氧饱和度 <90% 和呼吸困难的患者。

• 机械通气指征:意识改变、呼吸肌疲劳、$PaCO_2 \geq 45mmHg$。

• 重症哮喘急性发作患者缓解后出院时,应检查患者治疗依从性、能否正确使用吸入装置、找出急性发作的诱因并祛除,避免接触变应原,同时升级过去治疗方案。

(三)治疗药物的选择

临床常用药物品种,见表 1-1-13。

表 1-1-13 临床常用药物品种

药品分类	药品名称	常用剂量
糖皮质激素	局部用:布地奈德(混悬液)等	参见表 1-1-7
	全身给药:泼尼松、泼尼松龙、甲泼尼龙等	
β 受体激动剂	沙丁胺醇(气雾剂)	发作时以 1 揿 100μg 作为起始剂量,如必要可增至 2 揿,最大量为每日 4 次,每次 2 揿
	福莫特罗	常规剂量为一日 1 次或 2 次,一次 4.5~9μg,早晨和 / 或晚间给药。有些患者须提高剂量,一日 1~2 次,一次 9~18μg,每天最多可吸 36μg
	丙卡特罗	一次 50μg,一日 1 次,睡前服用或一次 50μg,一日 2 次,清晨及睡前服用
	班布特罗	初始剂量为 10mg,根据临床效果,在用药 1~2 周后可增加到 20mg
ICS/LABA 复合制剂	布地奈德 - 福莫特罗 160μg/4.5μg	1~2 吸 / 次,2 次 /d
	沙美特罗 - 氟替卡松 50μg/500μg	1 吸 / 次,2 次 /d
白三烯拮抗剂	孟鲁司特	1 次 /d,10mg/ 次
茶碱类	茶碱(缓释片)	0.1~0.2g/ 次,2 次 /d
	二羟丙茶碱(片)	0.1~0.2g/ 次,3 次 /d
	多索茶碱(片)	0.2~0.4g/ 次,2 次 /d
抗胆碱药物	异丙托溴铵(溶液)	3~4 次 /d,500μg/ 次
	噻托溴铵粉(吸入剂)	推荐剂量为 1 次 /d,18μg/ 次
肥大细胞膜稳定剂	色甘酸钠(气雾剂)	3.5~7mg/ 次,3~4 次 /d
抗 IgE 单克隆抗体	奥马珠单抗 (注射剂)	根据基线 IgE 和体重,剂量个体化

(四) 重症哮喘的治疗管理

1. **定义** 重症哮喘通常指过去 1 年中 ≥ 50% 时间需要给予高剂量 ICS 联合 LABA 和 / 或 LTRA/ 缓释茶碱或全身激素治疗,才能维持哮喘控制,或即使在上述治疗下仍不能控制的哮喘。

2. **治疗**

(1)教育和管理:提高依从性,规范用药,掌握正确吸药技术,自我监测病情。

(2)识别并避免诱发因素和治疗合并症:①鼻 - 鼻窦炎 /(成人)鼻息肉;②心理因素:人格特征、感知能力、焦虑、抑郁;③声带功能障碍;④肥胖;⑤吸烟 / 吸烟相关疾病;⑥阻塞性睡眠呼吸暂停;⑦高通气综合征;⑧激素影响:经期前、初潮、绝经、甲状腺疾病;⑨胃食管反流病(有症状);⑩药物:阿司匹林、非甾体抗炎药、β 受体拮抗剂、血管紧张素转化酶抑制剂。

（3）药物治疗

1）大剂量 ICS：每日二丙酸倍氯米松 >1 000μg（CFC）或 >500μg（HFA）、布地奈德 >800μg、氟替卡松 >500μg，LABA、LTRA、茶碱和 LAMA 都需要与 ICS 联合使用。

2）大剂量 ICS 联合其他药物未控制或反复急性加重：建议口服激素，推荐初始剂量泼尼松（龙）30~40mg/d，症状控制后逐渐减少剂量并确定最低剂量（一般 <10mg/d），长期口服治疗。

3）抗 IgE 单克隆抗体：皮下注射，根据治疗前 IgE 水平和体重确定注射剂量，每 2 周或 4 周给药 1 次，疗程不少于 6 个月。

（五）其他特殊哮喘的处理

1. 咳嗽变异性哮喘（cough variant asthma，CVA）

（1）特点：以慢性咳嗽为唯一或主要临床表现，无明显喘息、气促等症状，但有气道高反应性。

（2）治疗：与哮喘治疗相同，大多数患者 ICS 加 β 受体激动剂。气道炎症严重的 CVA 或吸入治疗不佳时，可短期使用中小剂量口服激素。

2. 胸闷变异性哮喘（chest tightness variant asthma，CTVA）

（1）特点：以胸闷为唯一症状，没有反复发作的喘息、气促等。

（2）治疗：对 ICS 或 ICS/LABA 治疗有效。

3. 围手术期哮喘管理

（1）术前准备：推荐常规肺功能检查，并在围手术期规律应用维持药物。

（2）术中管理：神经肌肉阻滞剂是最常见诱发过敏的药物，如阿曲库铵、米库溴铵等，罗库溴铵适用于哮喘患者快速气管插管。七氟烷作为吸入性麻醉诱导剂，耐受性良好。

（3）术后管理：良好镇痛、加强呼吸训练、控制胃食管反流有助于减少哮喘急性发作。

4. 阿司匹林哮喘　首先避免接触应用阿司匹林、NSAIDs 及其他抑制 COX-1 的药物。ICS 是主要治疗药物，无法避免服用该药物的患者可进行脱敏治疗。

（六）药学监护

1. 有效性监护　当确定治疗方案后，可根据患者症状的缓解和肺功能评估治疗的有效性。

（1）症状控制情况：治疗后症状控制的评估，见表 1-1-14。

表 1-1-14　治疗后症状控制的评估

哮喘症状控制	哮喘症状控制水平		
	良好控制	部分控制	未控制
过去 4 周，患者存在： • 日间哮喘症状 >2 次 / 周 • 夜间因哮喘憋醒 • 使用缓解药次数 • 哮喘引起的活动受限	无	存在 1~2 项	存在 3~4 项

(2)肺功能改善:FEV_1 和 PEF 能反映气道阻塞的严重程度。另外峰流速仪携带方便,操作简单,患者可在家自我监测 PEF。

2. 安全性监护 药物不良反应和防治策略,见表 1-1-15。

表 1-1-15 药物不良反应和防治策略

药物分类	常见品种	不良反应(常见)	防治策略
糖皮质激素	布地奈德(吸入用)	呼吸系统感染、鼻炎、咳嗽、中耳炎、念珠菌感染	用药后清水漱口
	泼尼松	感染、液体潴留、高血压、生长迟缓、肌无力、溃疡、痤疮、低血钾	外出去人多密集的场所最好佩戴口罩。 饮食中应注意少盐,适当吃含钾丰富的食物如香蕉、菠菜。 合理膳食,根据自身情况进行体育锻炼
	泼尼松龙		
	甲泼尼龙		
β受体激动剂	沙丁胺醇(气雾剂)	震颤、头痛、心动过速	用药后清水漱口
	福莫特罗	头痛、心悸、震颤	用药后清水漱口
	丙卡特罗	偶有口干、倦怠、肝酶上升	—
	班布特罗	震颤、头痛、强制性肌肉痉挛和心悸	—
ICS/LABA 复合制剂	布地奈德 - 福莫特罗	头痛、心悸、震颤、念珠菌感染	用药后清水漱口
	沙美特罗 - 氟替卡松	头痛、念珠菌感染、关节痛、肌肉痉挛、声嘶/发音困难	用药后清水漱口
白三烯调节剂	孟鲁司特	眩晕、嗜睡	睡前服用
茶碱	茶碱(缓释片)	血清浓度 15~20μg/ml:多有恶心、呕吐、易激动、失眠 血清浓度 >20μg/ml:心动过速、心律失常 血清浓度 >40μg/ml:发热、失水、惊厥	—
	二羟丙茶碱		
抗胆碱药物	异丙托溴铵(溶液)	头痛、恶心、口干	用药后清水漱口
	噻托溴铵	口干、便秘、念珠菌感染、鼻窦炎、咽炎	用药后清水漱口
抗 IgE 单克隆抗体	奥马珠单抗(注射剂)	头痛、注射部位疼痛、肿胀、红斑、瘙痒	—

3. 患者教育

(1)药品服用时间及注意事项:药品服用规范,见表 1-1-16。

(2)特殊剂型使用方法:参见图 1-2-2 COPD 特殊剂型使用方法。

表 1-1-16 药品服用规范

通用名	服用方法	备注
口服激素		
醋酸泼尼松片 醋酸泼尼松龙片 甲泼尼龙片	清晨服药	
β 受体激动剂		
沙丁胺醇气雾剂	当急性发作时应用	急救药品
富马酸福莫特罗粉吸入剂	早晨和 / 或晚间给药	每吸含乳糖 450μg，即使乳糖不耐受也不会引起异常
盐酸丙卡特罗片	每天 1 次，睡前服用 / 每天 2 次，清晨及睡 前服用	本品有抑制过敏引起的皮肤反应作用，故进行皮肤试验时，应提前 12 小时中止给药
盐酸班布特罗片	每晚睡前口服 1 次	对本品、特布他林及拟交感胺类药物过敏者禁用
ICS/LABA 复合制剂		
布地奈德 - 福莫特罗粉吸入剂（160μg/4.5μg）	视具体情况而定	作为缓解症状使用可临时增加 1~2 吸，但每日总剂量不超过 8 吸
沙美特罗 - 氟替卡松（50μg/500μg）	视具体情况而定	①氢氧化乳糖为本品的赋形剂（其中含有乳蛋白），对牛奶过敏的患者禁用 ②本品含有 12.5mg/ 剂的乳糖，这一数值对乳糖不耐受的人群通常来说没有问题
白三烯调节剂		
孟鲁司特钠片	每日 1 次，睡前服用	2 岁至 14 岁儿童患者用药可选用孟鲁司特钠咀嚼片
茶碱类		
茶碱缓释片	每日 2 次，早、晚用 100ml 温开水送服	①不可压碎或咀嚼 ②活动性消化性溃疡和未经控制的惊厥性疾病患者禁用
抗胆碱药物		
噻托溴铵粉吸入剂	每日 1 次	①噻托溴铵胶囊不得吞服 ②患者须注意避免将药物粉末弄入眼内

（七）特殊人群的治疗

1. **肝功能不全患者的用药** 见表 1-1-17。

2. **肾功能不全患者的用药** 见表 1-1-18。

3. **妊娠期用药**

（1）积极治疗的重要性大于药物潜在的副作用。

（2）停用 ICS 是妊娠哮喘急性恶化的重要危险因素。

（3）治疗原则与典型哮喘相同。

表 1-1-17　肝功能不全患者用药

药物分类	常见品种	肝功能不全
糖皮质激素	布地奈德(吸入用)	药物清除可能受影响
	泼尼松	无资料
	泼尼松龙	无资料
	甲泼尼龙	无资料
β 受体激动剂	沙丁胺醇(气雾剂)	可能造成沙丁胺醇的蓄积
	福莫特罗	可按常规剂量应用,由于福莫特罗经肝脏代谢,严重肝硬化患者的药物暴露量预计会增加
	丙卡特罗	无资料
	班布特罗	肝硬化或某些肝功能不全者,不宜应用
ICS/LABA 复合制剂	布地奈德 - 福莫特罗	无资料,药物清除可能受影响
	沙美特罗 - 氟替卡松	无资料
白三烯调节剂	孟鲁司特	轻中度肝损害无须调整
茶碱	茶碱(缓释片)	酌情调整用药剂量,延长给药间隔
	二羟丙茶碱	酌情调整用药剂量,延长给药间隔
抗胆碱药物	异丙托溴铵(溶液)	无资料
	噻托溴铵	肝功能不全对噻托溴铵的药动学无影响
抗 IgE 单克隆抗体	奥马珠单抗(注射剂)	尚无资料,不太可能受肝损害的影响,但仍需谨慎使用

表 1-1-18　肾功能不全患者用药

药物分类	常见品种	肾功能不全
糖皮质激素	布地奈德(吸入用)	无须调整
	泼尼松	无须调整
	泼尼松龙	无须调整
	甲泼尼龙	无须调整
β 受体激动剂	沙丁胺醇(气雾剂)	需减少剂量
	福莫特罗	无须调整
	丙卡特罗	无资料
	班布特罗	肾小球滤过率 ≤ 50ml/min 的患者,初始剂量建议用 5mg,根据临床效果,1~2 周后可增加到 10mg
ICS/LABA 复合制剂	布地奈德 - 福莫特罗	无资料
	沙美特罗 - 氟替卡松	无须调整
白三烯调节剂	孟鲁司特	无须调整
茶碱	茶碱(缓释片)	酌情调整用药剂量,延长给药间隔
	二羟丙茶碱	酌情调整用药剂量,延长给药间隔

药物分类	常见品种	肾功能不全
抗胆碱药物	异丙托溴铵(溶液)	无须调整
	噻托溴铵	无须调整,对于肌酐清除率≤50ml/min 的患者,应予以密切监控
抗 IgE 单克隆抗体	奥马珠单抗(注射剂)	尚无资料,不太可能受肾损害的影响,但仍需谨慎使用

(4)FDA 药品说明书中关于哮喘药物在妊娠期用药的信息:

1)糖皮质激素类:目前吸入用布地奈德在怀孕妇女中没有足够的研究。只在动物实验中观察到皮下应用布地奈德可导致小鼠和兔子的出生畸形、胎儿体重降低,但是这些结果并没有在吸入用布地奈德时观察到。目前对于怀孕妇女使用吸入用布地奈德的研究中并没有发现会增加出现畸形的风险。对于泼尼松、泼尼松龙、甲泼尼龙同样在怀孕妇女中没有足够研究,需权衡利弊来使用。

2)β 受体拮抗剂:目前在怀孕妇女中没有足够的研究。只在动物实验中观察到有导致出生缺陷的证据。因此在应用前应权衡利弊。

3)ICS/LABA 复合制剂:目前在怀孕妇女中没有够的证据,证明用药与出生缺陷风险增加有关。只在动物实验中观察到有导致出生缺陷的证据。因此在应用前应权衡利弊。

4)白三烯调节剂:目前在怀孕妇女中没有足够证据证明用药与出生缺陷风险增加有关系。在动物实验中未观察到用药导致的出生缺陷。

5)茶碱:目前在怀孕妇女中没有足够的研究。只在动物实验中观察到有导致出生缺陷的证据。因此在应用前应权衡利弊。

6)抗胆碱药物:异丙托溴铵目前在怀孕妇女中没有足够证据证明用药与出生缺陷风险增加有关系。在动物实验中没有证据证明药会导致出生缺陷。噻托溴铵目前在怀孕妇女中没有足够的研究。只在动物实验中观察到有导致出生缺陷的证据。因此在应用前应权衡利弊。

7)抗 IgE 单克隆抗体:目前在怀孕妇女中没有足够证据证明用药与出生缺陷风险增加有关系。在动物实验中没有证据证明药会导致出生缺陷。

(5)妊娠分级:见表 1-1-19。

表 1-1-19　哮喘药物妊娠分级

药物分类	常用品种	FDA 妊娠分级
糖皮质激素	布地奈德(吸入用)	B
	泼尼松	D
	泼尼松龙	D
	甲泼尼龙	C
β 受体激动剂	沙丁胺醇(气雾剂)	C
	福莫特罗	C
	丙卡特罗	—
	班布特罗	—

续表

药物分类	常用品种	FDA 妊娠分级
ICS/LABA 复合制剂	布地奈德 - 福莫特罗	C
	沙美特罗 - 氟替卡松	C
白三烯调节剂	孟鲁司特	B
茶碱	茶碱(缓释片)	C
	二羟丙茶碱	C
抗胆碱药物	异丙托溴铵(溶液)	B
	噻托溴铵	C
抗 IgE 单克隆抗体	奥马珠单抗(注射剂)	—

注:美国 FDA 2015 年 6 月前将影响胎儿的药物分为 A、B、C、D、X 五类,之后改为使用新的"妊娠哺乳期规则",但并未覆盖非处方药物和部分药品,且临床上妊娠分级仍有参考价值,故本书中予以保留,FDA 药品说明书中关于妊娠期用药的详细描述见上文。

4. 哺乳期用药 哺乳期用药风险,见表 1-1-20。

表 1-1-20 哺乳期用药风险

药物分类	常见品种	哺乳期风险
糖皮质激素	布地奈德(吸入用)	只有当临床治疗需要时才可以使用
	泼尼松	不应哺乳
	泼尼松龙	不应哺乳
	甲泼尼龙	可随乳汁分泌,只有判断益处大于对婴儿的风险后才能用
β 受体激动剂	沙丁胺醇(气雾剂)	由于沙丁胺醇可能分泌入乳汁,除非对母亲的预期受益大于对新生儿的潜在危险,否则不推荐哺乳期妇女使用
	福莫特罗	福莫特罗是否经母乳分泌尚不清楚,因此不推荐哺乳期妇女使用
	丙卡特罗	无资料
	班布特罗	尚不知是否会分泌入乳汁
ICS/LABA 复合制剂	布地奈德 - 福莫特罗	只有判断益处大于对婴儿的风险后才能用
	沙美特罗 - 氟替卡松	只有判断益处大于对婴儿的风险后才能用
白三烯调节剂	孟鲁司特	尚不知能否从乳汁分泌,应谨慎应用本品
茶碱	茶碱(缓释片)	可随乳汁排出,慎用
	二羟丙茶碱	可随乳汁排出,慎用
抗胆碱药物	异丙托溴铵(溶液)	在吸入给药时尽管非脂溶性的四价铵可进入乳汁,但进入婴儿体内的药物量不会很多,哺乳期妇女使用本品亦应特别慎重
	噻托溴铵	不应用于哺乳期,只有判断益处大于对婴儿的风险后才能用
抗 IgE 单克隆抗体	奥马珠单抗(注射剂)	不应给予本品治疗

参 考 文 献

［1］中华医学会呼吸病学分会哮喘学组. 支气管哮喘防治指南 (2016 年版). 中华结核和呼吸杂志, 2016,
39 (9): 675-697.

［2］Global Initiative for Asthma. Global Strategy for Asthma Management and Prevention. [2019-12-1]. https://
www. ginasthma. org

［3］ASHLEY C, DUNLEAVY A, UK Renal Pharmacy Group. The Renal Drug Handbook. 4th edition. Boca
Raton: CRC press, 2014.

第二节 慢性阻塞性肺疾病

慢性阻塞性肺疾病临床治疗流程图:

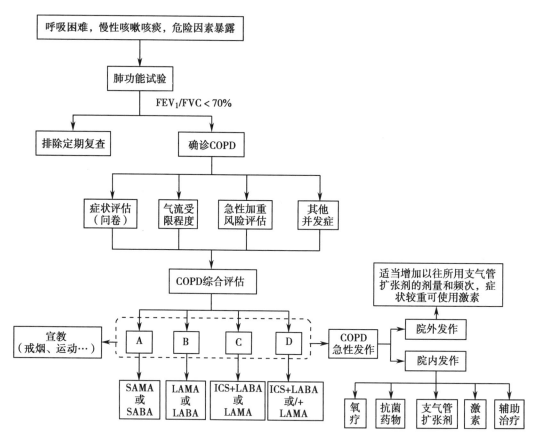

一、慢性阻塞性肺疾病概述

(一) 定义

慢性阻塞性肺疾病(chronic obstructive pulmonary disease, COPD), 简称慢阻肺, 是一种常见的以持续气流受限为特征的可以预防和治疗的疾病, 气流受限进行性发展, 与气道和肺对有毒颗粒或气体的慢性炎症反应增强有关。

(二)诊断

肺功能检查为诊断 COPD 的必备条件,即使用支气管扩张药后,FEV$_1$/FVC<70%,确定存在持续性气流受限,诊断为 COPD。若年龄 >40 岁的患者出现下列任一表现,则可考虑 COPD 诊断(表 1-2-1)。

表 1-2-1 可考虑诊断为 COPD 的主要指征

可考虑诊断为 COPD 的主要指征
若年龄 >40 岁的患者出现下列任一表现,则可考虑 COPD 诊断,进行肺功能检查,这些指征不能作为诊断 COPD 的依据,但可增加 COPD 诊断的可能性。
呼吸困难:渐进性(随时间进展)
特点为运动性加重
持续存在
慢性咳嗽:可为间接性,或干咳
慢性咳痰:任何性质的慢性咳痰均可提示 COPD
反复下呼吸道感染
风险因素暴露史:烟草烟雾(包括水烟)
取暖燃料和烹饪产生的烟雾
职业性粉尘和化学物质
COPD 家族史

(三)临床表现与症状

1. 呼吸困难 呼吸困难是 COPD 最重要的表现,是使患者致残和焦虑不安的主要原因。

2. 慢性咳嗽 咳嗽常是 COPD 的首发症状,初起咳嗽呈间歇性,以后每天或整日均有咳嗽。

3. 慢性咳痰 COPD 患者通常咳嗽时伴有少量黏液性痰。

4. 胸闷 多在活动后出现,常不能明确定位,与肋间肌等长收缩有关。

(四)评估

COPD 评估的目标是明确疾病的严重程度,对患者健康状况、未来风险事件发生(急性加重,住院和死亡)的影响,以指导治疗。COPD 综合评估分级见图 1-2-1。

上述 COPD 综合评估需要先完成 CAT 和 mMRC 评分(二选一即可)、风险(气流受限分级)评分、急性加重风险评估,各评估标准如下:

1. CAT 和 mMRC 慢性阻塞性肺疾病评估测试(CAT)和英国医学研究委员会呼吸问卷(mMRC)的评分内容如表 1-2-2 和表 1-2-3 所示。

2. 急性加重风险评估 COPD 急性加重的定义为呼吸症状加重,超出日常变异,需要调整药物治疗的急性发作。频繁急性加重的最佳预测指标(≥ 2 次/年)为既往急性加重病史。急性加重风险会随着气流受限严重程度的升高而增加。需要入院治疗的 COPD 急性加重与死亡风险增加的不良预后相关。

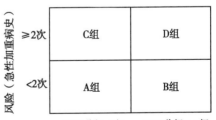

图 1-2-1 COPD 综合评估分级
注:mMRC,英国医学研究委员会呼吸问卷; CAT,慢性阻塞性肺疾病评估测试。

表1-2-2　慢性阻塞性肺疾病评估测试（CAT）

	分值		得分
我从不咳嗽	1　2　3　4　5	我一直在咳嗽	
我一点痰都没有	1　2　3　4　5	我有很多痰	
我没有任何胸闷的感觉	1　2　3　4　5	我有很严重的胸闷	
当我爬坡或上一层楼梯时，没有气喘的感觉	1　2　3　4　5	当我爬坡或上一层楼梯时，我感觉气喘严重	
我在家中能做任何事	1　2　3　4　5	我在家中做任何事都受影响	
尽管我有肺部疾病，但是我对离家外出很有信心	1　2　3　4　5	由于我有肺部疾病，我对离家外出一点信心都没有	
我睡眠非常好	1　2　3　4　5	我睡眠非常差	
我精力旺盛	1　2　3　4　5	我一点精力也没有	

注：患者根据自身情况，进行打分，总分值为0~40分。

0~10分为COPD"轻微影响"。

11~20分为COPD"中度影响"。

21~30分为COPD"严重影响"。

31~40分为COPD"非常严重影响"。

表1-2-3　英国医学研究委员会呼吸问卷（mMRC）

mMRC 分级	
0级	仅在用力运动时才会出现喘息
1级	平地快步行走或步行爬小坡时出现呼吸困难
2级	平地行走时比同龄人慢，需要停下来休息
3级	在平地行走100m左右或数分钟后需要停下来休息
4级	因严重呼吸困难以致不能离开家，或在穿、脱衣服时出现呼吸困难

二、慢性阻塞性肺疾病的药物治疗与药学监护

（一）治疗目标

药物治疗目的是减轻患者的症状，减少急性发作的频率和严重程度，并改善患者的健康状态和运动耐量。

（二）治疗原则

每一位COPD患者的治疗方案都应该个体化，因为患者症状的严重程度并不一定总是和气流受限的程度相关，还受到其他因素的影响，如急性发作的频率和严重程度、是否存在呼吸衰竭与合并症（如心血管疾病、骨质疏松等），以及患者整体的健康状态。

（三）非药物治疗

应激励、培养和指导患者形成更为健康的生活方式，主要体现在加强体力运动、戒烟、制订肺康复计划等。COPD患者的体力活动一般会逐步减少，鼓励患者进行适量体力活动

可以降低患者住院风险,提高生活质量。另外,COPD 患者一般具备烟雾等风险暴露因素,教育患者以及患者家属戒烟,并远离烟尘等风险暴露因素,减少 COPD 的急性发作。对于 COPD 评估分级为 B、C、D 组的患者应制订肺康复计划,包括康复目标、康复治疗措施以及定期复查,详见"患者教育"。

(四) 治疗药物选择

1. **稳定期**　COPD 治疗根据患者 COPD 综合评分,稳定期的药物治疗方案如表 1-2-4 所示:

表 1-2-4　COPD 稳定期治疗药物选择

患者分组	首选建议	症状加重
A	SAMAprn 或 SABAprn	LAMA 或 LABA 或 SAMA+SABA
B	LAMA 或 LABA	LAMA+LABA
C	LAMA	LAMA+LABA 或 LABA+ICS
D	LABA+LAMA	ICS+LAMA+LABA 或 ICS+LAMA+LABA+PDE-4 抑制剂 或 ICS+LAMA+LABA+ 大环内酯类抗生素

注:SABA,短效 β_2 受体激动剂;SAMA,短效 M 受体拮抗剂;LABA,长效 β_2 受体激动剂;LAMA,长效 M 受体拮抗剂; ICS,吸入性激素;PDE-4 抑制剂,磷酸二酯酶 -4 抑制剂。

2. **COPD 常用药物规格及使用剂量**　常用吸入性制剂规格及用法用量,见表 1-2-5。

3. **治疗药物建议**

(1) 支气管扩张药:① SABA 联合 SAMA 改善 FEV_1 和症状优于其中任何一种单用使用。② LABA 和 LAMA 显著改善肺功能、呼吸困难、健康状况和减少急性加重的频率。③ LAMA 比 LABA 减少急性加重更有效,降低住院率。④ LABA 和 LAMA 联合治疗比单独使用增加 FEV_1 和减少症状。⑤ LABA 和 LAMA 联合治疗比单独使用或 ICS/LABA 减少急性加重。⑥基于茶碱低疗效和较高副作用,不推荐茶碱治疗,除非其他支气管扩张药不可行或不可负担长期治疗。缓释和控释剂型每日口服 1~2 次可以达到稳态血药浓度,对治疗 COPD 有一定的效果,血药浓度应维持在 5~15mg/L。吸烟、饮酒、服用抗惊厥药和利福平等可缩短茶碱的半衰期,肝功能不全以及同时服用西咪替丁、大环内酯类药物、氟喹诺酮类药物、口服避孕药均可提高茶碱的血药浓度。

表 1-2-5 常用吸入性制剂规格及用法用量

通用名	分类	规格	用法用量
硫酸沙丁胺醇气雾剂	SABA	100μg/揿	发作时以 1 揿(100μg)作为起始剂量,如必要可增至 2 揿,最大量为每日 4 次,每次 2 揿
富马酸福莫特罗粉吸入剂	LABA	1g:10mg,4.5μg/吸,60 吸/支	常规剂量为一日 1 次或 2 次,一次 4.5~9μg,早晨和/或晚间给药。有些患者须提高剂量,一日 1~2 次,一次 9~18μg,每天最多可吸 36μg
异丙托溴铵气雾剂	SAMA	每揿 20μg(以异丙托溴铵计)	成人和 6 岁以上儿童每日 1~2 揿,每日 3~4 次
噻托溴铵粉吸入剂	LAMA	18μg	推荐剂量为每日 1 次,每次 1 粒胶囊
布地奈德粉吸入剂	ICS	100μg/吸,200 吸/支	本品的推荐剂量是 400μg,每日 2 次
沙美特罗-替卡松粉吸入剂	LABA/ICS	50μg/500μg(沙美特罗/丙酸氟替卡松)	每次 1 吸,每日 2 次
布地奈德-福莫特罗粉吸入剂	LABA/ICS	布地奈德(160μg)/富马酸福莫特罗(4.5μg)	每次 2 吸,每日 2 次

(2)糖皮质激素:①对于有急性加重史的中度至极重度 COPD 患者而言,ICS 联合 LABA 治疗改善肺功能、健康状况和降低急性加重比二者单药治疗更有效。② ICS/LAMA/LABA 三联治疗比 ICS/LABA 或 LAMA 单药使用,可更好地改善肺功能、症状、健康状况。③不推荐使用吸入糖皮质激素单药进行长期治疗。④规律使用 ICS 治疗可增加肺炎的风险,尤其是重症患者。⑤不推荐长期口服糖皮质激素维持治疗。

(3)吸入糖皮质激素/联合治疗:①对于中度到极重度的 COPD 患者以及有反复急性加重史的患者,吸入糖皮质激素与支气管扩张药联合治疗,在改善肺功能、健康状态和减少急性加重方面比单药更有效。②沙美特罗-替卡松粉吸入剂和布地奈德-福莫特罗粉吸入剂两者均为长效 β₂ 受体激动剂 + 吸入糖皮质激素,两者比较,丙酸氟替卡松的抗炎活性强于布地奈德,福莫特罗起效快于沙美特罗。

(4)磷酸二酯酶-4(PDE-4)抑制剂:代表药物为罗氟司特。对于存在慢性支气管炎、重度到极重度 COPD、既往有急性加重病史的患者,罗氟司特治疗降低了需要全身用糖皮质激素治疗的中重度急性加重发生率。罗氟司特联合长效支气管扩张药,以及在固定剂量 LABA/ICS 联合未控制的患者中加用罗氟司特仍能改善肺功能。该类药物的不良反应有恶心、食欲下降、腹痛、腹泻、睡眠障碍和头痛。合并抑郁症的患者慎用,低体重者慎用,罗氟司特不应与茶碱同时使用。

4. 急性期 COPD 治疗

(1)定义:COPD 患者呼吸道症状加重,超出了日常变异,需要更改药物治疗方案,导致患者急性加重的最常见原因是呼吸道感染(病毒或细菌感染)。

(2)院外治疗:COPD 急性加重早期、病情较轻的患者可以在院外治疗,治疗主要是增加以往所用支气管扩张药的剂量与频次,急性加重患者全身应用激素和抗生素对治疗有益,可促进病情缓解,缩短康复时间,改善肺功能和动脉血气。

（3）住院治疗

1）氧疗：辅助性氧疗应调整供氧浓度，改善低氧血症，血氧浓度的目标值为 88%~92%。

2）支气管扩张药治疗：急性加重治疗首选吸入短效 β_2 受体激动剂（SABA），联合或不联合短效抗胆碱能受体拮抗剂（SAMA）。

3）系统性糖皮质激素治疗：系统性糖皮质激素治疗可缩短患者的康复时间，改善肺功能（FEV_1）及动脉低氧血症（PaO_2）；并能减少患者病情的早期复发、治疗失败及其住院时间延长等风险。推荐：泼尼松 40mg/d，疗程 5 天。

4）抗生素

a. 以下患者应使用抗生素：①呼吸困难增加、痰量增多，以及脓痰增多；②脓痰增多，且伴有一项其他的主要症状；③需要机械通气的患者。

b. 药物治疗途径：口服或静脉给药取决于患者的进食能力和抗菌药物的药动学，最好给予口服治疗。

c. 抗菌药物的推荐治疗疗程为 5~10 日。

d. 应考虑有无铜绿假单胞菌感染的危险因素：①近期住院史；②经常（>4 次 / 年）或近期（近 3 个月内）抗菌药物应用史；③病情严重（FEV_1 占预计值 30%）；④口服糖皮质激素（近 2 周内服用泼尼松 >10mg/d）。

e. 初始抗菌治疗的建议：①对于无铜绿假单胞菌感染风险的患者，病情较轻者推荐青霉素类（如阿莫西林）、大环内酯类、喹诺酮类、第一代或第二代头孢菌素等；病情较重者可使用 β- 内酰胺类 / 酶抑制剂、第二代头孢菌素、氟喹诺酮类和第三代头孢菌素；②有铜绿假单胞菌感染风险的患者，可选用环丙沙星，抗铜绿假单胞菌的 β- 内酰胺类，同时可加用氨基糖苷类药物；③应根据患者病情严重程度和临床状态是否稳定选择口服或静脉用药，静脉用药 3 天以上，如病情稳定可以改为口服。

（4）辅助治疗：可根据患者的病情适当选用。包括维持适当的体液平衡（对于使用利尿药者尤须注意），使用抗凝药，治疗合并症，注意营养支持等。无论何时，医生都要采取严格而有效的措施，督促患者戒烟。因 COPD 急性加重而住院的患者，具有较高的深静脉血栓形成及肺栓塞风险；因此，应加强此类患者血栓形成的预防性治疗。

（五）药学监护

随着时间的推移，即使得到了最好的护理，患者的肺功能依然可能会恶化，因此对 COPD 患者的常规随访是必要的。应详细跟踪患者相关症状、急性加重以及气流受限客观指标，以确定何时根据病情修改管理方案，识别任何并发症以及可能出现的共患疾病。

1. **疗效监护** 主要监测肺功能，建议每年至少监测 1 次，获知患者 FEV_1 的下降情况，从而发现 FEV_1 快速下降的患者，可参照表 1-2-6 进行判断。同时，应监测患者急性加重发作的频率、严重程度、类型以及所有可能的相关病因。同时对患者进行 COPD 评估（见图 1-2-1），判断患者是否达到预期效果。

2. **安全性监护**

（1）β_2 受体激动剂：对于敏感患者，刺激 β_2 肾上腺素能受体能导致静息时窦性心动过速，并有潜在的促心律失常作用。慢性心力衰竭患者联合使用噻嗪类利尿药时，可能会发生低钾血症。患者在静息状态下的耗氧量可能增加，但会随时间缓解，使用 SABA 和 LABA 后 PaO_2 会出现轻度下降。

表 1-2-6　COPD 气流受限严重程度的肺功能分级（基于支气管扩张药后 FEV$_1$）（GOLD 分级）

COPD 气流受限严重程度分级		
FEV$_1$/FVC<70%		
GOLD 1	轻度	FEV$_1 \geqslant 80\%$ 预测值
GOLD 2	中度	$50\% \leqslant$ FEV$_1 < 80\%$ 预测值
GOLD 3	重度	$30\% \leqslant$ FEV$_1 < 50\%$ 预测值
GOLD 4	极重度	FEV$_1 < 30\%$ 预测值

（2）抗胆碱能药物：大剂量使用此类药物的吸入剂型临床显示是安全的。最主要的副作用是口干，偶有前列腺症状的报道。

（3）茶碱类：茶碱的毒性为剂量依赖性，主要问题在于其治疗窗很窄，作用剂量接近中毒剂量。副作用包括房性和室性心律失常（可致命）以及惊厥（不管是否有癫痫病史）。其他的副作用包括头痛、失眠、恶心和胃灼热感，这些症状在血清茶碱浓度仍在治疗剂量范围内时即可出现。此类药物可以和其他常用的药物如洋地黄、香豆素等发生相互作用。

（4）激素类：研究显示 ICS 会导致口腔念珠菌病、声音嘶哑、皮肤挫伤和肺炎发生率增加。关于 ICS 治疗后骨密度下降和骨折风险的 RCT 研究结果不一致，可能是由于研究设计的不同和 / 或 ICS 药物种类之间的不同。观察性研究提示 ICS 治疗可能与糖尿病发病 / 控制不佳、白内障和分枝杆菌感染包括结核的风险增加。抗 COPD 药物常见不良反应见表 1-2-7。

表 1-2-7　抗 COPD 药物常见不良反应

抗 COPD 药物常见不良反应	
β$_2$ 受体激动剂	头痛 1%~10%；震颤 1%~10%；心动过速 1%~10%
胆碱 M 受体拮抗剂	头痛、头晕 1%~10%；咳嗽，吸入性相关支气管痉挛 1%~10%。口干呕吐 1%~10%
吸入性糖皮质激素	口咽念珠菌感染 2%~4%；声音嘶哑 1%~6%；咽喉炎（喉咙痛）5%~10%；支气管痉挛咳嗽 <3%

如出现支气管异常痉挛和喘鸣加重，应立即使用快速短效的吸入用支气管扩张药治疗，同时停用长效制剂，并对患者进行评估，必要时给予替代治疗。如出现念珠菌感染，在继续使用的同时应进行适当的局部或全身抗真菌治疗，但有时需停用本药。口干的不良反应在停药后可恢复正常。

3. 患者教育

（1）戒烟：戒烟对 COPD 的自然病程影响较大，应督促吸烟患者戒烟。戒烟困难者可采取尼古丁替代疗法，尼古丁口香糖、吸入剂、鼻喷雾剂、透皮贴、舌下含片或锭剂，以及采用伐尼克兰、安非他酮或去甲替林的药物治疗能够有效提高长期戒烟率，并且比安慰剂更加有效。

（2）避免烟雾：鼓励患者在外尽量出入无烟公共场所和工作环境，家中应保持无他人吸烟的状态。

（3）避免职业暴露：告知患者在处于通风不良的地方时，应采取措施以降低或避免因烹饪和取暖而燃烧生物燃料所造成的室内空气污染。建议患者留意当地发布的空气质量结果，依据自身疾病的严重程度来避免剧烈的室外运动或在污染严重时期待在室内。

（4）体育运动：对于 COPD 患者而言，体育锻炼可以获益，应鼓励患者进行适量的体育活动。

（5）特殊剂型使用方法：在 COPD 患者的用药教育中，特殊装置的使用方法是重要的一环，目前市面上常见的特殊装置有以下几种（图 1-2-2）：

压力定量吸入剂（万托林）

1. 打开装置盖（一周以上未使用需要按压几次进行试喷）。
2. 将吸入剂垂直，充分振摇。
3. 远离装置，轻轻吐气，将肺中空气尽量吐尽。
4. 将吸入嘴置于双齿之间（不要咬），并紧闭双唇将吸入嘴包严。
5. 按压装置的同时，缓慢地用嘴吸气。
6. 保持缓慢地深吸气。
7. 屏住呼吸约10秒，或尽可能长时间。
8. 屏住呼吸的同时，将装置从嘴里移除。
9. 远离装置，轻轻呼气。
10. 如果需要再吸入一个剂量，重复上述3~9步骤。
11. 盖上瓶盖。

注意事项：
- 患者应保持下巴直立，保持吸入剂垂直。
- 保证按压与吸入动作同时进行。
- 建议有使用困难的患者双手操作。
- 如果患者手无力或有骨关节病可以借助吸入器装置。

干粉吸入剂（思力华）

1. 打开盖子。
2. 掀开吸入嘴。
3. 揭去胶囊板背部铝箔，取出胶囊，将胶囊放入胶囊仓内。
4. 关闭吸入嘴，直到听到"咔哒"声。
5. 按下绿色针刺按钮一次然后松开，注意不要振摇。
6. 缓缓呼气，呼气时远离吸入嘴。
7. 将吸入嘴放入上下齿之间，不要咬住，并紧闭双唇将吸入嘴包严。
8. 缓缓地深吸气，吸气时胶囊会发生震动。
9. 尽量延长吸气时间。
10. 屏住呼吸的同时，将装置从嘴里移除。
11. 缓缓呼气，呼气时远离吸入嘴。
12. 重复7~11一次，以保证吸入足够的药量。
13. 打开吸入嘴，弃去使用过的胶囊。
14. 关闭吸入嘴。
15. 关闭盖子。

注意事项：
- 胶囊只需刺破一次即可，无须反复刺破。
- 胶囊刺破后，不要振摇装置。
- 第一次吸入后，需要重复7~11步再吸入一次，以保证吸入足够的药量。

干粉定量吸入剂（舒利迭）

1. 检查剂量计数窗。
2. 用拇指滑开盖子。
3. 上药：在上药过程中保持碟剂水平，滑动拨杆直到听见"咔哒"声（不要摇晃装置）。
4. 远离装置，轻轻吐气，将肺中空气尽量吐尽。
5. 保持碟剂水平位置，将吸入嘴置于双齿之间（不要咬），并紧闭双唇将吸入嘴包严。
6. 平稳地深吸气。
7. 屏住呼吸约10秒，或尽可能长时间。
8. 屏住呼吸的同时，将装置从嘴里移除。
9. 远离装置，轻轻呼气。
10. 如果还需要吸入一个剂量，重复上述3~9步骤。
11. 滑动盖子关闭碟剂。
12. 用清水漱口，清洗口腔及咽部，漱口后将水吐出。

注意事项：
- 不要振摇碟剂。
- 在上药前后，不要将碟剂的吸入嘴向下，以免药粉漏出。
- 装置要放在干燥的环境中保存。

都宝吸入剂（信必可）

1. 拧开装置盖子。
2. 检查剂量计数窗。
3. 上药：保持装置竖直，向某一方向旋转装置底部，旋转到头后，再向反方向旋转到头，此时会听到"咔哒"声。
4. 缓缓呼气，呼气时远离吸入嘴。
5. 将吸入嘴放入上下齿之间，不要咬住，并紧闭双唇将吸入嘴包严。注意不要挡住通气口。
6. 用力深吸气。
7. 屏住呼吸约5秒，或尽可能长时间。
8. 屏住呼吸的同时，将装置从嘴里移除。
9. 缓缓呼气，呼气时远离吸入嘴。
10. 如果还需要吸入一个剂量，重复上述3~9步骤。
11. 盖好装置盖。
12. 用清水漱口，清洗口腔及咽部，漱口后将水吐出。

注意事项：
- 装置在第一次使用之前需要转动底部（步骤3所述）两次进行激活，所以第一次吸入前需要转动底部三次（听到三次"咔哒"声）完成上药。
- 吸气时需要用力，以便产生强力气气流使药物微粒充分分散，发挥药效。
- 上药时应保持装置竖直；吸气时装置可以稍微倾斜，使下巴略微上抬，从而使吸入气气流畅通。

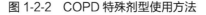

图 1-2-2　COPD 特殊剂型使用方法

（六）特殊人群用药

1. 肝、肾功能不全 重度 COPD 患者长期处于缺氧状态,机体的各功能性器官也会出现一定程度的衰竭,而肝和肾功能减退就是其中之一,而在肝、肾功能不全的患者用药时,大部分吸入型支气管扩张药无须调整,详见表 1-2-8。

表 1-2-8 肝、肾功能不全用药建议

药物	肝功能不全	肾功能不全
硫酸沙丁胺醇气雾剂	肝功能的损害可造成原型沙丁胺醇的蓄积	60%~70% 吸入的沙丁胺醇经尿液以原型排出,肾功能损害患者需减少剂量以防止过度或延长的药物作用
富马酸福莫特罗粉吸入剂	尚不清楚。由于福莫特罗经肝代谢,严重肝硬化患者的药物暴露量预计会增加	无须调整
异丙托溴铵气雾剂	无资料	无须调整
噻托溴铵粉吸入剂	肝功能不全对噻托溴铵的药动学无影响	无须调整,对于肌酐清除率 ≤ 50ml/min 的患者,应予以密切监控
布地奈德粉吸入剂	肝功能下降可影响该药清除	无须调整
沙美特罗 - 替卡松粉吸入剂	无资料	无须调整
布地奈德 - 福莫特罗粉吸入剂	无资料	无资料

2. 妊娠期及哺乳期 美国 FDA 在 2015 年 6 月后要求各药品在说明书中提供妊娠期、哺乳期妇女药物风险及获益的详细相关信息,但 β_2 受体激动剂、M 受体拮抗剂以及吸入性激素在妊娠期妇女中均无相应临床试验研究。在动物实验中,异丙托溴铵和布地奈德在吸入给药的情况下,未发生生殖毒性反应,噻托溴铵在大剂量的情况下仅增加大鼠和家兔的流产率,而沙丁胺醇、福莫特罗、沙美特罗在动物实验中均有致畸性的证据,所以妊娠期患者应在利大于弊的情况下再考虑使用。

而目前针对治疗 COPD 的药物是否经乳汁分泌以及是否会对新生儿产生影响的研究较少,所以在使用中应谨慎(表 1-2-9)。

表 1-2-9 妊娠期药物分级

药物	FDA 妊娠分级	哺乳期风险
硫酸沙丁胺醇气雾剂	C	由于沙丁胺醇可能分泌入乳汁,除非对母亲的预期受益大于对新生儿的潜在危险,否则不推荐哺乳期妇女使用
富马酸福莫特罗粉吸入剂	C	福莫特罗是否经母乳分泌尚不清楚,因此不推荐哺乳期妇女使用
异丙托溴铵气雾剂	B	在吸入给药时尽管非脂溶性的四价铵可进入乳汁,但进入婴儿体内的药物量不会很多,哺乳期妇女使用本品亦应特别注意

续表

药物	FDA 妊娠分级	哺乳期风险
噻托溴铵粉吸入剂	C	没有关于哺乳期妇女使用噻托溴铵的资料,噻托溴铵不应用于哺乳期妇女
布地奈德粉吸入剂	B	布地奈德可经乳汁分泌,但是预计治疗剂量对哺乳婴儿无影响,哺乳期过程中可以使用
沙美特罗 - 替卡松粉吸入剂	C	只有在预期对母亲的益处超过对孩子可能的危害时才用药
布地奈德 - 福莫特罗粉吸入剂	C	布地奈德可分泌到乳汁,但治疗剂量的布地奈德对乳儿不产生影响,只有在对母亲的益处超过对孩子可能的危害时才用药

注:美国 FDA2015 年 6 月前将影响胎儿的药物分为 A、B、C、D、X 五类,之后改为使用新的"妊娠哺乳期规则",但并未覆盖非处方药物和部分药品,且临床上妊娠分级仍有参考价值,故本书中予以保留,FDA 药品说明书中关于妊娠期用药的详细描述见上文。

3. 过敏人群　硫酸沙丁胺醇气雾剂、富马酸福莫特罗粉吸入剂、布地奈德粉吸入剂、沙美特罗 - 替卡松粉吸入剂、布地奈德 - 福莫特罗粉吸入剂中的部分制剂含有乳糖,故对乳糖、牛奶过敏者禁用。

布地奈德粉吸入剂部分制剂含聚山梨酯 80,有与之相关的迟发型超敏反应的报道。

噻托溴铵粉吸入剂部分制剂含甘氨酸,对甘氨酸过敏者禁用。

参 考 文 献

[1] HESS M W. The 2017 Global Initiative for chronic obstructive lung disease report and practice implications for the respiratory therapist. Respir Care, 2017, 62 (11): 1492-1500.

[2] ALMAGRO P, SORIANO J B, CABRERA F J, et al. Short-and medium-term prognosis inpatients hospitalized for COPD exacerbation: the CODEX index. Chest, 2014, 145 (5): 972-980.

[3] 董苗, 江兵 . 罗氟司特治疗稳定期 COPD 疗效与安全性的系统评价 . 中国循证医学杂志 , 2015, 15 (04): 458-463.

[4] 何梅, 于素娥, 郑玲, 等 . COPD 急性加重期行呼吸康复的可行性及效果研究 . 中国全科医学 , 2015 (08): 881-884.

[5] HALPIN D M, MIRAVITLLES M, METZDORF N, et al. Impact and prevention of severe exacerbations of COPD: are view of the evidence. Int J Chron Obstruct PulmonDis, 2017, 5 (12): 2891-2908.

[6] 熊新发, 张巍 . 沙美特罗替卡松粉吸入剂联合无创通气对 COPD 合并老年呼吸衰竭患者血流动力学与肾功能指标的影响 . 医学综述 , 2017, 23 (18): 3733-3736.

第二章 | 循环系统疾病

第一节　冠状动脉粥样硬化性心脏病

冠心病的临床治疗流程图:

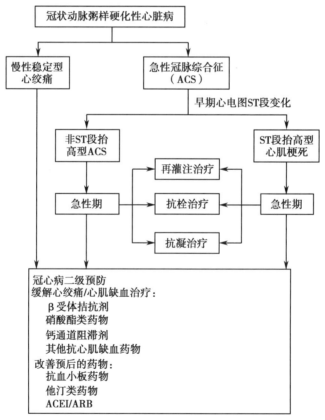

注:ACS,急性冠脉综合征;再灌注治疗,非 ST 段抬高型 ACS 患者为经皮冠脉介入治疗,ST 段抬高型心肌梗死患者包括经皮冠脉介入治疗和溶栓治疗;ACEI/ARB:血管紧张素转化酶抑制剂 / 血管紧张素 Ⅱ 受体拮抗剂。

一、冠状动脉粥样硬化性心脏病概述

(一) 定义与特征性表现

冠状动脉粥样硬化性心脏病是指由于冠状动脉粥样硬化使管腔狭窄、痉挛或阻塞导致心肌缺血、缺氧或坏死而引发的心脏病,统称为冠状动脉性心脏病或冠状动脉疾病,简称冠心病,归属为缺血性心脏病,是动脉粥样硬化导致器官病变的最常见类型。

心绞痛是冠心病患者的常见症状,通常表现为发作性胸骨后闷痛、紧缩压榨感,可放射至左肩、下颌部等,呈间断性或持续性,可伴有出汗、恶心、呼吸困难、窒息感,甚至晕厥。

(二) 临床分型

依据 1979 年 WHO 的分类标准,根据病变部位、范围和程度将冠心病分为 5 型,其临床表现分别为:

1. 隐匿型或无症状性心肌缺血 无症状,但在静息、动态或负荷心电图下显示心肌缺血改变,或放射性核素心肌显像提示心肌灌注不足,无组织形态改变。

2. 心绞痛 发作性胸骨后疼痛,由一过性心肌供血不足引起。

3. 心肌梗死 缺血症状严重,为冠状动脉闭塞导致心肌急性缺血坏死。

4. 缺血性心肌病 长期慢性心肌缺血或坏死导致心肌纤维化,表现为心脏增大、心力衰竭和心律失常。

5. 猝死 突发心搏骤停引起的死亡,多为缺血心肌局部发生电生理紊乱引起的严重心律失常所致。

(三) 疾病分类

依据心肌缺血的发生机制、发展速度和预后的不同,临床上将冠心病分为慢性稳定型心绞痛和急性冠脉综合征两大类(图 2-1-1)。

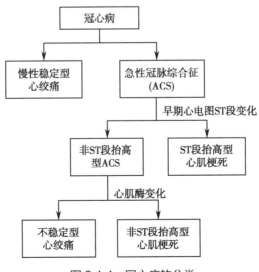

图 2-1-1 冠心病的分类
注:ACS,急性冠脉综合征。

1. 慢性稳定型心绞痛(CSA) 是慢性缺血综合征中最常见的临床分型,主要发病机制为缺氧增加性心肌缺血。包括隐匿性冠心病和缺血性心肌病。

2. 急性冠脉综合征(ACS) 急性冠脉综合征主要包括不稳定型心绞痛和急性心肌梗死(AMI)。依据早期心电图 ST 段变化,ACS 可以分为:①非 ST 段抬高型 ACS(NSTE-ACS);② ST 段抬高型心肌梗死(STEMI)。前者包括不稳定型心绞痛(UA)和非 ST 段抬高型心肌梗死(NSTEMI)。

(四) 危险因素

冠心病的主要危险因素及特点,见表 2-1-1。

表 2-1-1　冠心病的主要危险因素及特点

危险因素	特点
高血压	冠心病的主要危险因素
血脂异常	LDL-C 与心血管疾病发生呈正相关
糖尿病	血糖水平的高低与冠心病发生风险密切相关
肥胖和超重	"正常体重"范围上限时心血管疾病的发生风险就开始增加,随着体重的增加,危险逐步增大
吸烟	冠心病发生风险与每天吸烟量以及烟龄长短有关
不良饮食习惯	过量的热量摄入导致超重和肥胖;过多的胆固醇摄入引起血脂紊乱;过多的盐摄入导致血压不稳等
性别	男性发病率高于女性,绝经女性高于非绝经女性
心理社会因素	包括环境应激源和个性特征模式
遗传因素	遗传因素对冠心病有较强的影响

1. 高血压 无论收缩压还是舒张压的升高均会增加冠心病的发生风险。大量研究表明,高血压是冠心病的主要危险因素。无论单因素分析还是多因素分析均显示,收缩压和舒张压均与冠心病发病率显著相关,而且随着血压升高,冠心病的发病率和死亡率均呈上升趋势。即使血压处于正常高值[(120~139)/(80~89) mmHg],其危险性也高于完全正常的人群(<120/80mmHg)。

2. 血脂异常 高胆固醇(TC)血症、高甘油三酯(TG)血症与冠心病的发病均存在关联。胆固醇是动脉粥样硬化的重要组成物质,已经被大量的人群研究及动物实验所证实。血胆固醇分为不同组分,其中低密度脂蛋白胆固醇(LDL-C)与心血管疾病发生呈正相关,而高密度脂蛋白胆固醇(HDL-C)则与心血管疾病发生呈负相关。

3. 糖尿病 糖尿病是冠心病发病的高危因素。流行病学研究显示糖尿病患者易发冠心病。Framingham 研究显示男性糖尿病患者冠心病发病率较非糖尿病患者高 2 倍,女性糖尿病患者冠心病发生风险则增加 4 倍。在糖尿病患者中,血糖水平的高低也与冠心病发生风险密切相关。

4. 肥胖和超重 肥胖在冠心病危险因素中的作用是被逐步发现的。目前研究证明,超重可增加冠心病发生风险,向心性肥胖更是冠心病的高危因素。实际上心血管疾病发生风险的增加不仅与重度肥胖有关,在"正常体重"范围上限时,心血管疾病的发生风险就开始增加,随着体重的增加,危险逐步增大。

5. **吸烟** 吸烟作为冠心病的重要危险因素之一已经达成共识。冠心病发生风险与每天吸烟量以及烟龄长短有关。

6. **不良饮食习惯** 不良饮食习惯包括过量的热量摄入导致超重和肥胖,过多的胆固醇摄入引起血脂紊乱,过多的盐摄入导致血压不稳等。

7. **性别** 冠心病发病存在性别差异。研究发现美国白种人和非白种人的男性冠心病发病率均高于女性,Framingham 研究发现绝经女性冠心病发病率为非绝经女性的 2 倍。

8. **心理社会因素** 心理社会因素包括环境应激源和个性特征模式两方面。应激源可以指急性的一次应激,也可以指高度紧张工作条件下的长期慢性紧张。个人应对环境紧张的行为反应包括抑郁等心理因素、不健康的生活方式,如吸烟、不合理的饮食习惯、缺乏运动等。研究发现沮丧和敌意等情绪因素对冠心病发病率和死亡率的影响独立于传统危险因素之外。

9. **遗传因素** 瑞典的一项针对 2 万对双生子的长期随访研究显示,以年龄计算的冠心病死亡相对危险度在单卵双生子中为双卵双生子的 2 倍,表明遗传因素对冠心病有较强的影响。如家族性高脂血症中载脂蛋白基因多态性对血脂水平的影响,血管紧张素转化酶(ACE)基因多态性对冠状动脉支架植入术后再狭窄的反应过程等,均可能对冠心病的发病及治疗过程产生影响。

二、冠状动脉粥样硬化性心脏病的药物治疗与药学监护

(一) 治疗原则与目标

CSA 患者,治疗的主要目的是改善预后和缓解症状。

UA 和 NSTEMI 的治疗原则为:迅速缓解症状,避免发生心肌梗死和死亡,改善预后和提高患者生活质量。

急性心肌梗死(AMI)的治疗原则为:①尽快再灌注缺血心肌,防止梗死范围扩大,缩小心肌缺血范围;②及时处理恶性心律失常、心力衰竭、休克及各种并发症,防止猝死;③保护和维持心脏功能,提高患者的生活质量。

(二) 危险分层

1. **低危患者** ①既往无心绞痛发作,入院后心绞痛自动消失;②未应用或很少应用抗缺血治疗;③心电图正常;④心肌酶正常;⑤年龄 <40 岁的年轻患者。

2. **中危患者** ①新出现并进行性加重的心绞痛;②静息状态下出现的心绞痛或持续超过 20 分钟的心绞痛;③心电图显示无 ST 段改变;④无心肌酶改变。

3. **高危患者** ①静息性、持续超过 20 分钟的心绞痛;②心肌梗死后出现的心绞痛;③既往应用积极的抗缺血治疗;④高龄患者;⑤缺血性 ST 段改变;⑥肌酸激酶同工酶(CK-MB)和 / 或肌钙蛋白(cTn)T 水平升高;⑦血流动力学不稳定。

(三) 非药物治疗

1. **健康的生活方式** 戒烟限酒、健康饮食、有规律的体育活动、体重和血脂管理、控制血压及血糖等危险因素。

冠心病患者无论在院外还是住院期间,均应保持大便通畅,必要时使用缓泻剂,避免用力排便增加心脏负担,诱发心绞痛,甚至导致心脏破裂、心律失常或心力衰竭的发生。

2. **直接经皮冠脉介入治疗（PCI）**　对发病 12 小时内（包括正后壁心肌梗死）或伴有新出现左束支传导阻滞的患者，或发病 12~24 小时内仍具有临床和 / 或心电图进行性缺血证据的患者，应选择直接 PCI 治疗。

3. **冠状动脉旁路移植术（CABG）**　当 STEMI 患者出现持续或反复缺血、心源性休克、严重心力衰竭，而冠状动脉结构特点不符合行 PCI 或出现心肌梗死机械并发症需要外科手术修复时，可选择急诊 CABG。

（四）ST 段抬高型心肌梗死患者的药物治疗

STEMI 患者治疗流程图，见图 2-1-2。

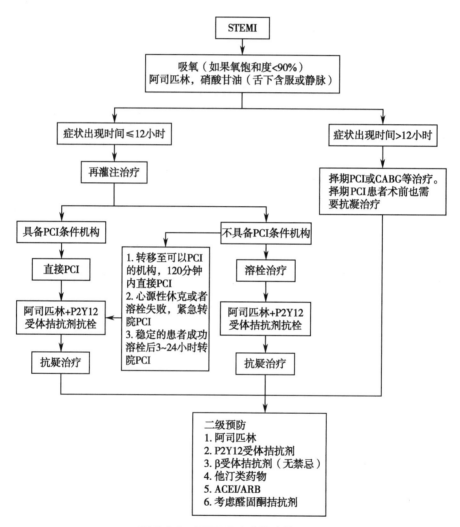

图 2-1-2　STEMI 患者治疗流程图
注：STEMI，ST 段抬高型心肌梗死；PCI，经皮冠脉介入治疗；CABG，冠状动脉旁路移植术。

1. **住院后初始处理**　所有 STEMI 患者入院后应立即给予吸氧、心电图、血压和血氧饱和度监测，及时发现和处理心律失常、血流动力学异常和低氧血症。STEMI 发生时，剧烈胸痛使患者交感神经过度兴奋，导致心动过速、血压升高和心肌收缩功能增强，增加心肌耗氧量,并易诱发快速型室性心律失常,应迅速给予有效镇痛药,如吗啡 3mg 静脉注射,必要时每 5 分钟重复 1 次,总量不宜超过 15mg。

2. 溶栓治疗 溶栓治疗快速、简便,在不具备 PCI 条件的医院或因各种原因使首次医疗接触(FMC)至 PCI 时间明显延迟时,对有适应证的 STEMI 患者,静脉内溶栓仍是较好的选择。溶栓治疗的适应证和禁忌证见表 2-1-2。

表 2-1-2 溶栓治疗的适应证和禁忌证

溶栓的适应证	溶栓的绝对禁忌证	溶栓的相对禁忌证
(1)发病 12 小时以内,预期 FMC 至 PCI 时间延迟 >120 分钟,无溶栓禁忌证。 (2)发病 12~24 小时仍有进行性缺血性胸痛和至少 2 个胸前导联或肢体导联 ST 段抬高 >0.1mV,或血流动力学不稳定的患者,若无直接 PCI 条件,溶栓治疗是合理的。 (3)计划进行直接 PCI 之前不推荐溶栓治疗。 (4)ST 段压低的患者(除正后壁心肌梗死或合并 aVR 导联 ST 段抬高)不应采取溶栓治疗。 (5)STEMI 发病超过 12 小时,症状已缓解或消失的患者不应给予溶栓治疗	(1)既往脑出血史或不明原因的脑卒中。 (2)已知脑血管结构异常。 (3)颅内恶性肿瘤。 (4)2 个月内缺血性脑卒中(不包括 4.5 小时内急性缺血性脑卒中)。 (5)可疑主动脉夹层。 (6)活动性出血或出血素质(不包括月经来潮)。 (7)3 个月内严重头部闭合伤或面部创伤。 (8)2 个月内颅内或脊柱内外科手术。 (9)严重未控制的高血压(收缩压 >180mmHg 和 / 或舒张压 >110 mmHg,对紧急治疗无反应)	(1)年龄 ≥ 75 岁。 (2)3 个月前有缺血性脑卒中。 (3)创伤(3 周内)或持续 >10 分钟心肺复苏。 (4)3 周内接受过大手术。 (5)4 周内有内脏出血。 (6)近期(2 周内)不能压迫止血部位的大血管穿刺。 (7)妊娠。 (8)不符合绝对禁忌证的已知其他颅内病变。 (9)活动性消化性溃疡。 (10)正在使用抗凝药物[国际标准化比值(INR)水平越高,出血风险越大]

注:FMC,首次医疗接触;PCI,经皮冠脉介入治疗;STEMI,ST 段抬高型急性心肌梗死。

建议优先选择特异性纤溶酶原激活剂,包括:阿替普酶、瑞替普酶和替奈普酶。非特异性纤溶酶原激活剂包括尿激酶和尿激酶原。不同纤溶酶原激活剂的特点及用法用量如表 2-1-3 所示:

表 2-1-3 不同溶栓药物特征的比较

项目	阿替普酶	瑞替普酶	替奈普酶	尿激酶	尿激酶原
剂量	90 分钟内不超过 100mg(依据体重)	1 000 万 U×2 次,每次 >2 分钟	30~50mg(依据体重)	150 万 U(30 分钟)	50mg(30 分钟)
负荷剂量	需要	弹丸式静脉注射	弹丸式静脉注射	无须	需
抗原性及过敏反应	无	无	无	无	无
全身纤维蛋白原消耗	轻度	中度	极小	明显	极少
90 分钟血管开通率 /%	73~84	84	85	53	78.5
TMI 3 级血流 /%	54	60	63	28	60.8

溶栓后处理:对于溶栓后患者,无论临床判断是否再通,均应早期(3~24 小时内)进行旨在介入治疗的冠状动脉造影。发病 3 小时内行溶栓治疗,其临床疗效与直接 PCI 相当。发病 3~12 小时行溶栓治疗,疗效较直接 PCI 差,但仍能获益。发病 12~24 小时,如仍有持续或间断的缺血症状和持续的 ST 段抬高,溶栓治疗仍然有效。STEMI 发生后,血管开通时间越早,挽救的心肌越多。无冠状动脉造影和 / 或 PCI 条件的医院,在溶栓治疗后应将患者运到有 PCI 条件的医院。

3. 抗栓治疗　抗栓治疗的药物及特点,见表 2-1-4。

表 2-1-4　抗栓治疗的药物及特点

抗栓药物	药理作用	用法用量	使用时长	特殊说明
阿司匹林	不可逆地抑制血小板内环加氧酶 -1(COX-1),防止血栓素 A_2(TXA$_2$)形成,从而阻断血小板聚集	既往未服用者 首次:300mg p.o. 长期:100mg qd p.o. 长期服用者 100mg qd p.o.	终身服用	直接 PCI 前应口服阿司匹林普通片或嚼服阿司匹林肠溶制剂 300mg
氯吡格雷	与血小板表面的 ADP 受体结合而不可逆地抑制血小板聚集	直接 PCI 的 STEMI 患者:首次(2~6 小时手术),600mg p.o. 首次(距手术时间 >6 小时),300mg p.o. 长期:75mg qd p.o. 长期服用者: 75mg qd p.o.	一般 12 个月,依据实际情况调整用药时间	通过 CYP2C19 代谢活化。 对阿司匹林禁忌者,可长期服用氯吡格雷
替格瑞洛	与血小板表面的 ADP 受体可逆性结合,抑制血小板聚集	直接 PCI 的 STEMI 患者:首次 180mg p.o. 长期 90mg bid p.o. 长期服用或接受过氯吡格雷负荷剂量的患者:90mg bid p.o.	一般 12 个月,依据实际情况调整用药时间	替格瑞洛具有更强和快速抑制血小板的作用,且不受基因多态性的影响
GP Ⅱb/ Ⅲa 受体拮抗剂	通过拮抗血小板表面的 GP Ⅱb/ Ⅲa 受体,抑制其与纤维蛋白原的交联,从而抑制血小板聚集	负荷:0.4μg/kg ivgtt 30 分钟 维持:0.1μg/(kg·min)	维持时间及使用总量需要依据冠脉情况确定	选择性用于血栓负荷重的患者和 ADP 受体拮抗剂(氯吡格雷、替格瑞洛)未给予适当负荷剂量的患者

(1)抗血小板治疗

1)阿司匹林:阿司匹林通过不可逆地抑制血小板内环加氧酶 -1,防止血栓素 A_2 形成,从而阻断血小板聚集,为首选抗血小板药物。对不能耐受阿司匹林者,氯吡格雷可作为替代治疗。所有患者如无禁忌证,均应立即口服阿司匹林普通片或嚼服阿司匹林肠溶制剂 300mg,继以 100mg/d 长期维持。

2)氯吡格雷:为第二代抗血小板聚集药物,主要通过选择性地与血小板表面 ADP 受体结合而不可逆地抑制血小板聚集。目前对于 ACS 患者主张强化抗血小板治疗,即阿司匹林 + 氯吡格雷双联抗血小板治疗(DAPT)。2015 年中国 STEMI 诊断和治疗指南推荐,对于

STEMI 直接 PCI［特别是植入药物洗脱支架(DES)］的患者,应给予氯吡格雷 600mg 负荷剂量,后继每日 1 次,每次 75mg,至少 12 个月。肾功能不全者无须调整剂量。对阿司匹林禁忌者,可长期服用氯吡格雷。

3)替格瑞洛:是一种新型的环戊基三唑嘧啶类(CPTP)口服抗血小板药物。替格瑞洛为非前体药,无须经肝脏代谢激活即可直接起效,与 P2Y12 ADP 受体可逆性结合。替格瑞洛具有更强和快速抑制血小板的作用,且不受基因多态性的影响。该药起始剂量为单次负荷剂量 180mg(90mg×2 片),此后每次 1 片(90mg),每日 2 次。除非有明确禁忌,该药应与阿司匹林联用。在服用首剂负荷剂量阿司匹林后,阿司匹林的维持剂量为每日 1 次,每次 75~100mg;已接受过负荷剂量氯吡格雷的 ACS 患者,可以开始使用替格瑞洛。不同 P2Y12 受体拮抗剂的对比见表 2-1-5。

表 2-1-5　不同 P2Y12 受体拮抗剂的作用特点比较

	氯吡格雷	普拉格雷	替格瑞洛
结构	噻吩并吡啶	噻吩并吡啶	环戊基三唑并嘧啶
ADP 受体结合	不可逆	不可逆	可逆
是否为前药	是	是	否
代谢酶	主要受 CYP2C19 活性影响	CYP3A4,CYP2B6	CYP3A4/5
半衰期	原型(无活性):6 小时; 活性代谢产物:30 分钟	活性代谢产物:7.4 小时	原型:7 小时; 代谢产物:9 小时
排泄途径	肾脏:50% 胆汁:46%	肾脏:70% 胆汁:30%	肾脏:26% 胆汁:58%
非心脏手术停药时间	5 天	7 天	5 天

4)GP Ⅱb/Ⅲa 受体拮抗剂:为强效抗血小板聚集药物,主要通过拮抗血小板表面的 GP Ⅱb/Ⅲa 受体,抑制其与纤维蛋白原的交联,从而抑制血小板聚集。对于高危患者或准备行介入治疗的患者,目前主张三联抗血小板治疗,即阿司匹林 + 氯吡格雷 +GP Ⅱb/Ⅲa 受体拮抗剂。我国临床常用 GP Ⅱb/Ⅲa 受体拮抗剂为替罗非班,可选择性用于血栓负荷重的患者和噻吩并吡啶类药物未给予适当负荷剂量的患者。

5)抗血小板治疗的时长:双联抗血小板治疗的时间(阿司匹林加一种 P2Y12 受体拮抗剂)一般为 12 个月,具体时间可以会因患者情况有所调整。低剂量阿司匹林应长期维持服用。

(2)抗凝治疗:接受不同治疗策略患者的溶栓策略见表 2-1-6。

1)普通肝素(UFH):为常用抗凝药物,主要通过激活抗凝血酶而发挥抗凝作用。UFH 是 STEMI 患者防止梗死动脉再闭塞的经典抗凝药物,使用超过 50 年。对于接受直接 PCI 的患者,优先使用 UFH 抗凝,在术后立即停止抗凝治疗。接受溶栓和抗凝治疗的患者,UFH 持续至少 48 小时。

2)低分子量肝素(LMWH):是从 UFH 中衍生出的小分子复合物,可以皮下注射,无须监测 APTT,使用方便,其疗效等于或优于 UFH。临床常用制剂包括达肝素、依诺肝素和那屈肝素。

表 2-1-6　不同治疗策略对应的抗凝策略

患者类型	普通肝素	低分子量肝素	直接凝血酶抑制剂	磺达肝癸钠
直接 PCI	单用： 70~100U/kg，维持 APTT 250~300 秒。 联合 GP Ⅱb/Ⅲa 受体拮抗剂： 50~70U/kg，APTT：200~250 秒 PCI 术后立即停用	依据血栓负荷情况决定是否在 PCI 术后接受 LMWH 抗凝治疗	比伐卢定： 0.75mg/kg i.v.。 1.75mg/（kg·h）iv.gtt 维持至 PCI 术后 3~4 小时	不单独作为 PCI 时的抗凝选择
静脉溶栓	4 000U i.v.，继以 1 000U/h 滴注，维持 APTT 1.5~2 倍。至少抗凝 48 小时（最多 8 天或至血运重建）	依诺肝素： 年龄 <75 岁：30mg i.v.，继以 1mg/kg i.h. q12h。 年龄 >75 岁：0.75mg/kg i.h. q12h。 Ccr<30ml/min，1mg/kg i.h. q24h。 至少抗凝 48 小时（最多 8 日或至血运重建）		
溶栓后抗凝	可继续使用，依据 ACT 结果考虑是否加用 GP Ⅱb/Ⅲa 受体拮抗剂	PCI 时， 8 小时曾使用 LMWH：直接 PCI，不追加剂量 8~12 小时曾使用 LMWH：0.3mg/kg 依诺肝素 iv.gtt		
发病 12 小时内未行再灌注治疗或发病 >12 小时患者				磺达肝癸钠： 2.5mg qd。 首次使用 iv.gtt；随后可 i.h. 或 iv.gtt

注：LMWH，低分子量肝素；APTT，活化部分凝血活酶时间。

3）直接凝血酶抑制剂：不依赖于抗凝血酶Ⅲ，直接抑制溶解状态或与血栓结合的凝血酶发挥抗凝作用。临床常用制剂包括水蛭素衍生物（比伐卢定）和合成的凝血酶抑制剂（阿加曲班）。比伐卢定是凝血酶直接、特异、可逆性的抑制剂，无论凝血酶处于血液循环中还是与血栓结合，比伐卢定均可与其催化位点和阴离子结合位点发生特异性结合，直接抑制凝血酶的活性，而其作用特点是短暂、可逆的，在体内与细胞色素 P450 系统无相互作用，不与血浆蛋白和血红细胞结合，其代谢经肾清除，与剂量及性别无关，与肾小球滤过率（GFR）有关。出血风险比较高的 STEMI 患者，单独使用比伐卢定优于联合使用普通肝素和 GP Ⅱb/Ⅲa 受体拮抗剂。

4）磺达肝癸钠：是一种人工合成的、活化因子 X 选择性抑制剂。其抗栓活性是抗凝血酶Ⅲ（AT Ⅲ）介导的对因子 Xa 选择性抑制的结果。通过选择性结合于 AT Ⅲ，磺达肝癸钠增强了（约 300 倍）AT Ⅲ 对因子 Xa 原来的中和活性，而对因子 Xa 的中和作用阻断了凝血级联反应，并抑制了凝血酶的形成和血栓的增大。磺达肝癸钠不能灭活凝血酶（活化因子Ⅱ），并对血小板没有作用。但有研究表明：直接 PCI 中，磺达肝癸钠与普通肝素相比增加了导管内血栓形成的风险。因此当直接 PCI 作为再灌注策略时，不宜选择磺达肝癸钠抗凝。

5）口服抗凝药物治疗：STEMI 急性期后，下述情况需口服抗凝药物治疗：超声心动图提示心腔内有活动性血栓，口服华法林 3~6 个月；合并心房颤动者，不能耐受阿司匹林和氯吡格雷者，可长期服用华法林，维持 INR 2~3。若需在阿司匹林和氯吡格雷的基础上加用华法林时，需注意出血的风险，严密监测 INR，缩短监测间隔。

4. 抗心肌缺血

（1）硝酸酯类药物：为首选抗心肌缺血的血管扩张剂。作用机制：①扩张静脉血管、动脉阻力血管、减轻心脏前后负荷，有利于保护心脏功能，对心室重构产生有益作用；②扩张冠状动脉，增加缺血区心肌供血量，早期应用可明显缩小心肌梗死范围；③降低心力衰竭和心室颤动的发生率。

静脉滴注硝酸甘油应从低剂量（5~10μg/min）开始，酌情逐渐增加剂量（每 5~10 分钟增加 5~10μg），直至症状控制、收缩压降低 10mmHg（正常血压者）或 30mmHg（高血压患者）的有效治疗剂量。在静脉滴注硝酸甘油过程中应密切监测血压（尤其大剂量应用时），如出现心率明显加快或收缩压 ≤ 90mmHg，应减慢滴注速度或暂停使用。静脉滴注硝酸异山梨酯的剂量范围为 2~7mg/h，起始剂量为 30μg/min，观察 30 分钟以上，如无不良反应可逐渐加量。静脉用药后可过渡到口服药物维持。

（2）β 受体拮抗剂：通过负性肌力和负性频率作用，降低心肌需氧量和增加冠状动脉灌注时间，因而有抗缺血作用。在硝酸酯类药物治疗效果不佳时，若无禁忌证，应尽早使用，优先选用无内源性拟交感活性的 β 受体拮抗剂，从低剂量开始逐渐加量。若患者耐受良好，2~3 天后换用相应剂量的长效制剂。

（3）钙通道阻滞剂（CCB）：不推荐使用短效二氢吡啶类 CCB。CCB 在 AMI 治疗中不作为一线用药，对无左心室收缩功能不全或房室传导阻滞的患者，为缓解心肌缺血、控制心房颤动或心房扑动的快速心室率，如果 β 受体制剂无效或紧急使用（如支气管哮喘），则可应用非二氢吡啶类钙拮抗剂。STEMI 后合并难以控制的心绞痛时，在使用 β 受体拮抗剂的基础上可应用地尔硫䓬。

5. 调脂治疗 他汀类药物除可降低 TC、LDL-C、TG 和升高 HDL-C 水平外，还能稳定斑块，减轻斑块炎症，改善内皮功能，减少血小板性血栓沉积，降低基质金属蛋白酶活性，减少斑块血栓因子产生，防止组织因子释放。因此应及早应用，长期维持。所有无禁忌证的 STEMI 患者入院后应尽早开始他汀类药物治疗，且无须考虑胆固醇水平。他汀类药物治疗的益处不仅见于胆固醇升高患者，也见于胆固醇正常的冠心病患者。所有心肌梗死后患者均应使用他汀类药物控制 LDL-C 水平 <1.8mmol/L（70mg/dl）。

临床常用他汀类药物包括瑞舒伐他汀、阿托伐他汀、普伐他汀、辛伐他汀、匹伐他汀和氟伐他汀。其他调脂类药物包括：贝特类药物、缓释烟酸、胆固醇吸收抑制剂依折麦布等。

6. 其他治疗

（1）血管紧张素转化酶抑制剂（ACEI）和血管紧张素 II 受体拮抗剂（ARB）：可减少充血性心力衰竭的发生，降低病死率。如无禁忌证，所有 STEMI 患者均应给予 ACEI 长期治疗。早期使用 ACEI 能降低死亡率，高危患者临床获益明显，前壁心肌梗死伴有左心室功能不全的患者获益最大。此类药物也应该早期开始使用，从低剂量开始逐渐加量。如患者不能耐受 ACEI,可考虑换用 ARB。

ACEI 禁忌证:① AMI 急性期动脉收缩压 <90mmHg;②临床出现严重肾衰竭(血肌酐 >265μmol/L);③有双侧肾动脉狭窄病史者;④对 ACEI 过敏者;⑤妊娠期及哺乳期妇女等。

(2)醛固酮受体拮抗剂:通常在 ACEI 治疗的基础上使用。对 STEMI 后左心室射血分数(LVEF)≤ 0.4、有心功能不全或糖尿病,无明显肾功能不全[血肌酐:男性 ≤ 221μmol/L (2.5mg/dl),女性 ≤ 177μmol/L(2.0mg/dl)、血钾 ≤ 5mmol/L]的患者,应给予醛固酮受体拮抗剂。

(3)洋地黄类药物:AMI 患者 24 小时内一般不使用洋地黄类药物。对于 AMI 合并左心衰竭患者 24 小时后常规服用洋地黄类药物是否有益也一直存在争议。目前一般认为,AMI 恢复期在 ACEI 和利尿药治疗下仍存在充血性心力衰竭的患者,可使用地高辛。对于 AMI 左心衰竭并发快速心房颤动的患者,使用洋地黄类药物较为适合,可首次静脉注射毛花苷 C 0.4mg,此后根据情况追加 0.2~0.4mg,然后口服地高辛维持。

(4)心肌代谢药物:包括维生素 C、辅酶 A、辅酶 Q_{10}、1,6- 二磷酸果糖和曲美他嗪等,可酌情选用。

(5)极化液:可能有助于挽救濒死心肌,防止梗死面积扩大,缩小缺血范围,可根据患者具体情况选用。

(五) NSTE-ACS 患者的药物治疗

NSTE-ACS 患者治疗流程图,见图 2-1-3。

1. 抗凝治疗 所有 NSTE-ACS 患者在无明确禁忌证时,均推荐接受抗凝治疗,以抑制凝血酶生成和 / 或活性,减少相关心血管事件。单纯保守治疗且出血风险增高的 NSTE-ACS 患者,选择磺达肝癸钠优于依诺肝素或普通肝素,抗凝治疗应维持至出院。不准备 24 小时内行血运重建的 NSTE-ACS 患者,建议低分子量肝素抗凝;磺达肝癸钠或依诺肝素优于普通肝素。

拟行 PCI 的 NSTE-ACS 患者,抗凝药物选择及用法同 STEMI 患者的抗凝治疗。

2. 抗栓治疗 早期保守治疗的 NSTE-ACS 患者,在入院后迅速开始阿司匹林(负荷量 150~300mg/d,维持剂量 75~100mg/d)及抗凝的基础上,加用氯吡格雷,并维持至少 1 个月, 如能延长至 1 年则更好。

拟行 PCI 治疗的 NSTE-ACS 患者,抗栓治疗的策略同 STEMI 患者的抗栓治疗。

3. 抗心肌缺血治疗

(1)β 受体拮抗剂:该类药物通过阻断心脏 $β_1$ 受体减慢心率、抑制心肌收缩力,从而降低心肌耗氧量;通过延长心肌有效不应期,提高心室颤动阈值,可降低恶性心律失常发生率。如无明确的禁忌证(例如急性收缩性心力衰竭)或对 β 受体拮抗剂不能耐受,NSTE-ACS 患者应常规使用 β 受体拮抗剂。对心绞痛基本缓解、血流动力学稳定的患者,发病 24 小时内开始使用 β 受体拮抗剂治疗。常用的药物包括阿替洛尔、美托洛尔、比索洛尔、卡维地洛等。宜从小剂量开始,逐渐增加剂量,并观察心率、血压和心功能状况。

(2)硝酸酯类:硝酸酯类药物通过扩张容量血管,减少静脉回流,降低心脏前负荷和心肌耗氧量,发挥抗心绞痛作用。较大剂量时可以降低外周血管阻力,并扩张冠脉血管。用于有胸痛或心肌缺血表现的患者。硝酸酯类与 β 受体拮抗剂联合应用,可以增强抗心肌缺血作用,并互相抵消药物不良反应(如心率增加)。急性期持续用药可能会出现耐药性,应保持每天至少 8 小时的无药期。具体用法用量见 STEMI 患者的硝酸酯类治疗。

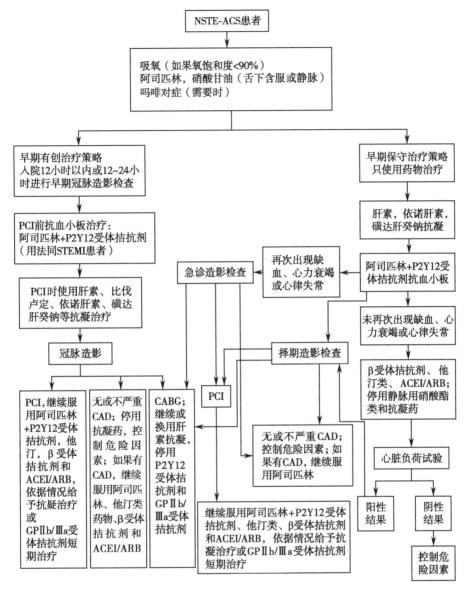

图 2-1-3 NSTE-ACS 患者治疗流程图

注:NSTE-ACS,非 ST 段抬高型急性冠脉综合征;PCI,经皮冠脉介入治疗;CABG,冠状动脉
旁路移植术;ACEI,血管紧张素转化酶抑制剂;ARB,血管紧张素 Ⅱ 受体拮抗剂;CAD,冠心
病;GP Ⅱb/Ⅲa 受体拮抗剂,糖蛋白Ⅱb/Ⅲa 受体拮抗剂。

（3）钙通道阻滞剂:由于短效 CCB 易引起血压波动和交感神经激活,因此禁用于 NSTE-ACS 患者。CCB 类药物可缓解心绞痛、控制 NSTE-ACS 患者的高血压。在应用 β 受体拮抗剂和硝酸酯类药物后患者仍然存在心绞痛症状或难以控制的高血压,可兼用长效的二氢吡啶类 CCB;如患者不能耐受 β 受体拮抗剂,应将非二氢吡啶类 CCB 与硝酸酯类合用。但非二氢吡啶类 CCB 对心脏收缩和传导功能有明显的抑制,因此,应尽量避免与 β 受体拮抗剂合用,不宜用于左心室收缩功能不良的 NSTE-ACS 患者。

（4）血管紧张素转化酶抑制剂:ACEI 不直接发挥抗心肌缺血作用,但通过阻断肾素 - 血管紧张素系统（RAS）发挥心血管保护作用。研究结果表明 ACEI 显著降低患者的病死率。因此，除非不能耐受，所有的 NSTE-ACS 患者应接受 ACEI 治疗。对于不能耐受 ACEI 的患者，可考虑应用血管紧张素受体拮抗剂（ARB）。

（5）尼可地尔：兼有 ATP 依赖的钾通道开放作用及硝酸酯样作用，前者可通过促进血管平滑肌细胞内钾离子外流使细胞膜超级化，从而关闭细胞膜电位依赖的钙通道，抑制肌浆网钙的释放而使细胞质中钙浓度降低；后者通过活化鸟苷酸环化酶，增加环磷酸鸟苷的合成，促进钙泵介导的钙离子外流，并使收缩蛋白对钙离子的敏感性降低。推荐用于对硝酸酯类不能耐受的 NSTE-ACS 患者。

4. 他汀类药物治疗　NSTE-ACS 患者应在入院 24 小时内测定空腹血脂水平。如无禁忌证，无论基线低密度脂蛋白胆固醇（LDL-C）水平如何，所有患者（包括 PCI 术后）均应给予他汀类药物治疗，使 LDL-C 达到 <2.6mmol/L（100mg/dl），进一步降至 <1.82mmol/L（70mg/dl）是合理的。LDL-C 达标后，长期维持治疗有利于冠心病二级预防。

（六）慢性稳定型心绞痛（CSA）的药物治疗

1. 缓解心绞痛 / 心肌缺血治疗

（1）β 受体拮抗剂：β 受体拮抗剂能阻断心脏 β 肾上腺素能受体，减慢心率，减弱心肌收缩力，降低血压，减少心肌耗氧量及心肌缺血发作，增加患者运动耐量。如无禁忌证，β 受体拮抗剂应作为 CSA 患者初始治疗的首选药物之一。心肌缺血面积较大（>10%）且无症状的患者则必须使用 β 受体拮抗剂。特别适用于伴有高血压、既往有心肌梗死病史或左心室功能不全患者。建议优先使用选择性 $β_1$ 受体拮抗剂。用药后要求静息心率降至 55~60 次 /min。

（2）硝酸酯类药物：硝酸酯类药物除可选择性地扩张心外膜下大的传输动脉外，还可预防或逆转冠状动脉的收缩或痉挛，舒张侧支循环动脉，增加侧支循环血流，改善缺血区域的血流供应，扩张因粥样硬化而狭窄的冠状动脉。但硝酸酯类药物对微动脉不产生舒张效应。短效硝酸酯类药物与 β 受体拮抗剂联用进行抗缺血治疗，二者可相互取长补短，相得益彰。硝酸酯类药物降低后负荷后，反射性地增加交感神经紧张度，引起心动过速，β 受体拮抗剂可予以抵消；β 受体拮抗剂显著减慢心率后，可能增加左心室容量、舒张末期压力和室壁张力，从而增加心肌耗氧，应用短效硝酸酯类药物可克服这一不利因素。因此，二者联用较单独用药可发挥更大的抗缺血效果。

（3）钙通道阻滞剂：若 β 受体拮抗剂改善症状不明显或患者不能耐受，建议应用 CCB。血管痉挛性 CSA 建议使用 CCB 和硝酸酯类药物，避免使用 β 受体拮抗剂。长效二氢吡啶类 CCB 因其能阻滞钙内流，升高血浆一氧化氮（NO）含量，改善血管内皮细胞功能，抑制血管平滑肌细胞增殖，延缓动脉粥样硬化病变的病理生理进程，因而可以作为 CSA 患者的初始治疗药物之一；血压正常的 CSA 患者可首选 β 受体拮抗剂，必要时可换用或加用二氢吡啶类 CCB。当 CSA 患者合并高血压时，可应用长效 CCB 作为初始治疗药物。但由于短效 CCB 易引起血压波动和交感神经激活，应避免使用。

（4）其他抗心肌缺血药物

1）曲美他嗪：能部分抑制耗氧多的游离脂肪酸氧化，促进葡萄糖氧化，利用有限的氧产生更多 ATP，增加心脏收缩力；减少缺血再灌注时细胞内离子的改变：减少酸中毒及钙超载，从而达到优化线粒体能量代谢、保护心肌细胞的作用，缓解心肌缺血和心绞痛，增强患者的运动耐量。可与 β 受体拮抗剂等抗心肌缺血药物联用。常用剂量为 20mg，每日 3 次。

2）伊伐布雷定：能抑制心脏去极化期 If 钾离子通道，显著延长心脏动作电位的时间间隔，降低窦房结的节律性、静息心率和运动心率，减少心肌耗氧量。推荐用于不能耐受 β 受体拮抗剂的患者，或使用 β 受体拮抗剂后心率仍 >60 次 /min 的患者。常用剂量为 5mg，每日 2 次，3~4 周后改为 7.5mg，每日 2 次。

3）尼可地尔：是一种 ATP 敏感性钾通道开放剂，同时具有类硝酸酯类作用，对于症状顽固的患者推荐使用尼可地尔。与硝酸酯类药物不同的是，尼可地尔还可治疗冠状动脉微循环障碍。常用剂量为 5mg，每日 3 次。

4）雷诺嗪：能使心肌由利用脂肪酸代谢产能变为利用葡萄糖代谢产能，使心脏能够利用氧做更多的功，并降低心绞痛发作的可能性。常用剂量为 30~60mg，每日 3 次。

2. 改善预后的药物

（1）抗血小板治疗药物：对于 CSA 患者，长期低剂量服用阿司匹林可降低心肌梗死、脑卒中或心血管性死亡的发生风险。有禁忌证除外，建议每天服用低剂量阿司匹林（75~150mg/d，常用剂量为 100mg/d）。不能耐受阿司匹林的患者可改用氯吡格雷。同时建议，实施介入性血运重建术后的 CSA 患者应终身服用阿司匹林（75~150mg/d，常用剂量为 100mg/d），植入裸金属支架（BMS）的患者应至少坚持不少于 1 个月的 DAPT（阿司匹林 + 氯吡格雷或替格瑞洛），植入 DES 的患者应将 DAPT 疗程延长至 12 个月。

（2）他汀类药物：脂质代谢紊乱是 CSA 的重要危险因素。CSA 患者应积极纠正脂质代谢紊乱。其中 LDL-C 的作用尤其重要，其每增加 1%，不良冠状动脉事件的发生风险增加 2%~3%，故调脂治疗的首要目标是降低 LDL-C 水平。如无禁忌证，CSA 患者均应接受积极的降低 LDL-C 治疗，应尽量将 CSA 患者的血浆 LDL-C 控制于 <1.8mmol/L，或至少较基础值降低 50%。

（3）ACEI/ARB：所有 CSA 伴高血压、糖尿病、LVEF<40%、合并慢性肾病的患者，如无禁忌证，均应接受 ACEI；不能耐受 ACEI 时改用 ARB。对 CSA 合并其他血管病变患者，ACEI 或 ARB 治疗也是合理的。

（七）药学监护

1. 不良反应监护 冠心病患者常用药物的不良反应以及药学监护点见表 2-1-7，其他关于疗效和用药过程中其他注意事项如下：

表 2-1-7 冠心病患者常用药物的不良反应以及药学监护点

类别	药物	不良反应	药学监护
抗血小板药物	阿司匹林	消化不良、出血、胃炎	关注出血症状，胃肠道不适；CBC 和血小板计数检测；出院后每 6 个月进行一次 CBC 和血小板计数
	氯吡格雷和普拉格雷	出血、腹泻、皮疹、血栓性血小板减少性紫癜（罕见）	关注出血症状；CBC 和血小板计数检测；出院后每 6 个月进行一次 CBC 和血小板计数
	替格瑞洛	出血、呼吸困难、腹泻、皮疹、SCr 升高，血尿酸升高	关注出血症状；基线 CBC 和血小板计数检测；出院后每 6 个月进行一次 CBC 和血小板计数
	糖蛋白 Ⅱb/Ⅲa 受体拮抗剂	出血、严重的急性血小板减少症	出血症状；基线 SCr（依替巴肽和替罗非班），CBC 和血小板计数；开始用药后每 4 小时监测血小板计数；每天监测 CBC（对依替巴肽和替罗非班，还需每天监测 SCr）

续表

类别	药物	不良反应	药学监护
抗凝药物	普通肝素	出血、肝素诱导的血小板减少症	关注出血症状、基线 APTT、INR、CBC、血小板计数；每 6 小时监测 APTT 直至达标。然后每 24 小时监测；每天监测白细胞计数；4~14 天之间每 2~3 天进行一次血小板计数监测直至停药（最好每天进行监测）
	依诺肝素	出血、肝素诱导的血小板减少症	出血症状、基线 SCr、APTT、INR、CBC、血小板计数；每天监测 CBC，如患者近期使用肝素（100 天内），监测患者基线和 24 小时内血小板计数，否则不进行常规血小板监测；每天监测 CBC 和 SCr
	磺达肝癸钠	出血	出血症状；基线 SCr、APTT、INR、CBC 和血小板计数；每天监测 CBC 和 SCr
	比伐卢定	出血	出血症状；基线 SCr、APTT、INR、CBC 和血小板计数
抗心肌缺血药物	静脉使用硝酸甘油	低血压、面部潮红、头痛、心动过速	每 2 小时进行血压和心率监测
	β 受体拮抗剂	低血压、心动过缓、传导阻滞、支气管痉挛、急性心力衰竭、疲劳、心情低落、性功能障碍	给予静脉负荷剂量时,应每 5 分钟监测血压、呼吸、心率,12 导联心电图和急性心力衰竭症状；住院期间,静脉转为口服时要监测血压、呼吸、心率和急性心力衰竭症状；出院后每 6 个月监测血压和心率
	地尔硫䓬和维拉帕米	低血压、心动过缓、传导阻滞、心力衰竭、牙龈增生	住院期间,每次查房关注患者血压和心率；出院后每 6 个月监测血压和心率；每 6 个月进行一次口腔科检查并洗牙
	氨氯地平	低血压、外周水肿、牙龈增生	住院期间,每次查房关注患者血压和心率；出院后每 6 个月监测血压和心率；每 6 个月进行一次口腔科检查并洗牙
改善预后药物	ACEI/ARB	低血压、干咳（ACEI）、高钾血症、肾前性氮质血症、急性肾衰竭、血管神经性水肿（ACEI 比 ARB 更常见）	住院期间,第一次用药每 4 小时监测一次血压 ×3 次,然后每次查房进行血压监测,出院后每 6 个月进行血压监测；基线 SCr 和血钾；住院期间,每天监测 SCr 和血钾,然后每 6 个月进行监测；使用螺内酯或依普利酮或肾功能不全的患者应更加频繁地监测血钾；咨询患者是否有喉咙、舌头或面部水肿
	盐皮质激素受体拮抗剂	低血压、高钾血症、SCr 升高	住院期间,每次查房关注患者血压和心率,然后每 6 个月监测一次；基线 SCr 和血钾浓度；48 小时后监测 SCr 和血钾,3 个月内每 7 天监测；出院后每 3 个月监测一次
	他汀类药物	胃肠道不适、肌病、肝毒性	基线进行肝功能检测；咨询患者是否有肌痛症状；加用贝特类或烟酸类药物时考虑基线肌酸激酶水平
止痛药	吗啡	低血压、呼吸抑制、便秘	每次用药 5 分钟后关注患者血压和呼吸；关注患者排便情况；出现药物过量情况,使用纳洛酮解救

注:SCr,血肌酐;CBC,基线白细胞计数;APTT,活化部分凝血活酶时间;INR,国际标准化比值;ACEI,血管紧张素转化酶抑制剂;ARB,血管紧张素Ⅱ受体拮抗剂。

(1)溶栓药物:溶栓治疗的主要风险是出血,尤其是颅内出血(0.9%~1.0%)。高龄、低体重、女性、既往脑血管病史、入院时血压升高是颅内出血的主要危险因素。一旦发生颅内出血,应立即停止溶栓和抗栓治疗;进行急诊 CT 或磁共振检查;测定血细胞比容、血红蛋白、凝血酶原、活化部分凝血活酶时间(APTT)、血小板计数和纤维蛋白原、D- 二聚体,并检测血型及交叉配血。治疗措施包括降低颅内压;4 小时内使用过普通肝素的患者,推荐使用鱼精蛋白中和(1mg 鱼精蛋白中和 100U 普通肝素);出血时间异常可酌情输入 6~8U 血小板。

(2)抗凝药物:抗凝药物最常见的不良反应是出血。用药期间应密切观察患者出血风险,监测 APTT,必要时调整用药剂量或调整药物。使用肝素期间应监测血小板计数,及时发现肝素诱导的血小板减少症。磺达肝癸钠有增加导管内血栓形成的风险,不宜单独用作 PCI 时的抗凝选择。

(3)抗栓药物

1)双联抗血小板治疗的时长:阿司匹林和一种 P2Y12 受体拮抗剂组成的双联抗血小板治疗可以防止支架内血栓内形成,降低心血管事件的发生率,保证患者坚持服用抗栓药物有助于改善患者预后。一般情况下,采取药物保守治疗的 NSTE-ACS 患者,双联抗血小板的时间为至少 12 个月。植入 BMS 的患者应至少坚持不少于 1 个月的 DAPT(阿司匹林 + 氯吡格雷或替格瑞洛),植入 DES 的患者应将 DAPT 疗程延长至 12 个月。

2)口服抗血小板药物中断处理:中断口服抗血小板药物将导致心血管不良事件再发风险,特别是在推荐用药期间中断药物使用的情况下。植入支架后在停药的 1 个月内中断DAPT,血栓的发生风险将大大增加。如果非心脏相关外科手术需要停止口服抗血小板药物治疗,裸金属支架(BMS)至少使用抗血小板药物 1 个月,新型 DES 植入后至少使用抗血小板药物 3 个月方可停药,同时,进行外科手术的医院必须具备随时准备行介入手术的能力,防止术中突发支架内血栓。如突发的急诊外科手术必须马上进行(如神经外科手术),或某操作相关的难以控制的大出血发生,在无其他任何防止血栓发生的替代治疗的情况下,可考虑采用 LMWH 治疗,但目前缺乏有效的临床证据支持。在 DAPT 时尽可能继续服用阿司匹林。

3)停药时间:对于择期的非心脏相关外科手术,有高血栓风险倾向患者除外,常规应于术前 5 天停用替格瑞洛和氯吡格雷,应于术前 7 天停用普拉格雷。决定停药策略最主要的因素包括:外科手术的类型、缺血风险、冠心病病变程度及起始发病时间、患者自身情况、距离上次 PCI 的时间、支架类型等。不同 P2Y12 受体拮抗剂的比较如表 2-1-5 所示。

4)冠状动脉旁路移植术围手术期:抗血小板治疗与 CABG 患者围手术期及术后二级预防的效果密切相关。合理的抗血小板治疗能提高术后移植血管的通畅率,改善患者的生存率,建议 CABG 围手术期无须停用阿司匹林。如因特殊原因(如出血风险极高、无法输血等)必须停用阿司匹林,可于术前 5 天停用,术后出血风险降低后尽快(4~24 小时)恢复使用。

CABG 术前不停用 P2Y12 受体拮抗剂可显著增加围手术期出血风险,但不影响生存率。择期 CABG 建议术前常规停用氯吡格雷或替格瑞洛 5 天;如患者存在缺血高危因素(如左主干或近端多支病变),可不停用 P2Y12 受体拮抗剂,但应密切关注出血的防治;出血和缺血风险均较高时,可于术前 5 天停用 P2Y12 受体拮抗剂,以静脉 GP Ⅱb/ Ⅲa 受体拮抗剂过渡治疗,直至术前 4 小时停药。不建议应用 LMWH 或 UFH 作为桥接治疗。

(4)β 受体拮抗剂:β 受体拮抗剂不仅能改善患者缺血症状,还能改善患者运动耐量,改善预后,在冠心病二级预防中具有重要的作用。但是在使用过程中,应严格把握 β 受体拮抗剂的适应证和禁忌证。

以下情况时需暂缓或减量使用 β 受体拮抗剂:①心力衰竭或低心排血量;②心源性休克高危患者(年龄 >70 岁、收缩压 <120mmHg、窦性心率 >110 次 /min);③其他相对禁忌证:P-R间期 >0.24 秒、二度或三度房室传导阻滞、活动性哮喘或反应性气道疾病。

β 受体拮抗剂的使用剂量应个体化,往往从低剂量开始,逐渐增加剂量。冠心病患者的目标心率一般在 55~60 次 /min。

(5)硝酸酯类药物:使用硝酸酯类药物时可能出现头痛、反射性心动过速和低血压等不良反应。如硝酸酯类药物造成血压下降而限制 β 受体拮抗剂的应用时,应停用硝酸酯类药物。此外,硝酸酯类药物会引起青光眼患者眼压升高;24 小时内曾应用磷酸二酯酶抑制剂(治疗勃起功能障碍)的患者易发生低血压,应避免使用。

硝酸酯类药物长期使用会产生耐药性,所以应保持每天至少 8 小时的无药期。对于反复发作的心绞痛,需要静脉使用硝酸酯类药物且不能停用药物的情况,可适当增加剂量来有效控制心绞痛发作。

(6)曲美他嗪:曲美他嗪可改善心肌代谢,增强患者的运动耐量。但此药不作为心绞痛发作时的对症治疗用药,也不适用于对不稳定型心绞痛或心肌梗死的初始治疗。

2. 冠心病患者的患者教育　冠心病二级预防可以缓解症状、防止病情发展、提高生存率、改善生活治疗。应加强对患者的宣教,保证患者能够坚持危险因素的控制和服药。

(1)危险因素控制:可以控制的危险因素包括吸烟、生活方式、血脂异常、高血压、糖尿病。

1)戒烟:烟草中的一氧化氮和尼古丁可损伤冠状动脉内皮细胞,活化血小板,释放缩血管物质,诱发冠状动脉痉挛。因此彻底戒烟、远离烟草环境、不吸二手烟对防治冠心病非常重要。

2)坚持良好的生活方式:控制体重;减少饱和脂肪酸、反式脂肪酸和胆固醇的摄入量,增加纤维素和植物固醇摄入量;坚持每天适度有氧运动 30 分钟,每周最少 5 天;乐观,调节心理压力。

3)积极控制血脂、血压和血糖:他汀类药物能够稳定斑块,降低冠心病患者的病死率。一般冠心病患者血脂控制目标为 LDL-C<1.8mmol/L,血压控制目标为 140/90mmHg,血糖控制目标为空腹血糖 7~8mmol/L,餐后血糖 10mmol/L。具体患者需要依据自身情况确定血压、血脂及血糖控制目标。

(2)药物治疗:对患者进行药物药理作用以及获益的宣教,提高患者长期服药的依从性。可能需要长期服用的药物包括抗血小板药、β 受体拮抗剂、硝酸酯类、CCB、醛固酮受体拮抗剂。应充分告知患者服用这些药物期间可能会出现的不良反应以及预防、处理措施。

(八)特殊人群用药

1. 冠心病二级预防药物在肾功能不全患者中的剂量调整方案,见表 2-1-8。

2. FDA 说明书中关于冠心病二级预防药物在妊娠期使用的信息:

(1)阿司匹林:FDA 妊娠分级 C/D,尚未报告与重大出生缺陷或流产风险有明确关联。该药会导致分娩时失血过多,在分娩前一周和分娩期间应避免服用。非甾体抗炎药在动物研究中,会导致妊娠和分娩时间延长,增加死产的发生率;可能导致胎儿动脉导管过早闭合。应避免在妊娠晚期使用。

表 2-1-8 冠心病二级预防药物在肾功能不全患者中的剂量调整方案

药理作用	药物	肾功能损伤后剂量调整方案				备注
		Ccr/(ml/min)	给药剂量	Ccr/(ml/min)	给药剂量	
抗血小板药物	阿司匹林(肠溶片)	20~50 同正常肾功能		10~20 同正常肾功能	<10 同正常肾功能	说明书中提及严重的肾衰竭患者禁用,《马丁代尔药物大典》中提到[严重肾损伤患者应避免使用][b]
	硫酸氢氯吡格雷	20~50 同正常肾功能		10~20 同正常肾功能	<10 同正常肾功能	
调脂药物	阿托伐他汀钙(片)	20~50 同正常肾功能		10~20 同正常肾功能	<10 同正常肾功能	
	辛伐他汀(片)	30~60 同正常肾功能		<30[a] 5mg 开始,谨慎使用[a]			
	瑞舒伐他汀钙(片)	30~60[a] 5~20mg/d[a]		<30[a] 禁用[a]			严重肾损害者或既往有史者,慎重用药[a]
	普伐他汀钠	20~50 同正常肾功能		10~20 同正常肾功能	<10 同正常肾功能	
	非诺贝特(胶囊)	20~60 134mg qd		10~20 67mg qd	<10 避免使用	
抗凝药	达肝素钠(注射液)	20~50 剂量同正常肾功能		10~20 在应用预防剂量时剂量同正常肾功能,应谨慎使用	<10 在应用预防剂量时剂量同正常肾功能,应谨慎使用	低分子量肝素经肾排泄,因此当肾功能严重受损时会发生蓄积。在 GFR ≤ 30ml/min 患者中,监测抗 X a 水平有助于确定达肝素钠的剂量。1mg 鱼精蛋白可对抗 100U 达肝素钠
	依诺肝素钠	60~80 剂量同正常肾功能		30~60[a] 剂量同正常肾功能,但需要严密监测出血倾向[a]	<30[a] 禁用[a]	

续表

药理作用	药物	肾功能损伤后剂量调整方案						备注
		Ccr/(ml/min)	给药剂量	Ccr/(ml/min)	给药剂量	Ccr/(ml/min)	给药剂量	
β受体拮抗剂	酒石酸美托洛尔（片）	20~50	剂量同正常肾功能	10~20	从小剂量开始，根据反应调节	<10	从小剂量开始，根据反应调节	肾衰竭患者代谢产物积累，但并不导致任何不良反应
	富马酸比索洛尔	<40[b]	从低剂量开始使用，并谨慎增加剂量[b]	<20[a]	≤10mg/d[a]			
	卡维地洛	20~50	同正常肾功能	10~20	同正常肾功能	<10	同正常肾功能	
ACEI	福辛普利钠	20~50	同正常肾功能	10~20	同正常肾功能，从低剂量开始使用	<10	同正常肾功能，从低剂量开始使用	
	卡托普利	21~40[b]	初始剂量25mg，最大剂量100mg/d[b]	10~20[b]	初始剂量12.5mg，最大剂量75mg/d[b]	<10[b]	初始剂量6.25mg，最大剂量37.5mg/d[b]	
	雷米普利	≥60[a]	无须调整剂量，最大剂量10mg/d	<60[a]	从低剂量使用，最大剂量5mg/d[a]			
	马来酸依那普利	20~50	同正常肾功能	10~20	起始剂量2.5mg/d，根据实际情况调整剂量	<10	起始剂量2.5mg/d，根据实际情况调整剂量	
	培哚普利	30~60[a]	起始剂量2mg qd，根据患者反应调整剂量[a]	15~30[a]	起始剂量2mg qod，根据患者反应调整剂量[a]	<15[c]	起始剂量2mg qod，根据患者反应调整剂量[c]	

续表

药理作用	药物	给药剂量	Ccr/(ml/min)	肾功能损伤后剂量调整方案			备注
				给药剂量	Ccr/(ml/min)	给药剂量	
ARB	替米沙坦	同正常肾功能[a]	30~60[a]	起始剂量 20mg，根据血脂控制情况调整剂量[a]	<30[a]		
	缬沙坦	同正常肾功能	20~50	起始剂量 40mg，根据反应调整	10~20	起始剂量 40mg，根据反应调整	<10
	厄贝沙坦	同正常肾功能	20~50	同正常肾功能	10~20	同正常肾功能	<10

注：表 2-1-8 主要依据英国肾脏药师组织编写的 *The Renal Drug Handbook* 进行整理并进行了适当修正。参考依据分别为：[a] 相应的药品说明书；[b] 马丁代尔药物大典（37 版）；[c]Oxford Handbook of Dialysis。

（2）氯吡格雷：FDA 妊娠分级 B 级，尚未确定任何与药物相关的重大出生缺陷或流产风险；在动物研究中，也没有证据表明氯吡格雷会损害生育能力或存在胎儿毒性。临床上应在权衡利弊后使用，不应因为可能担心对胎儿的影响而停止对心肌梗死或卒中的治疗。在分娩或分娩期间使用氯吡格雷会增加产妇出血和大出血的风险；该药使用时进行硬膜外麻醉会有脊髓血肿的风险；因此若情况允许，在分娩或硬膜外麻醉前，应停用氯吡格雷5~7 天。

（3）他汀类药物：FDA 妊娠分级为 X 级，禁用于妊娠期妇女。由于 HMG-CoA 还原酶抑制剂会减少胆固醇的合成，还可能会减少胆固醇衍生的其他生物活性物质的合成，所以孕妇使用时可能会对胎儿造成伤害；一旦确认怀孕，就应该停用。

（4）非诺贝特：FDA 妊娠分级为 C 级，在孕妇中使用数据有限，尚无法确定相关风险。在动物繁殖研究中，没有存在胚胎毒性的证据；高剂量下会出现妊娠不良结局。应权衡获益大于潜在风险后再于怀孕期间使用。

（5）β 受体拮抗剂：怀孕期间服用此类药物的母亲所生的婴儿可能有低血压、低血糖、心动过缓和呼吸抑制的风险，婴儿出生时应进行监测。美托洛尔和卡维地洛：目前没有足够证据来确定是否存在药物相关的不良发育结局风险。对于母亲孕晚期使用过 β 受体拮抗剂的新生儿，应监测低血压、心动过缓、低血糖、呼吸抑制等症状。

（6）ACEI/ARB 类：当确认怀孕后应尽快停用。在妊娠中期和晚期使用作用于肾素 - 血管紧张素系统的药物会导致孕妇羊水过少，进一步会引起胎儿肾功能下降，可能引起胎儿肺发育不良和骨骼畸形，增加胎儿和新生儿的发病率和死亡率。对于母亲孕期使用过此类药物的新生儿，应密切关注血压、血钾及尿量。

参 考 文 献

［1］国家卫生计生委合理用药专家委员会,中国药师协会.冠心病合理用药指南(第 2 版).中国医学前沿杂志(电子版),2018,10(6):1-130.

［2］中华医学会心血管病学分会,中华心血管病杂志编辑委员会.急性 ST 段抬高型心肌梗死诊断和治疗指南.中华心血管病杂志,2019,47(10):766-783.

［3］中华医学会心血管病学分会,中国心血管病杂志编辑委员会.非 ST 段抬高型急性冠状动脉综合征诊断和治疗指南(2016).中华心血管病杂志,2017,45(05):359-376.

［4］中华医学会心血管病学分会,中国心血管病杂志编辑委员会.慢性稳定性心绞痛诊断与治疗指南.中华心血管病杂志,2007,35(3):195-206.

［5］ASHLEY C,CURRIE A,UK Renal Pharmacy Group.The renal drug handbook.3rd ed.Oxon:Radcliffe Publishing Ltd,2009.

［6］S.C. 斯威曼.马丁代尔药物大典.37 版.李大魁,金有豫,汤光,等译.北京:化学工业出版社,2014.

［7］LEVY J,BROWN E,LAWRENCE A.Oxford handbook of dialysis.4th ed.Oxford:Oxford University Press,2016.

第二节 原发性高血压

原发性高血压的临床治疗流程图：

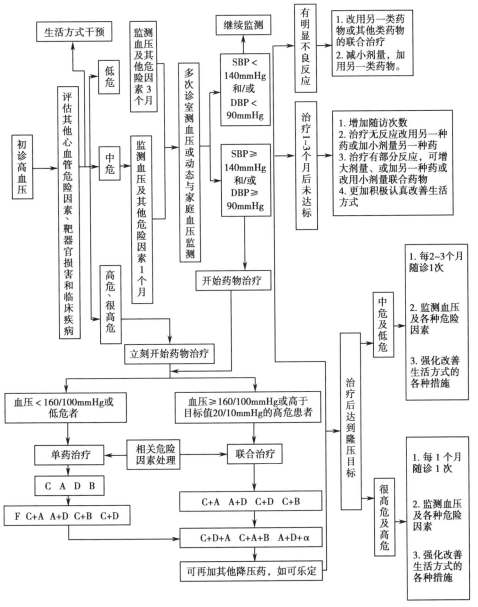

注：A,ACEI 或 ARB；B,β 受体拮抗剂；C,CCB；D,噻嗪类利尿药；α,α 受体拮抗剂；F,低剂量固定复方制剂。

一、原发性高血压概述

(一) 定义与诊断

在未使用降压药物的情况下，非同日 3 次测量血压,收缩压 ≥ 140mmHg 和 / 或舒张压

≥ 90mmHg,收缩压 ≥ 140mmHg 和舒张压 ≤ 90mmHg 为单纯性收缩期高血压。患者既往有高血压史,目前正在使用降压药物,血压虽然低于 140/90mmHg,也诊断为高血压。

(二) 高血压水平分类

根据血压升高水平,将高血压分为 1 级、2 级和 3 级,见表 2-2-1。

表 2-2-1 血压水平分类和定义

类别	收缩压(mmHg)		舒张压(mmHg)
正常血压	<120	和	<80
正常高值血压	120~139	和 / 或	80~89
高血压	≥ 140	和 / 或	≥ 90
1 级高血压(轻度)	140~159	和 / 或	90~99
2 级高血压(中度)	160~179	和 / 或	100~109
3 级高血压(重度)	≥ 180	和 / 或	≥ 110
单纯收缩期高血压	≥ 140	和	<90

注:1mmHg=0.133kPa;当收缩压和舒张压分属于不同级别时,以较高的分级为准。

(三) 评估

通过心血管病的危险因素、靶器官损害以及临床伴随疾病进行评估(表 2-2-2)。表 2-2-3 为高血压患者心血管风险水平分层。

表 2-2-2 影响高血压患者心血管预后的重要因素

心血管病的危险因素	靶器官损害	临床伴随疾病
• 高血压(1~3 级) • 男性 >55 岁,女性 >65 岁 • 吸烟 • 糖耐量受损(餐后 2 小时血糖 7.8~11.0mmol/L)和 / 或空腹血糖受损(6.1~6.9mmol/L) • 血脂异常 TC ≥ 5.7mmol/L(220mg/dl)或 LDL-C>3.3mmol/L(130mg/dl)或 HDL-C<1.0mmol/L(40mg/dl) • 早发心血管病家族史(一级亲属发病年龄男性 <55 岁,女性 <65 岁) • 腹型肥胖(腰围:男性 ≥ 90cm,女性 ≥ 85cm)或肥胖(BMI ≥ 28kg/m²) • 血同型半胱氨酸升高(≥ 10μmol/L)	• 左心室肥厚 心电图:Sokolow-Lyon>38mm 或 Cornell>2 440mm·ms;超声心动图 LVMI:男 ≥ 125g/m²,女 ≥ 120g/m² • 颈动脉超声 IMT ≥ 0.9mm 或动脉粥样斑块 • 颈 - 股动脉脉搏波速度 ≥ 12m/s • 踝 / 臂血压指数 <0.9 • eGFR 降低[eGFR<60ml/(min·1.73m²)]或血清肌酐轻度升高 男性 115~133μmol/L(1.3~1.5mg/dl)女性 107~124μmol/L(1.2~1.4mg/dl) • 微量白蛋白尿:30~300mg/24h 或白蛋白 / 肌酐比:≥ 30mg/g(3.5mmol/mmol)	• 脑血管病 脑出血,缺血性脑卒中,短暂性脑缺血发作 • 心脏疾病 心肌梗死史,心绞痛,冠状动脉血运重建史,慢性心力衰竭 • 肾脏疾病 糖尿病肾病,肾功能受损,血肌酐 男性 ≥ 133μmol/L(1.5mg/dl)女性 ≥ 124μmol/L(1.4mg/dl)蛋白尿(≥ 300mg/24h) • 外周血管疾病 • 视网膜病变 出血或渗出,视盘水肿 • 糖尿病 空腹血糖 ≥ 7.0mmol/L(126mg/dl)餐后 2 小时血糖 ≥ 11.1mmol/L(200mg/dl),糖化血红蛋白 ≥ 6.5%

注:TC,总胆固醇;LDL-C,低密度脂蛋白胆固醇;HDL-C,高密度脂蛋白胆固醇;BMI,体重指数;LVMI,左心室质量指数;IMT,颈动脉内中膜厚度;eGFR:估算的肾小球滤过率

表 2-2-3　高血压患者心血管风险水平分层

其他危险因素和病史	1 级高血压	2 级高血压	3 级高血压
无	低危	中危	高危
1~2 个其他危险因素	中危	中危	很高危
≥ 3 个其他危险因素或靶器官损害	高危	高危	很高危
临床并发症或合并糖尿病	很高危	很高危	很高危

注：1 级高血压，收缩压（SBP）140~159mmHg 和 / 或舒张压（DBP）90~99mmHg；2 级高血压，SBP 160~179mmHg 和 / 或 DBP 100~109mmHg；3 级高血压：SBP ≥ 180mmHg 和 / 或 DBP ≥ 110mmHg。

二、原发性高血压的药物治疗与药学监护

（一）治疗目标

最大限度地降低心血管并发症的发生与死亡的总体危险，需要治疗所有可逆性心血管病危险因素、亚临床靶器官损害以及各种并存的临床疾病。

（二）治疗原则

1. 高血压常伴有其他危险因素、靶器官损害或临床疾病，需要进行综合干预。

2. 治疗包括非药物治疗和药物治疗，大多需患者长期、甚至终身坚持治疗。

3. 定期监测血压，规范治疗，提高依从性。实现降压达标，坚持长期平稳有效控制血压。

（三）非药物治疗

指生活方式干预，即祛除不利于身体和心理健康的行为与习惯。

主要措施包括：①减少钠盐摄入，增加钾盐摄入；②控制体重；③戒烟；④不过量饮酒；⑤体育运动；⑥减轻精神压力，保持心理平衡。

（四）药物治疗

1. 降压药物的基本原则

（1）小剂量，初始治疗应采用较小的有效治疗剂量，并根据需要逐步增加剂量。

（2）优选长效制剂，尽可能选一天一次给药而有持续 24 小时降压作用的长效药物，以有效控制夜间血压与晨峰血压。

（3）联合用药，在低剂量单药治疗不满意时可以采用 2 种或多种降压药物联合治疗，以减少不良反应。对血压 ≥ 160/100mmHg、高于目标血压 20/10mmHg 或高危及以上患者，起始即可采用小剂量 2 种药物联合治疗，或用固定配比复方制剂。

（4）个体化，根据患者具体情况和耐受性及个人意愿或长期承受能力，选择适合患者的降压药物。

常用降压药的适应证，见表 2-2-4；常用降压药的种类及临床选择，见表 2-2-5；固定配比复方制剂，见表 2-2-6。

2. 相关危险因素的处理

（1）调脂治疗：首先调整生活方式，当严格实施治疗性生活方式 3~4 个月后，血脂不达标者考虑药物治疗，首选他汀类药物。高血压合并血脂异常患者开始调脂治疗的 TC 及 LDL-C 值及其目标值，见表 2-2-7。

表 2-2-4 常用降压药的适应证

适应证	CCB	ACEI	ARB	D	β 受体拮抗剂
左心室肥厚	+	+	+	±	±
稳定性冠心病	+	+[a]	+[a]	－	+
心肌梗死后	－[b]	+	+	+[c]	+
心力衰竭	－	+	+	+	+
心房颤动预防	－	+	+	－	－
脑血管病	+	+	+	+	±
颈动脉内中膜增厚	+	±	±	－	－
蛋白尿 / 微量白蛋白尿	－	+	+	－	－
肾功能不全	±	+	+	+[d]	－
老年人	+	+	+	+	±
糖尿病	±	+	+	±	－
血脂异常	±	+	+	－	－

注:CCB,二氢吡啶类钙通道阻滞剂;ACEI,血管紧张素转化酶抑制剂;ARB,血管紧张素 Ⅱ 受体拮抗剂;D,噻嗪类利尿药;+,适用;－,证据不足或不适用;±,可能适用;[a],冠心病二级预防;[b],对伴心肌梗死病史者可用长效 CCB 控制高血压;[c],螺内酯;[d],袢利尿药。

表 2-2-5 常用降压药的种类及临床选择

药品分类	口服降压药物	每天剂量 /mg	每天服药次数
二氢吡啶类 CCB	硝苯地平片	10~30	2~3
	硝苯地平缓释片	10~80	2
	硝苯地平控释片	30~60	1
	氨氯地平	2.5~10	1
	左旋氨氯地平	1.25~5	1
	非洛地平缓释片	2.5~10	1
	拉西地平	4~8	1
	尼卡地平	40~80	2
	尼群地平	20~60	2~3
	贝尼地平	4~8	1
	乐卡地平	10~20	1
非二氢吡啶类 CCB	维拉帕米	80~480	2~3
	维拉帕米缓释片	120~480	1~2
	地尔硫䓬胶囊	90~360	1~2

续表

药品分类	口服降压药物	每天剂量 /mg	每天服药次数
噻嗪类利尿药	氢氯噻嗪	6.25~25	1
	吲达帕胺	0.625~2.5	1
	吲达帕胺缓释片	1.5	1
袢利尿药	呋塞米	20~80	1~2
保钾利尿药	阿米洛利	5~10	1~2
	氨苯蝶啶	25~100	1~2
醛固酮拮抗剂	螺内酯	20~60	1~3
	依普利酮	50~100	1~2
β 受体拮抗剂	比索洛尔	2.5~10	1
	美托洛尔平片	50~100	2
	美托洛尔缓释片	47.5~190	1
	阿替洛尔	12.5~50	1~2
	普萘洛尔	20~90	2~3
	倍他洛尔	5~20	1
α,β 受体拮抗剂	拉贝洛尔	200~600	2
	卡维地洛	12.5~50	2
	阿罗洛尔	10~20	1~2
ACEI	卡托普利	25~300	2~3
	依那普利	2.5~40	2
	贝那普利	5~40	1~2
	赖诺普利	2.5~40	1
	雷米普利	1.25~20	1
	福辛普利	10~40	1
	西拉普利	1.25~5	1
	培哚普利	4~8	1
	咪达普利	2.5~10	1
ARB	氯沙坦	25~100	1
	缬沙坦	80~160	1
	厄贝沙坦	150~300	1
	替米沙坦	20~80	1
	坎地沙坦	4~32	1
	奥美沙坦	20~40	1

续表

药品分类	口服降压药物	每天剂量 /mg	每天服药次数
α 受体拮抗剂	多沙唑嗪	1~16	1
	哌唑嗪	1~10	2~3
	特拉唑嗪	1~20	1~2
中枢作用药物	利血平	0.05~0.25	1
	甲基多巴	250~1 000	2~3
	可乐定	0.1~0.8	2~3
	可乐定贴片	0.25	1 次 / 周
直接血管扩张药	米诺地尔	5~100	1
	肼屈嗪	25~100	2
肾素抑制剂	阿利吉仑	150~300	1

表 2-2-6　固定配比复方制剂

主要组分与每片剂量	每天服药片数	每天服药次数
复方利血平片 （利血平 0.032mg/ 氢氯噻嗪 3.1mg/ 双肼屈嗪 4.2mg/ 异丙嗪 2.1mg）	1~3 片	2~3
复方利血平氨苯蝶啶片 （利血平 0.1mg/ 氨苯蝶啶 12.5mg/ 双肼屈嗪 12.5mg）	1~2 片	1
珍菊降压片 （可乐定 0.03mg/ 氢氯噻嗪 5mg）	1~2 片	2~3
氯沙坦钾 - 氢氯噻嗪 （氯沙坦钾 50mg/ 氢氯噻嗪 12.5mg）	1 片	1
（氯沙坦钾 100mg/ 氢氯噻嗪 12.5mg）	1 片	1
缬沙坦 - 氢氯噻嗪 （缬沙坦 80mg/ 氢氯噻嗪 12.5mg）	1~2 片	1
厄贝沙坦 - 氢氯噻嗪 （厄贝沙坦 150mg/ 氢氯噻嗪 12.5mg）	1 片	1
替米沙坦 - 氢氯噻嗪 （替米沙坦 40mg/ 氢氯噻嗪 12.5mg）	1 片	1
（替米沙坦 80mg/ 氢氯噻嗪 12.5mg）	1 片	1
奥美沙坦 - 氢氯噻嗪 （奥美沙坦 20mg/ 氢氯噻嗪 12.5mg）	1 片	1
卡托普利 - 氢氯噻嗪 （卡托普利 10mg/ 氢氯噻嗪 6mg）	1~2 片	1~2
赖诺普利 - 氢氯噻嗪 （赖诺普利 10mg/ 氢氯噻嗪 12.5mg）	1 片	1
复方依那普利 （依那普利 5mg/ 氢氯噻嗪 12.5mg）	1 片	1

续表

主要组分与每片剂量	每天服药片数	每天服药次数
贝那普利 - 氢氯噻嗪 (贝那普利 10mg/ 氢氯噻嗪 12.5mg)	1 片	1
复方阿米洛利 (阿米洛利 2.5mg/ 氢氯噻嗪 25mg)	1 片	1
氨氯地平 / 阿托伐他汀 (氨氯地平 5mg/ 阿托伐他汀 10mg)	1 片	1

表 2-2-7　高血压合并血脂异常患者开始调脂治疗的 TC 及 LDL-C 值及其目标值

危险等级	药物治疗开始值[mmol/L(mg/dl)]	治疗目标值[mmol/L(mg/dl)]
中危:伴其他危险 ≥ 1 项	TC ≥ 6.2(240)	TC<5.2(200)
	LDL-C ≥ 4.1(160)	LDL-C<3.4(130)
高危:CHD 或 CHD 等危症等	TC ≥ 4.1(160)	TC<4.1(160)
	LDL-C ≥ 2.6(100)	LDL-C<2.6(100)
很高危:急性冠脉综合征,或 缺血性心血管病合并糖尿病	TC ≥ 4.1(160)	TC<3.1(120)
	LDL-C ≥ 2.1(80)	LDL-C<2.1(80)

注:CHD,冠心病;TC,总胆固醇;LDL-C,低密度脂蛋白胆固醇;危险度分层标准见 2016 年版《中国成人血脂异常防治指南》。

(2)抗血小板处理

1)需要阿司匹林预防的情况:①合并稳定性冠心病、心肌梗死、缺血性脑卒中或短暂性脑缺血史以及合并周围动脉粥样硬化疾病,需小剂量阿司匹林(100mg/d)进行二级预防。②合并血栓急性发作,如急性冠脉综合征、缺血性脑卒中或短暂性脑缺血、闭塞性周围动脉粥样硬化症,按相关指南推荐使用阿司匹林,通常急性期予负荷剂量(300mg/d),随后小剂量(100mg/d)作为二级预防。③高血压伴糖尿病、心血管病高风险者(10 年心血管病总风险 ≥ 10%),可用小剂量阿司匹林(75~100mg/d)进行一级预防。④阿司匹林不能耐受者可用氯吡格雷(75mg/d)代替。

2)长期应用阿司匹林的患者应注意:①血压稳定在 <150/90mmHg 后再开始应用,减少脑出血风险。②服用前筛查消化道出血高危因素(消化道疾病、65 岁以上、同时服用糖皮质激素、其他抗凝药或非甾体抗炎药等),如果有应采取预防措施,包括预防用质子泵抑制剂以及采用合理联合抗栓药物的方案等。③合并活动性胃溃疡、严重肝病、出血性疾病者慎用或停用阿司匹林。

(3)血糖控制

1)老年人:空腹血糖 ≤ 7.0mmol/L 或 HbA$_{1c}$ ≤ 7.0%,餐后 2 小时血糖 ≤ 10.0mmol/L 即可,不宜控制过于严格。

2)中青年:空腹血糖 ≤ 6.1mmol/L,餐后 2 小时血糖 ≤ 8.1mmol/L,HbA$_{1c}$ ≤ 6.5%。

(4)并发心房颤动

1)凡是具有血栓危险因素的心房颤动患者,应按指南进行抗凝治疗,宜在国际标准化比值(INR)指导下口服华法林。

2)高血压并发房颤低危患者最好也应用华法林,也可给予阿司匹林,氯吡格雷与阿司匹林联合只适用于不能应用华法林的替代治疗,但应注意出血不良反应。

3. 高血压合并其他疾病的治疗 见图2-2-1。

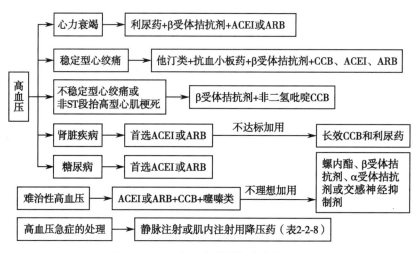

图2-2-1 高血压合并其他疾病的治疗

流程说明:

a. 伴左心功能障碍(心力衰竭)降压目标<130/80mmHg,利尿药、β受体拮抗剂加ACEI或ARB可发挥协同作用。

b. 伴稳定型心绞痛:控制血压外还包括戒烟、严格控制血糖、有氧运动、调脂以及控制体重。无禁忌需应用他汀类药物及抗血小板药物,不能用阿司匹林者应用氯吡格雷。β受体拮抗剂是基石,若有禁忌则CCB可代之,尤其长效CCB。β受体拮抗剂和二氢吡啶类CCB合用可增加疗效。ACEI和ARB可改善预后。

c. 伴不稳定型心绞痛和非ST段抬高型心肌梗死:β受体拮抗剂或非二氢吡啶类CCB均应在无禁忌证且无低血压或心力衰竭状况下应用。伴前壁心肌梗死、糖尿病、未控制的高血压应加用ACEI或ARB。

d. 伴肾脏疾病:目标控制<130/80mmHg,首选ACEI或ARB,若不达标加用长效CCB和利尿药。若血肌酐>265μmol/L(3mg/dl)或eGFR<30ml/(min·1.73m²)或有大量蛋白尿,此时首选二氢吡啶CCB,噻嗪类利尿药可改用袢利尿药。透析患者降压目标<140/90mmHg。

e. 伴糖尿病:若伴蛋白尿首选ACEI或ARB,必要时可联合利尿药、β受体拮抗剂或二氢吡啶CCB。合并高尿酸血症时慎用利尿药,反复低血糖发作者,慎用β受体拮抗剂。

f. 围手术期:目标一般降至基线的10%,术前数日应换长效降压药,手术当天早晨继续服药。

g. 难治性高血压:在改善生活方式的基础上,应用了足量且合理联合的3种降压药,血压仍在目标水平之上,或至少需要4种药物才能使血压达标。治疗:先采取3种方案如ACEI或ARB+CCB+噻嗪类利尿药,或选扩血管药、减慢心率药和利尿药3种组成。效果不理想再加螺内酯、β受体拮抗剂、α受体拮抗剂或交感神经抑制剂(可乐定)。

h. 高血压急症:在某些诱因下,血压突然升高(一般超过180/120mmHg)。初始阶段(数分钟到1小时内)下平均动脉压降低幅度不超过治疗前的25%。随后2~6小时内降至160/100mmHg左右,如果可耐受,24~48小时逐步降低达到正常水平。

表 2-2-8 高血压急症静脉注射或肌内注射用降压药

药名	剂量	起效时间	持续时间	不良反应
硝普钠	$0.25\sim10\mu g/(kg \cdot min)$ i.v.	立即	$1\sim2$ 分钟	恶心、呕吐、肌颤、出汗
硝酸甘油	$5\sim100\mu g/min$ i.v.	$2\sim5$ 分钟	$5\sim10$ 分钟	头痛、呕吐
酚妥拉明	$2.5\sim5mg$ i.v. $0.5\sim1mg/min$ i.v.	$1\sim2$ 分钟	$10\sim30$ 分钟	心动过速、头痛、潮红
尼卡地平	$0.5\sim10\mu g/(kg \cdot min)$ i.v.	$5\sim10$ 分钟	$1\sim4$ 小时	心动过速、头痛、潮红
艾司洛尔	$250\sim500\mu g/kg$ i.v. 此后 $50\sim300\mu g/(kg \cdot min)$ i.v.	$1\sim2$ 分钟	$10\sim20$ 分钟	低血压、恶心
乌拉地尔	$10\sim50mg$ i.v. $6\sim24mg/h$ i.v.	5 分钟	$2\sim8$ 小时	头晕、恶心、疲倦
地尔硫䓬	$10mg$ i.v. $5\sim15\mu g/(kg \cdot min)$ i.v.	5 分钟	30 分钟	低血压、心动过缓
二氮嗪	$200\sim400mg/(kg \cdot min)$ i.v., 累积不超过 $600mg$	1 分钟	$1\sim2$ 小时	血糖过高、水钠潴留
拉贝洛尔	$20\sim100mg$ iv, $0.5\sim2.0mg/min$ i.v., 24 小时不超过 $300mg$	$5\sim10$ 分钟	$3\sim6$ 小时	恶心、呕吐、头部发麻、支气管痉挛、传导阻滞、直立性低血压
依那普利拉	$1.25\sim5mg$ 每 6 小时 i.v.	$15\sim30$ 分钟	$6\sim12$ 小时	高肾素状态血压陡降、变异度较大
肼屈嗪	$10\sim20mg$ i.v. $10\sim40mg$ i.m.	$10\sim20$ 分钟 $20\sim30$ 分钟	$1\sim4$ 小时 $4\sim6$ 小时	心动过速、潮红、头痛、呕吐、心绞痛加重
非诺多泮	$0.03\sim1.6\mu g/(kg \cdot min)$ i.v.	<5 分钟	30 分钟	心动过速、头痛、恶心、潮红

注:i.v.,静脉注射;i.m.,肌内注射;急症降压药使用详见各种药品的说明书。

（五）药学监护

1. 疗效监护

（1）降压目标:①一般患者应将血压降至 140/90mmHg。65 岁以上收缩压应控制在 150mmHg 以下。②伴有肾脏疾病、糖尿病或病情稳定的冠心病高血压患者治疗宜个体化,一般可以将血压降至 130/80mmHg 以下。③脑卒中后的高血压患者一般血压目标为 <140/90mmHg。④急性期的冠心病或脑卒中患者,按照相关指南管理。⑤舒张压低于 60mmHg 的冠心病患者,应在密切监测血压的前提下逐渐实现收缩压达标。

（2）随诊流程:如图 2-2-2 所示。

（3）达标时间:一般高血压患者用药后 4~12 周内逐步达标,高龄、冠状动脉或双颈动脉严重狭窄及耐受性差的患者达标时间应适当延长。

2. **安全监护** 常用高血压治疗药物的安全监护,见表 2-2-9。常用高血压治疗药物 - 固定配比复方制剂的安全监护,见表 2-2-10。

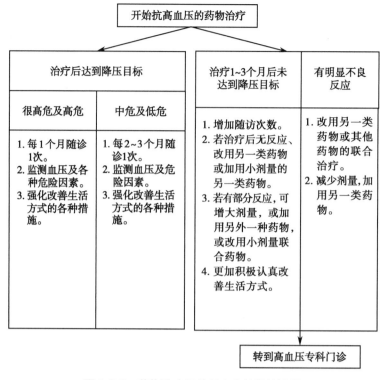

图 2-2-2 药物治疗开始后患者的随诊流程

表 2-2-9 常用高血压治疗药物的安全监护

药品分类	主要不良反应	防治/处理措施
二氢吡啶类 CCB	踝部水肿、面部潮红、头痛	选用长效 CCB 类药物可以减少/避免因反射性交感活性增加引起的不良反应
非二氢吡啶类 CCB	房室传导阻滞、心功能抑制	监测心率和心电图
噻嗪类利尿药	血钾降低、血钠降低、血尿酸升高	监测血钾、血钠和血尿酸水平
祥利尿药	血钾降低	
保钾利尿药	血钾升高	
醛固酮拮抗剂	血钾升高、男性乳房发育(螺内酯)	
β 受体拮抗剂	支气管哮喘、心功能抑制	监测心率和心电图,哮喘患者禁用
α,β 受体拮抗剂	直立性低血压、支气管痉挛	改变体位时宜慢,哮喘患者禁用
ACEI	咳嗽、血钾升高、血管神经性水肿	咳嗽症状一般可耐受,如不行考虑更换 ARB;监测血钾水平,出现血管神经性水肿症状及时就医
ARB	血钾升高,血管神经性水肿(罕见)	
α 受体拮抗剂	直立性低血压	改变体位时宜慢,或选择用对血压影响较小的 α_1 受体拮抗剂
中枢作用药物		
• 利血平	鼻充血、抑郁、心动过缓、消化性溃疡	消化性溃疡患者禁用,监测心率和心电图
• 可乐定	低血压、口干、嗜睡	

续表

药品分类	主要不良反应	防治 / 处理措施
• 可乐定贴片	皮肤过敏	
• 甲基多巴	肝功能损害、免疫失调	监测肝功能
直接血管扩张药		
• 米诺地尔	多毛症	
• 肼屈嗪	狼疮综合征	
肾素抑制剂	血钾升高、血管性水肿（罕见）	测血钾水平，出现血管神经性水肿症状及时就医

表 2-2-10 常用高血压治疗药物 - 固定配比复方制剂的安全监护

主要组分与每片剂量	主要不良反应	防治 / 处理措施
复方利血平片 （利血平 0.032mg/ 氢氯噻嗪 3.1mg/ 双肼屈嗪 4.2mg/ 异丙嗪 2.1mg）	消化性溃疡、困倦	消化性溃疡患者禁用
复方利血平氨苯蝶啶片 （利血平 0.1mg/ 氨苯蝶啶 12.5mg/ 双肼屈嗪 12.5mg）	消化性溃疡、头痛、血钾异常	消化性溃疡患者禁用，监测血钾水平
珍菊降压片 （可乐定 0.03mg/ 氢氯噻嗪 5mg）	低血压、血钾异常	监测血压、血钾水平
氯沙坦钾 - 氢氯噻嗪 （氯沙坦钾 50mg/ 氢氯噻嗪 12.5mg） （氯沙坦钾 100mg/ 氢氯噻嗪 12.5mg）	偶见血管神经性水肿，血钾异常	监测血钾水平，出现血管神经性水肿症状及时就医
缬沙坦 - 氢氯噻嗪 （缬沙坦 80mg/ 氢氯噻嗪 12.5mg）	偶见血管神经性水肿，血钾异常	
厄贝沙坦 - 氢氯噻嗪 （厄贝沙坦 150mg/ 氢氯噻嗪 12.5mg）	偶见血管神经性水肿，血钾异常	
替米沙坦 - 氢氯噻嗪 （替米沙坦 40mg/ 氢氯噻嗪 12.5mg） （替米沙坦 80mg/ 氢氯噻嗪 12.5mg）	偶见血管神经性水肿，血钾异常	
奥美沙坦 - 氢氯噻嗪 （奥美沙坦 20mg/ 氢氯噻嗪 12.5mg）	偶见血管神经性水肿，血钾异常	
卡托普利 - 氢氯噻嗪 （卡托普利 10mg/ 氢氯噻嗪 6mg）	咳嗽，偶见血管神经性水肿，血钾异常	监测血钾水平，出现血管神经性水肿症状及时就医
赖诺普利 - 氢氯噻嗪 （赖诺普利 10mg/ 氢氯噻嗪 12.5mg）	咳嗽，偶见血管神经性水肿，血钾异常	
复方依那普利 （依那普利 5mg/ 氢氯噻嗪 12.5mg）	咳嗽，偶见血管神经性水肿，血钾异常	
贝那普利 - 氢氯噻嗪 （贝那普利 10mg/ 氢氯噻嗪 12.5mg）	咳嗽，偶见血管神经性水肿，血钾异常	

续表

主要组分与每片剂量	主要不良反应	防治/处理措施
复方阿米洛利 （阿米洛利 2.5mg/氢氯噻嗪 25mg）	血钾异常，尿酸升高	监测血钾、血尿酸水平
氨氯地平-阿托伐他汀 （氨氯地平 5mg/阿托伐他汀 10mg）	头痛、踝部水肿、肌肉疼痛、转氨酶升高	监测肝功能

3. 患者教育

（1）所有高血压患者都应长期坚持健康的生活方式，合理膳食，控制体重，适量运动，避免超重和肥胖，预防和缓解心理压力，保证高质量睡眠。高血压非药物治疗的措施及效果，见表 2-2-11。

表 2-2-11　高血压非药物治疗的措施及效果

内容	目标	措施	SBP 下降范围
减少钠盐摄入	每人每日食盐量逐步降至 <6g	1. 日常生活中食盐主要来源为腌制、卤制、泡制的食品以及烹饪用盐，应尽量少用上述食品。 2. 建议在烹调时尽可能用量具（如盐勺）称量加用的食盐。 3. 用替代产品，如代用盐，食醋等	2~8mmHg
体育运动	强度:等量，每周 3~5 次，每次持续 30 分钟左右	1. 运动的形式可以根据自己的爱好灵活选择，步行、快走、慢跑、游泳、太极拳等均可。 2. 应注意量力而行，循序渐进。运动的强度可通过心率来反映，可参考脉率公式。 3. 目标对象为没有严重心血管病的患者	4~9mmHg
合理膳食	营养均衡	1. 食用油，包括植物油（素油）每人 <25g/d。 2. 少吃或不吃肥肉和动物内脏。 3. 其他动物性食品也不应超过 50~100g/d。 4. 多吃蔬菜，400~500g/d，水果 100g/d。 5. 每人每周可吃蛋类 5 个。 6. 适量豆制品或鱼类，奶类 250g/d	8~14mmHg
控制体重	BMI<24kg/m^2,腰围 <90/85cm（男/女）	1. 减少总的食物摄入量。 2. 增加足够的活动量。 3. 肥胖者若非药物治疗效果不理想,可考虑辅助用减肥药物	5~20mmHg/减重 10kg
戒烟	彻底戒烟,避免被动吸烟	1. 宣传吸烟危害与戒烟的益处。 2. 为有意戒烟者提供戒烟帮助,一般推荐采用突然戒烟法,在戒烟日完全戒烟。 3. 戒烟咨询与戒烟药物结合。 4. 公共场所禁烟,避免被动吸烟	
限制饮酒	每天白酒 <50ml 或葡萄酒 <100ml 或啤酒 <300ml	1. 宣传过量饮酒的危害,过量饮酒易患高血压。 2. 高血压患者不提倡饮酒。 3. 酗酒者逐渐减量;酒瘾严重者可借助药物	2~4mmHg

(2) 鼓励高血压患者进行自我管理,充分认识高血压的危害,应定期进行家庭血压测量。测量血压方法:至少安静休息 5 分钟,患者取坐位,裸露上臂,绑好袖带,袖带应与心脏保持同一水平,每次测量 3 遍,每遍间隔 1 分钟。测压时患者保持安静,不讲话。如实记录血压值。

(3) 严格遵守医嘱,提高用药依从性,用药期间关注是否出现药物不良反应并及时就医。

(六) 特殊人群高血压

1. 老年人高血压　①血压应降至 150/90mmHg 以下,如能耐受可降至 140/90mmHg 以下。② 80 岁以上老年人降压目标为 150/90mmHg。③对于 SBP 高而 DBP 不高甚至低的老年单纯收缩期高血压患者,建议:当 DBP<60mmHg 而 SBP<150mmHg,宜观察,可不用药物治疗;如 SBP 在 150~179mmHg,可谨慎给予小剂量降压药治疗;如 SBP ≥ 180mmHg,则给予小剂量降压药治疗。降压药可用小剂量利尿药、CCB、ACEI 或 ARB 等。

2. 儿童与青少年高血压

(1) 评价标准:中国男性儿童血压评价标准,见表 2-2-12;中国女性儿童血压评价标准,见表 2-2-13。

表 2-2-12　中国男性儿童血压评价标准 /mmHg

年龄 / 岁	SBP			DBP-K4			DBP-K5		
	P_{90}	P_{95}	P_{99}	P_{90}	P_{95}	P_{99}	P_{90}	P_{95}	P_{99}
3	102	105	112	66	69	73	66	69	73
4	103	107	114	67	70	74	67	70	74
5	106	110	117	69	72	77	68	71	77
6	108	112	120	71	74	80	69	73	78
7	111	115	123	73	77	83	71	74	80
8	113	117	125	75	78	85	72	76	82
9	114	119	127	76	79	86	74	77	83
10	115	120	129	76	80	87	74	78	84
11	117	122	131	77	81	88	75	78	84
12	119	124	133	78	81	88	75	78	84
13	120	125	135	78	82	89	75	79	84
14	122	127	138	79	83	90	76	79	84
15	124	129	140	80	84	90	76	79	85
16	125	130	141	81	85	91	76	79	85
17	127	132	142	82	85	91	77	80	86

注:正常高值血压,SBP 和 / 或 DBP ≥ P_{90}<P_{95},或 12 岁及以上儿童,SBP 和 / 或 DBP ≥ 120/80mmHg;高血压,SBP 和 / 或 DBP ≥ P_{95}<P_{99};严重高血压:SBP 和 / 或 DBP ≥ P_{99}。

表 2-2-13 中国女性儿童血压评价标准 /mmHg

年龄/岁	SBP			DBP-K4			DBP-K5		
	P_{90}	P_{95}	P_{99}	P_{90}	P_{95}	P_{99}	P_{90}	P_{95}	P_{99}
3	101	104	110	66	68	72	66	68	72
4	102	105	112	67	69	73	67	69	73
5	104	107	114	68	71	76	68	71	76
6	106	110	117	70	73	78	69	72	78
7	108	112	120	72	75	81	70	73	79
8	111	115	123	74	77	83	71	74	81
9	112	117	125	75	78	85	72	76	82
10	114	118	127	76	80	86	73	77	83
11	116	121	130	77	80	87	74	77	83
12	117	122	132	78	81	88	75	78	84
13	118	123	132	78	81	88	75	78	84
14	118	123	132	78	82	88	75	78	84
15	118	123	132	78	82	88	75	78	84

注:正常高值血压,SBP 和 / 或 DBP ≥ P_{90}<P_{95},或 12 岁及以上儿童,SBP 和 / 或 DBP ≥ 120/80mmHg;高血压,SBP 和 / 或 DBP ≥ P_{95}<P_{99};严重高血压,SBP 和 / 或 DBP ≥ P_{99}。

(2)治疗:①控制体重,延缓 BMI 上升。②增加有氧锻炼,减少静态活动时间。③调整饮食结构(包括限盐),建立健康饮食习惯。④若出现高血压临床症状、靶器官损害、继发性高血压、糖尿病、非药物治疗 6 个月无效的以上情况中 1 种及以上,则考虑药物治疗,单一用药和小剂量为原则,首选 ACEI、ARB 或 CCB。利尿药常作为二线抗高血压药或与其他类型药物联合。α 受体拮抗剂和 β 受体拮抗剂因不良反应的限制,多用于严重高血压和联合用药。

3. 妊娠高血压

(1)分类:①慢性高血压,妊娠前即证实存在或在妊娠前 20 周即出现的高血压。②妊娠期高血压,妊娠 20 周以后发生的高血压,不伴有明显蛋白尿,妊娠结束后血压可以恢复正常。③先兆子痫,发生在妊娠 20 周以后的血压升高伴临床蛋白尿(蛋白尿 ≥ 300mg/24h);重度子痫定义为血压 ≥ 160/110mmHg,有大量蛋白尿,并出现头痛、视物模糊、肺水肿、少尿和实验室检查异常(如血小板计数下降、转氨酶异常),常合并胎盘功能异常。

(2)治疗

1)非药物治疗:限盐、富钾饮食、适当活动、情绪放松。

2)药物治疗:非药物治疗后,血压 ≥ 150/100mmHg 时开始药物治疗,目标控制在(130~140)/(80~90) mmHg。①轻度妊娠高血压:采用非药物治疗。对于妊娠前高血压、存在靶器官损害或同时用多种降压药物的患者,尽可能采取少的药物种类和剂量,同时告知药物对胎儿的不确定性。血压轻度升高的先兆子痫不建议常规用硫酸镁,但密切观察血压、蛋白尿变化及胎儿情况。②重度妊娠合并高血压:静脉应用硫酸镁,密切观察血压、腱反射、不良反应,并确定终止妊娠的时机。硫酸镁是严重先兆子痫的首选。妊娠期间禁用 ACEI 或 ARB。常用妊娠合并高血压的治疗药物,见表 2-2-14。

表 2-2-14 常用妊娠合并高血压的治疗药物

药物名称	降压机制	常用剂量	妊娠分级[c]	注意事项
甲基多巴	降低脑干交感神经张力	200~500mg,2~4 次 /d	B	抑郁、过度镇静、直立性低血压
拉贝洛尔	α、β 受体拮抗剂	50~200mg,1 次 /12h,最大 600mg/d	C	胎儿心动过缓;孕妇皮肤瘙痒
美托洛尔	β₁ 受体拮抗剂	25~100mg,1 次 /12h	C	胎儿心动过缓;胎盘阻力增高
氢氯噻嗪[a]	利尿、利钠	6.25~12.5mg/d	B	大剂量影响胎盘血流
硝苯地平	抑制动脉平滑肌细胞钙内流	5~20mg,1 次 /8h 或缓释制剂 10~20mg,1 次 /12h	C	低血压
硫酸镁[b]	神经肌肉阻滞剂,具有抑制钙离子内流的作用	5g 稀释至 20ml,静脉缓慢注射,维持:1~2g/h,或 5g 稀释至 20ml,深部肌内注射,每 4 小时重复,总量 25~30g/d	A	低血压、肌无力

注:[a] 在胎盘循环已经降低的患者(先兆子痫或胎儿发育迟缓),应避免应用利尿药;[b] 尿量 <600ml/24h、呼吸 <16 次 /min、腱反射消失,需及时停药。安全分级:A,在有对照组的早期妊娠妇女中未显示对胎儿有危险,可能对胎儿的伤害极小;B,在动物生殖试验中并未显示对胎儿的危险,但无孕妇的对照组,或对动物生殖试验显示有不良反应,但在早孕妇女的对照组中并不能肯定其不良反应;C,在动物的研究中证实对胎儿有不良反应,但在妇女中无对照组或在妇女和动物研究中无可以利用的资料,药物仅在权衡对胎儿的利大于弊时给予。[c] 美国 FDA 2015 年 6 月前将影响胎儿的药物分为 A、B、C、D、X 五类,之后改用新的"妊娠哺乳期规则",但并不覆盖非处方药物和部分药品,且临床上妊娠分级仍有参考价值,故本书中仍予以保留,FDA 药品说明书中关于妊娠期用药的详细信息见下文。

3)常用妊娠合并高血压的治疗药物在 FDA 药品说明书中关于妊娠期用药的说明:

①甲基多巴:目前在怀孕妇女中没有充分的研究。动物实验中没有证据表明用药会导致出生缺陷。

②拉贝洛尔:在动物实验中研究表明胎儿可以吸收,但未观察到其导致出生缺陷。目前在妊娠妇女中没有充分研究,应用时应权衡利弊。

③美托洛尔:现有研究未表明用药与出生缺陷有关。在动物研究中发现美托洛尔可减少胎儿存活率。

④氢氯噻嗪:目前在妊娠妇女中没有充分的研究。动物实验中没有证据表明用药会导致出生缺陷。

⑤硝苯地平:目前在妊娠妇女中没有充分的研究。动物实验中发现用药会导致出生缺陷。

⑥硫酸镁:硫酸镁在孕妇中用于预防子痫前期妇女的子痫,治疗和预防子痫前期妇女的反复发作。

4. 肾功能、肝功能不全用药 常用肾功能、肝功能不全合并高血压的治疗药物,见表 2-2-15;常用肾功能、肝功能不全合并高血压的固定配比复方制剂,见表 2-2-16。

表 2-2-15 常用肾功能、肝功能不全合并高血压的治疗药物

药品分类	口服降压药物	肾功能不全用药	肝功能不全用药
二氢吡啶类 CCB	硝苯地平	同正常肾功能	须严格检测,病情严重时减少剂量
	氨氯地平	同正常肾功能	重度肝功能不全时增量应缓慢
	左旋氨氯地平	同正常肾功能	使用须严格监测
	非洛地平(缓释片)	同正常肾功能	建议起始 2.5mg qd
	拉西地平	同正常肾功能	轻、中度无须调整,重度不详
	尼卡地平	慎用	应从低剂量开始
	尼群地平	慎用	慎用
	贝尼地平	说明书未提及	慎重用药(可能加重肝损害)
	乐卡地平	重度禁用	轻、中度慎用,重度禁用
非二氢吡啶类 CCB	维拉帕米	慎用	严格监测肝功能下应用
	维拉帕米(缓释片)	慎用	严格监测肝功能下应用
	地尔硫䓬(胶囊)	慎用	慎用
噻嗪类利尿药	氢氯噻嗪	严重肾功能不全可致蓄积,毒性增大	严重肝功能不全可诱发肝性脑病
	吲达帕胺	严重肾功能不全禁用	严重肝功能不全禁用
	吲达帕胺(缓释片)	严重肾功能不全禁用	严重肝功能不全禁用
袢利尿药	呋塞米	严重肾功能损害者增加用药间隔	严重肝功能不全可诱发肝性脑病
保钾利尿药	阿米洛利	慎用	不详
	氨苯蝶啶	慎用	慎用
醛固酮拮抗剂	螺内酯	慎用	慎用,可诱发肝性脑病
	依普利酮	—	—
β 受体拮抗剂	比索洛尔	轻、重度不需调整,重度不超过 10mg/d	轻、重度不需调整,重度不超过 10mg/d
	美托洛尔(平片)	同正常肾功能	非常严重时考虑减少剂量
	美托洛尔(缓释片)	同正常肾功能	非常严重时考虑减少剂量
	阿替洛尔	需减少剂量	不详
	普萘洛尔	肾功能减退者慎用	慎用
	倍他洛尔	慎用	不详
α,β 受体拮抗剂	拉贝洛尔	同正常肾功能	慎用
	卡维地洛	同正常肾功能	禁用
	阿罗洛尔	重度肾功能不全慎用	重度肝功能不全慎用

续表

药品分类	口服降压药物	肾功能不全用药	肝功能不全用药
ACEI	卡托普利	小剂量开始	不详
	依那普利	轻度肾功能不全(30ml/min<Ccr<80ml/min):5~10mg/d 中度肾功能不全(10ml/min<Ccr≤30ml/min):2.5~5mg/d 重度肾功能不全(Ccr≤10ml/min):2.5mg/d	不详
	贝那普利	Ccr≥30ml/min者服常用剂量即可。而<30ml/min者最初剂量为5mg/d	若出现黄疸或肝酶升高应停用
	赖诺普利	Ccr<10ml/min者初始2.5mg/d 10ml/min<Ccr<30ml/min者初始2.5~5mg/d 31ml/min<Ccr<80ml/min者初始5~10mg/d	若出现黄疸或肝酶升高应停用
	雷米普利	Ccr<60ml/min初始1.25mg,维持量通常2.5mg,最大量不超过5mg/d	禁用
	福辛普利	同正常肾功能	若出现黄疸或肝酶升高应停用
	西拉普利	Ccr>40ml/min起始1mg/d,最大5mg/d 10ml/min<Ccr<40ml/min起始0.5mg/d,最大2.5mg/d Ccr<10ml/min根据血压情况0.25~0.5mg,每周1~2次	必须以0.5mg或0.25mg每日1次起始量,并谨慎用药
	培哚普利	Ccr≥60ml/min,4mg/d 30ml/min<Ccr<60ml/min,2mg/d 15ml/min<Ccr<30ml/min,隔天2mg Ccr<15ml/min,透析当天2mg	无须调整剂量
	咪达普利	—	—
ARB	氯沙坦	同正常肾功能	使用较低剂量
	缬沙坦	轻、中度无须调整,重度不详	非胆管源性、无胆汁淤积的轻中度肝功能受损患者无须调整剂量。重度不详。胆道梗阻、胆汁淤积患者应慎用本品
	厄贝沙坦	同正常肾功能,对进行血液透析者,初始剂量可考虑使用低剂量(75mg)	轻、中度无须调整,重度不详
	替米沙坦	轻、中度无须调整,重度推荐起始20mg/d	不应超过40mg/d
	坎地沙坦	应从小剂量开始服用	应从小剂量开始服用
	奥美沙坦	无须调整剂量	无须调整剂量

续表

药品分类	口服降压药物	肾功能不全用药	肝功能不全用药
α 受体拮抗剂	多沙唑嗪	可用常用剂量	慎用
	哌唑嗪	减小剂量,起始 1mg,每日 2 次	减小剂量
	特拉唑嗪	无须调整剂量	不详
中枢作用药物	利血平	不详	不详
	可乐定	慎用	不详
	可乐定(贴片)	不详	不详
	甲基多巴	慎用	禁用
直接血管扩张药	米诺地尔	不详	不详
	肼屈嗪	严重肾功能不全禁用	不详
肾素抑制剂	阿利吉仑	—	—

表 2-2-16　常用肾功能、肝功能不全合并高血压的固定配比复方制剂

主要组分与每片剂量	肾功能不全用药	肝功能不全用药
复方利血平(片) (利血平 0.032mg/ 氢氯噻嗪 3.1mg/ 双肼屈嗪 4.2mg/ 异丙嗪 2.1mg)	不详	不详
复方利血平 - 氨苯蝶啶(片) (利血平 0.1mg/ 氨苯蝶啶 12.5mg/ 双肼屈嗪 12.5mg)	严重肾功能不全禁用	不详
珍菊降压片 (可乐定 0.03mg/ 氢氯噻嗪 5mg)	慎用	慎用
氯沙坦钾 - 氢氯噻嗪 (氯沙坦钾 50mg/ 氢氯噻嗪 12.5mg) (氯沙坦钾 100mg/ 氢氯噻嗪 12.5mg)	Ccr<30ml/min 不推荐	不推荐
缬沙坦 - 氢氯噻嗪 (缬沙坦 80mg/ 氢氯噻嗪 12.5mg)	轻、中度 Ccr ≥ 30ml/min 无须调整剂量,重度不推荐使用	轻中度无须调整剂量,重度慎用
厄贝沙坦 - 氢氯噻嗪 (厄贝沙坦 150mg/ 氢氯噻嗪 12.5mg)	Ccr<30ml/min 不应使用 Ccr>30ml/min 不需调整剂量但谨慎应用	不详,但严重者禁用
替米沙坦 - 氢氯噻嗪 (替米沙坦 40mg/ 氢氯噻嗪 12.5mg) (替米沙坦 80mg/ 氢氯噻嗪 12.5mg)	轻中度需在监测血钾、血肌酐和尿酸条件下应用,当 Ccr<30ml/min 时禁用	轻中度者剂量不超 40mg/12.5mg,每日 1 次。重度禁用
奥美沙坦 - 氢氯噻嗪 (奥美沙坦 20mg/ 氢氯噻嗪 12.5mg)	轻中度无须调整剂量,重度不推荐	无须调整剂量
卡托普利 - 氢氯噻嗪 (卡托普利 10mg/ 氢氯噻嗪 6mg)	建议小剂量起始,减少给药次数	不详

续表

主要组分与每片剂量	肾功能不全用药	肝功能不全用药
赖诺普利 - 氢氯噻嗪 （赖诺普利 10mg/ 氢氯噻嗪 12.5mg）	不详	不详
复方依那普利 （依那普利 5mg/ 氢氯噻嗪 12.5mg）	严重者禁用	不详
贝那普利 - 氢氯噻嗪 （贝那普利 10mg/ 氢氯噻嗪 12.5mg）	Ccr>30ml/min 不需调整 Ccr ≤ 30ml/min 不推荐	慎用
复方阿米洛利 （阿米洛利 2.5mg/ 氢氯噻嗪 25mg）	-	-
氨氯地平 - 阿托伐他汀 （氨氯地平 5mg/ 阿托伐他汀 10mg）		禁用

参 考 文 献

［1］ 中国高血压防治指南修订委员会, 高血压联盟（中国）, 中华医学会心血管病学分会, 等. 中国高血压防治指南 (2018 年修订版). 中国心血管杂志, 2019, 24 (1): 24-56.

［2］ WALD D S, LAW M, MORRIS J K, et al. Combination therapy versus monotherapy in reducing blood pressure: meta-analysis on 11, 000 participants from 42 trials. Am J Med, 2009, 122 (3): 290-300.

［3］ GRADMAN A H, BASILE J N, CARTER B L, et al. Combination therapy in hypertension. J Am Soc Hypertens, 2010, 4 (1): 42-50.

［4］ SCHMIEDER R E, SCHWERTFEGER M, BRAMLAGE P. Significance of initial blood pressure and comorbidity for the efficacy of a fixed combination of an angiotens in receptor blocker and hydrochlorothiazide in clinical practice. Vasc Health Risk Manag, 2009（5）: 997-1000.

［5］ ASMAR R, OPARIL S. Comparison of the antihypertensive efficacy of irbesartan/HCTZ and valsartan/HCTZ combination therapy: impact of age and gender. Clin Exper Hypertens, 2010, 32 (8): 499-503.

［6］ LAW M R, WALD N J, MORRIS J K, et al. Value of low dose combination treatment with blood pressure lowering drugs: analysis of 354 randomised trial. BMJ, 2003, 326 (7404): 1427.

［7］ BLANK R, LASALLE J, REEVES R, et al. Single-pill therapy in the treatment of concomitant hypertension and dyslipidemia (theamlodipine/atorvastatin gemini study). J Clin Hypertens (Greenwich), 2005, 7 (5): 264-273.

［8］ BROWN M J, MCTNNES G T, PAPST C C, et al. Aliskiren and the calcium channel blocker amlodipine combination as an initial treatment strategy for hypertension control (ACCELERATE): a randomized, parallel-group trial. Lancet, 2011, 377 (9762): 312-320.

［9］ ZHANG Y, ZHANG X, LIU L, et al. Is a systolic blood pressure target<140 mm Hg indicated in all hypertensives?Subgroup analyses of findings from the randomized FEVER trial. Eur Heart J, 2011, 32 (12): 1500-1508.

［10］ GONG L S, ZHANG W H, ZHU Y J, et al. Shanghai trial of nifedipine in the elderly (STONE). J Hypertens, 1996, 14 (10): 1237-1245.

［11］ LIU L, WANG J G, GONG L, et al. Comparison of active treatment and placebo in older Chinese patients with isolated systolic hypertension. Systolic hypertension in China (Syst-China) collabor Tive group. J

Hypertens, 1998, 16 (12 Pt1): 1823-1829.

[12] American Diabetes Association. Standards of medical care in diabetes—2010. Diabetes Care, 2010, 33 (Suppl 1): S11-S61.

[13] HANSSON L, ZANCHETTI A, CARRUTHERS SG, et al. Effects of intensive blood-pressure lowering and low-dose aspirin inpatients with hypertension: principal results of the hypertension optimal treatment (HOT) randomised trial. Lancet, 1998, 351 (9118): 1755-1762.

[14] 中华医学会糖尿病学分会. 中国 2 型糖尿病防治指南 (2017 年版). 中华糖尿病杂志 , 2018, 10 (1): 4-67.

[15] American Diabetes Association. Executive summary: standards of medical care in diabetes—2011. Diabetes Care, 2011, 34 (Suppl 1): S4-S10.

[16] 中华医学会心血管病学分会 , 中华心血管病杂志编辑委员会 . 慢性稳定性心绞痛诊断与治疗指南 . 中华心血管病杂志 , 2007, 35 (3): 195-206.

[17] 中华医学会神经病学分会 , 中华医学会神经病学分会脑血管病学组 . 中国缺血性脑卒中和短暂性脑缺血发作二级预防指南 2014. 中华神经科杂志 , 2015, 48 (4): 258-273.

第三节　心　房　颤　动

心房颤动的临床治疗流程图:

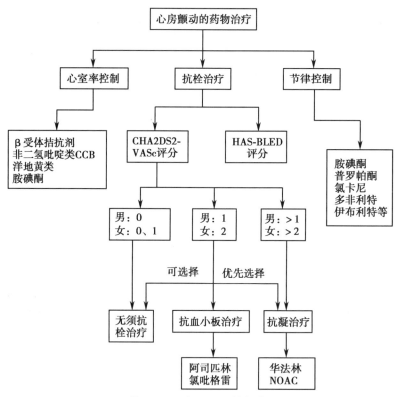

注:NOAC:新型口服抗凝药

一、心房颤动概述

(一) 定义

心房颤动(下文均简称为房颤),是一种常见的心律失常,是指规律有序的心房电活动消失,代之以快速无序的颤动波,是严重的心房电活动紊乱。

(二) 诊断与临床表现

心房颤动的临床特点是心悸、心律绝对不整;心电图示 P 波消失,代之以 f 波,R-R 间距绝对不等。

(三) 疾病分类 / 分型

一般将心房颤动分为首诊房颤、阵发性房颤、持续性房颤、长期持续性房颤和永久性房颤。其临床特点如下,同一患者可有多种心房颤动类型,心房颤动的临床分类与特点见表 2-3-1。

表 2-3-1　心房颤动的临床分类与特点

名称	临床特点
首诊房颤	首次确诊(首次发作或首次发现)
阵发性房颤	持续时间≤ 7 天(常≤ 48 小时),能自行终止
持续性房颤	持续时间 >7 天,非自限性
长期持续性房颤	持续时间≥ 1 年,患者有转复愿望
永久性房颤	持续时间 >1 年,不能终止或终止后又复发,无转复愿望

(四) 疾病筛查、评估与危险因素

1. **心力衰竭**　心力衰竭和心房颤动具有共同的病理生理学过程,两者互相加重的机制包括心肌重构、神经内分泌机制的激活以及与心率相关的左心室损害等。

2. **高血压**　血压控制不佳会增加脑卒中和出血事件风险,并可能导致复发性房颤。抑制肾素 - 血管紧张素 - 醛固酮系统能够预防心肌重构和心房颤动复发。

3. **瓣膜性心脏病**　大约有 30% 的心房颤动患者有不同形式的瓣膜性心脏病。瓣膜性心脏病患者血栓风险增高,可能会增加心房颤动患者的脑卒中风险。

4. **糖尿病**　糖尿病和心房颤动往往同时出现,糖尿病是脑卒中和其他并发症的危险因素。长期的高血糖会增加血栓风险,但不会增加口服抗凝药相关的出血。

5. **肥胖和体重减轻**　肥胖会增加心房颤动的风险。这可能是由于肥胖患者有更多的左心室舒张功能障碍,交感神经活动和炎症反应增加,脂肪对动脉的浸润增加。肥胖同时也是心房颤动患者发生缺血性脑卒中,血栓栓塞和死亡的危险因素。体重显著下降(下降10~15kg)合并其他心血管危险因素的控制,可以减少心房颤动复发,并使相关症状减轻。

6. **慢性阻塞性肺疾病、睡眠呼吸暂停和其他呼吸道疾病**　心房颤动与阻塞性睡眠呼吸暂停相关。多种病理生理机制可以促成阻塞性睡眠呼吸暂停患者心房颤动的发生,包括自主神经功能紊乱,缺氧,高碳酸血症和炎症。

7. **其他临床危险因素**　[老年、心肌梗死、心胸外科手术、吸烟、运动、饮酒、甲状腺功能亢进(甲亢)、脉压增大、家族史、基因变异等],心电图和超声心动图指标(左心室肥厚、左心

房增大、左心室短轴缩短率降低、左心室壁厚度增加)、血清生物标志物〔C反应蛋白、血浆脑钠肽(BNP)〕也与心房颤动发生风险增加有关。

二、心房颤动的药物治疗与药学监护

(一) 治疗目标

肺栓塞是心房颤动引发的主要栓塞性事件,也是心房颤动致死或致残的主要原因。同时,心房颤动可造成患者不适及血流动力学障碍,尤其是伴有明显器质性心脏病时可使心脏功能恶化,出现低血压、休克、心力衰竭加重,增加患者死亡率。因此,心房颤动的治疗目标在于缓解患者症状、减少肺栓塞发生率、减少患者心血管事件的住院率和死亡率。

(二) 治疗原则

心房颤动的治疗主要包括以下几方面:

1. 控制心室率　大多数心房颤动患者的心室率在休息和活动时增快。快而不规则的心室率是引起患者心悸、不适症状的主要原因。过快的心室率使心室充盈时间缩短、心排出量降低、血压下降、冠状动脉血液灌注量减少而诱发或加重心肌缺血。较长时间过快的心室率可导致心动过速性心肌病。心室率的具体控制目标尚有争议,在AFFIRM试验中,心室率控制目标为:静息时平均心室率≤80次/min,动态心电图平均心室率≤100次/min,最快心室率不超过根据年龄预测的最大值或6分钟步行试验中最快心室率≤110次/min。

2. 抗栓治疗　心房因无序电活动而失去有效收缩,且房室结对快速心房激动呈现递减传导,造成极不规则的心室律以及快速或缓慢心室率,导致心脏泵血功能下降,心房内附壁血栓形成。左心房附壁血栓易引起动脉栓塞,其中脑栓塞最常见,是致残和致死的重要原因。

3. 节律控制　心房收缩及房室收缩同步性的丧失,以及快速的、不规则的心室率是心房颤动患者产生症状的两个主要原因。心室率控制和节律控制是改善心房颤动患者症状的两项主要治疗措施。节律控制是指尝试恢复并且维持窦性心律,即在适当抗凝和心室率控制的基础上进行包括心脏复律、抗心律失常药物治疗和射频消融的治疗。

(三) 非药物治疗

1. 心室率控制的非药物治疗　房室结消融+植入永久起搏器:对部分患者行消融房室结并植入永久起搏器,可有效控制节律和心室率,改善症状、心功能和生活质量。特别适用于药物难以控制心室率的心动过速性心肌病患者、老年患者。消融房室结、植入永久起搏器后不需任何抗心律失常药物,但仍需进行抗凝治疗。

2. 抗栓的非药物治疗

(1)经皮左心耳封堵:左心耳是心房颤动患者血栓栓塞起源的重要部位,风湿性心脏病房颤患者中,60%的心源性血栓来自左心耳,非瓣膜病房颤患者中90%以上血栓形成于左心耳。经皮左心耳封堵是减少心房颤动患者血栓栓塞事件的策略之一。

(2)外科封闭/切除左心耳:左心耳是心房颤动患者血栓的主要形成部位,也是心房颤动触发和形成折返电传导的部位之一。《2016年欧洲心脏病学会心房颤动管理指南》中指出,左心耳封堵术(包括外科左心耳切除术)可作为不能长期坚持服用任何类型口服抗凝药物,同时具有脑卒中高危风险的心房颤动患者的治疗措施。

3. 经导管消融　心房颤动经导管消融是通过穿刺血管把电极导管插入心脏,先检查确定异常电活动的位置,然后在该处局部释放高频电流,在很小的范围内产生很高的温度,通过热效能使局部组织内水分蒸发,干燥坏死,从而达到治疗目的。

(四)心房颤动的药物治疗

1. 心室率控制的药物治疗 心室率控制是心房颤动治疗的重要策略,可改善生活质量,减少致残率,降低诱发心动过速性心肌病的风险。心房颤动患者控制心室率常用药物和剂量见表2-3-2。

表 2-3-2 心房颤动患者控制心室率常用药物和剂量

药物	静脉给药	常规口服剂量
β受体拮抗剂		
酒石酸美托洛尔	2.5~5mg,2min,可重复给药3次	25~100mg,每日2次
琥珀酸美托洛尔	不适用	50~400mg,每日1次
阿替洛尔	不适用	25~100mg,每日1次
艾司洛尔	0.5mg/kg,1min,0.05~0.30mg/(kg·min)	不适用
普萘洛尔	1mg,1min,可重复3剂,间隔2分钟	10~40mg,每日3~4次
纳多洛尔	不适用	10~240mg,每日1次
卡维地洛	不适用	3.125~25.000mg,每日2次
比索洛尔	不适用	2.5~10.0mg,每日1次
非二氢吡啶类钙离子拮抗剂		
维拉帕米	0.075~0.150mg/kg,2min,30min后无效,可追加10mg,继以0.005mg/kg维持	180~480mg,每日1次
地尔硫䓬	0.25mg/kg,2min,继以5~15mg/h维持	120~360mg,每日1次
洋地黄类		
地高辛	0.25mg,可重复剂量,每日不超过1.5mg	0.125~0.250mg,每日1次
其他		
胺碘酮	300mg,1小时,继以10~50mg维持24小时	100~200mg,每日1次

(1)β受体拮抗剂:通过降低交感神经活性,β受体拮抗剂可有效控制心房颤动患者心室率。但该类药物需缓慢逐渐加大剂量,以避免显著心动过缓。

(2)非二氢吡啶类钙离子拮抗剂(CCB):CCB具有负性肌力作用,不用于左心室收缩功能不良及失代偿性心力衰竭,但适用于左心室收缩功能保留的心力衰竭患者。此外,该类药物不用于伴预激综合征的心房颤动患者。

(3)洋地黄类药物:洋地黄类口服给药可降低静息心室率,对活动后快心室率控制效果不佳,可联用β受体拮抗剂或非二氢吡啶类钙离子拮抗剂。静脉应用可降低快心室率反应,但其起效时间>1小时,6小时后达到疗效峰值,不是快速控制心室率优选药物。

由于其有正性肌力作用,洋地黄类药物仍作为一种心力衰竭伴心房颤动患者的治疗药物选择,其不良反应包括房室传导阻滞、室性心律失常,少数情况下可加重窦房结功能不良。地高辛可能会增加心房颤动患者的死亡率,应谨慎应用于心房颤动患者。

(4)其他口服控制心室率药物:胺碘酮具有抗交感活性及钙离子拮抗剂效应,可抑制房室结传导。静脉使用胺碘酮控制心室率的效果劣于非二氢吡啶类 CCB。口服胺碘酮控制持续性房颤快心室率反应的证据有限。

2. 抗栓的药物治疗

(1)瓣膜性房颤患者:瓣膜性房颤的定义是指与风湿性二尖瓣狭窄、机械性或生物性心脏瓣膜、二尖瓣修补相关的心房颤动。瓣膜性房颤患者应接受华法林抗凝治疗,抗凝治疗强度为 INR 2.0~3.0;已行机械瓣植入的心房颤动患者也应接受华法林抗凝治疗,抗凝治疗强度取决于机械瓣膜的类型和植入部位。

(2)非瓣膜性房颤患者:非瓣膜性房颤患者在接受抗栓治疗前,应综合评估血栓栓塞和出血风险,然后依据评估结果选择抗凝策略以及抗凝药物。

1)非瓣膜性房颤的血栓和出血风险评估:抗凝使用的规范如表 2-3-3,目前国际及国内均推荐使用 CHA2DS2-VASc 评分(表 2-3-4)来评估患者的血栓风险:

表 2-3-3　不同性别非瓣膜性房颤患者抗凝的需要

	0	1	2	>2 分
男	不需要抗凝	抗凝、抗血小板(阿司匹林)或不抗凝;优选抗凝	抗凝治疗	抗凝治疗
女	不需要抗凝	不需要抗凝	抗凝、抗血小板(阿司匹林)或不抗凝;优选抗凝	抗凝治疗

表 2-3-4　CHA2DS2-VASc 评分

CHA2DS2-VASc		
C	充血性心力衰竭 / 左心功能不全 有心力衰竭的症状或体征 / 左心射血分数下降的证据	1
H	高血压 诊断为高血压(无论目前是否已经控制到正常范围)	1
A	年龄 ≥ 75 岁	1
D	糖尿病 空腹血糖 7mmol/L(125mg/dl),或只用口服降糖药物或胰岛素治疗	1
S	脑卒中 /TIA/ 血栓史	2
V	血管病变 心肌梗死病史,外周动脉疾病或主动脉斑块	1
A	年龄 65~74 岁	1
Sc	性别(女性)	1
	总分	9

HAS-BLED 评分(表 2-3-5)可以反映患者的出血倾向。但是只要患者具备抗凝治疗的适应证(CHA2DS2-VASc 评分 ≥ 2)仍应进行抗凝治疗,而不应将 HAS-BLED 评分增高视为抗凝治疗的禁忌证。对于 HAS-BLED 评分 ≥ 3 的患者,应注意筛查并纠正增加出血风险的

可逆因素,并在开始抗凝治疗之后加强监测。若服用华法林,应尽量保证 INR 在有效治疗窗内的稳定性。

表 2-3-5　HAS-BLED 评分

HAS-BLED		
H	高血压 收缩压 >160mmHg(没有药物治疗或者药物控制不佳导致的)	1
A	肝、肾功能异常 肝功能异常:慢性肝病(如肝纤维化)或胆红素 >2 倍正常值上限,丙氨酸转氨酶 >3 倍正常值上限 肾功能异常:慢性透析或肾移植或血清肌酐≥ 200μmol/L	各1分
S	脑卒中	1
B	出血史 既往出血史和/或出血倾向	1
L	INR 波动 INR 不稳定,在治疗窗内的时间 <60%	1
E	年龄≥ 75 岁	1
D	药物或饮酒 (药物:合并应用抗血小板药物或非甾体抗炎药)	各1分
	总分	9

2)抗栓药物选择:非瓣膜性房颤患者的抗凝药物选择以及特点,见表 2-3-6。

表 2-3-6　非瓣膜性房颤患者的抗凝药物选择以及特点

药物分类	代表药物	常用剂量	药物特点	预防血栓效果	适用人群
抗血小板药	阿司匹林	100mg	无须监测 INR	不及华法林	出血风险高危以及 CHA2-DS2-VASc 男 1 分;女 2 分患者可以考虑
	氯吡格雷	75mg			
抗凝药	华法林	INR:2~3	需定期监测 INR	心房颤动患者发生脑卒中的相对危险度降低 64%	依从性好,能够坚持监测 INR 且需要抗凝治疗的患者
	利伐沙班	20mg qd	无须监测 INR	20mg qd,疗效不劣于华法林,颅内出血、致命性出血的发生率低于华法林	理论上可替代华法林,但由于费用问题,往往用于 INR 控制不佳或出血风险比较高的患者
	达比加群酯	110mg bid	无须监测 INR	110mg bid,疗效不劣于华法林,且颅内出血及大出血的发生率低于华法林	
		150mg bid	无须监测 INR	150mg bid,疗效优于华法林,严重出血的发生率与华法林相似	

预防心房颤动患者血栓栓塞事件的药物包括抗血小板药物和抗凝药物。抗血小板药物包括阿司匹林和氯吡格雷。抗凝药包括华法林、新型口服抗凝药和肝素类药物（见表 2-3-6）。

A. 抗血小板药物：阿司匹林、氯吡格雷服用方面，不需要检测 INR。虽然可以减少心房颤动患者的血栓栓塞事件，但是疗效不如华法林。因此，除非出血高危的患者，不建议使用抗血小板药物对心房颤动患者进行抗凝治疗。

B. 口服抗凝药物（NOAC）：CHA2DS2-VASc 评分男性 >1 分，女性 >2 分的患者，均应该使用抗凝药物治疗。可以选择的药物包括：

华法林：华法林治疗可使心房颤动患者发生脑卒中的相对危险度降低 64%，每年发生脑卒中的绝对危险度降低 2.7%，且在脑卒中一级与二级预防中获益幅度相同。服用华法林期间需要定期监测 INR，使其维持在 2.0~3.0。初始使用剂量 1~3mg/d（常用 3mg），2~4 天起效，2~4 周达到目标值。如果需要快速抗凝，需要首先使用普通肝素或低分子量肝素，同时使用华法林，当 INR 达到目标范围后停用普通肝素或低分子量肝素。初始剂量治疗 1 周 INR 不达标时，可按照原剂量 5%~20% 的幅度调整剂量并连续（每 3~5 天）监测 INR，直至其达到目标值。

新型口服抗凝药（NOAC）：NOAC 可特异性阻断凝血链中某一关键环节，在保证抗凝疗效的同时显著降低出血风险。其代表药物包括直接凝血酶抑制剂达比加群酯以及直接 Xa 因子抑制剂利伐沙班、阿哌沙班与艾多沙班。RE-LY 研究表明口服低剂量达比加群酯（110mg，每日 2 次）在预防心房颤动患者血栓栓塞事件方面与华法林相似，并可降低大出血、颅内出血的发生率；而大剂量达比加群酯（150mg，每日 2 次）与华法林相比可进一步降低脑卒中和系统性血栓栓塞事件，大出血的发生率与华法林相近。ROCKET-AF 研究发现，利伐沙班（20mg，每日 1 次）在预防非瓣膜性房颤患者血栓栓塞事件方面的疗效不劣于、甚至优于华法林，且具有更好的安全性。

3. **药物复律** 抗心律失常药物可用于心房颤动转复窦性心律或提高电复律的成功率。大多数阵发性心房颤动在 1~2 天内可自行转复，药物可加快转复速度。对于心房颤动发作持续时间 7 天内的患者，药物复律有效。超过 7 天很少自行转复，药物复律的有效性下降。

临床常用转复心房颤动的药物及注意事项见表 2-3-7：

表 2-3-7 常用转复心房颤动的药物

药物	给药途径	剂量和用法	不良反应
胺碘酮	口服	0.6~0.8mg/d，分次给药，达到 10g 的总负荷量，然后 0.2g/d 维持量	静脉炎（静脉）、低血压、心动过缓、Q-T 间期延长
	静脉	0.15g 超过 10 分钟静脉注射完毕。1mg/min 维持 6 小时，然后 0.5mg/min 维持 18 小时或改为口服给药	尖端扭转型室性心动过速（罕见）、胃肠不适、便秘、INR 升高
普罗帕酮	口服	(0.45~0.6)g × 1	低血压、房扑伴 1:1 传导；轻度 QRS 延长；避免应用于缺血性心脏病和/或明显结构性心脏病患者
氟卡尼	口服	(0.2~0.3)g × 1	低血压、房扑伴 1:1 传导、Q-T 延长；避免应用于缺血性心脏病和/或明显结构性心脏病患者

续表

药物	给药途径	剂量和用法		不良反应
多非利特	口服	肌酐清除率（ml/min）	剂量（μg，2 次 /d）	Q-T 间期延长、尖端扭转型室性心动过速，根据肾功能、体重及年龄调整剂量
		>60	500	
		40~60	250	
		20~40	125	
		<20	不建议	
伊布利特	静脉	1mg 超过 10 分钟静脉注射；必要时可重复 1mg（体重 <60kg 使用 0.01mg/kg）		Q-T 间期延长、尖端扭转型室性心动过速、低血压

目前尚无充分证据证实哪种药物更有效。不同的药物在起效时间、不良反应方面也存在不同。选择药物时需考虑患者是否有基础疾病、药物作用特点和安全性及治疗成本等问题。对于无器质性心脏病的患者，可静脉应用氟卡尼、普罗帕酮、伊布利特、维纳卡兰复律。这些药物耐受性较好，不良反应相对较小。对于既往使用氟卡尼、普罗帕酮药物复律安全有效的阵发性房颤患者，可用氟卡尼、普罗帕酮顿服转复房颤，此法与持续服药预防复发相比可降低药物的不良反应。上述药物无效或出现不良反应，可选用静脉胺碘酮。伴有器质性心脏病患者应根据不同基础病程度选用药物：伴有严重器质性心脏病患者选择静脉胺碘酮；伴有中等程度器质性心脏病患者选择静脉注射伊布利特、维纳卡兰；上述方法无效可选用胺碘酮。

（五）药学监护

1. 疗效监护

（1）控制心室率：静息时平均心室率 ≤ 80 次 /min，动态心电图平均心室率 ≤ 100 次 /min，最快心室率不超过根据年龄预测的最大值或 6 分钟步行试验中最快心室率 ≤ 110 次 /min。

（2）抗凝治疗：使用华法林的患者 INR 2.0~3.0；达比加群酯 110~150mg，2 次 /d；利伐沙班 20mg，1 次 /d。

（3）节律控制：尝试恢复并且维持窦性心律，以减少心房颤动复发为目的。

2. 抗凝药物的用药监护

（1）华法林的不良反应：华法林最常见、最严重的不良反应是不同程度的出血。

轻微出血包括：鼻出血、牙龈出血、皮肤黏膜瘀斑、月经过多等，应密切观察。

严重出血包括：肉眼血尿、消化道出血，最严重的可发生颅内出血。应查找出血的诱因，停药或者采取其他有效措施。

急性血栓形成，可表现为皮肤坏死和肢体坏疽。通常在用药的第 3~8 天出现。华法林还能干扰骨蛋白的合成，导致骨质疏松和血管钙化。

（2）INR 的监测：在开始治疗时应每周监测 1~2 次，抗凝强度稳定后（连续 3 次 INR 均在治疗目标内），每个月复查 1~2 次。依据情况，最长 1~3 个月检测一次（除非 INR 控制特别稳定的患者，最好推荐每个月检测 1 次）。

（3）对于 INR 异常升高和 / 或出血并发症的处理：见表 2-3-8。

表 2-3-8 国际标准化比值(INR)异常升高或出血时的处理

INR 异常升高或出血状况	需采取的措施
INR>3.0~4.5(无出血并发症)	适当降低华法林剂量(5%~20%)或停服 1 次,1~2 日后复查 INR。当 INR 恢复到目标值以内后调整华法林剂量并重新开始治疗。或加强监测 INR 是否能恢复到治疗水平,同时寻找可能使 INR 升高的因素
INR4.5~10.0(无出血并发症)	停用华法林,肌内注射维生素 K_1(1.0~2.5mg),6~12 小时后复查 INR。INR<3 后重新以小剂量华法林开始治疗
INR>10(无出血并发症)	停用华法林,肌内注射维生素 K_1(5mg),6~12 小时后复查 INR。INR<3 后重新以小剂量华法林开始治疗。若患者具有出血高危因素,可考虑输注新鲜冷冻血浆,凝血酶原浓缩物或重组凝血因子Ⅶa
严重出血(无论 INR 水平如何)	停用华法林,肌内注射维生素 K_1(5mg),输注新鲜冷冻血浆,凝血酶原浓缩物或重组凝血因子Ⅶa,随时监测 INR。病情稳定后需要重新评估应用华法林治疗的必要性

注:维生素 K_1 可以静脉、皮下或口服。静脉注射维生素 K_1 可能会发生过敏反应,而口服维生素 K_1 起效慢。当需要紧急逆转抗凝作用时,也可以静脉内缓慢注射维生素 K_1,当应用大剂量维生素 K_1 后继续进行华法林治疗时,可以给予肝素直到维生素 K_1 的作用消失。患者恢复对华法林治疗的反应。

(4)华法林与食物、药物的相互作用:可能与华法林发生相互作用的食物、药物见表 2-3-9。

表 2-3-9 药品、食品、膳食补充剂与华法林的相互作用

影响程度	抗感染药物	心血管药物	非甾体抗炎药及免疫抑制剂	中枢神经系统药物	胃肠道药物和食物	中草药	其他物质
增强							
高度可能	环丙沙星、复方磺胺甲噁唑、红霉素、氟康唑、口服异烟肼、甲硝唑、咪康唑、伏立康唑	胺碘酮、氯贝丁酯、地尔硫䓬、非诺贝特、普罗帕酮、普萘洛尔	保泰松、吡罗昔康	西酞普兰、恩他卡朋、舍曲林	西咪替丁、奥美拉唑、鱼油、芒果	胡芦巴、龟苓膏	酒精(如合并肝脏疾病)、合成代谢类固醇、齐留通
很可能	阿莫西林-克拉维酸钾、阿奇霉素、克拉霉素、伊曲康唑、左氧氟沙星、利多那韦、四环素	阿司匹林、氟伐他汀、奎尼丁、罗匹尼罗、辛伐他汀;磺吡酮(先增强后抑制的双相作用)	对乙酰氨基酚、阿司匹林、塞来昔布、右丙氧芬、干扰素、曲马多	氟伏沙明、水合氯醛;苯妥英(先增强后抑制的双相作用)	葡萄柚	丹参、当归、宁夏枸杞	双硫仑、左旋咪唑、氟尿嘧啶、吉西他滨-氟尿嘧啶、紫杉醇、他莫昔芬、托特罗定
可能	阿莫西林、阿莫西林-氨甲环酸洗剂、氯霉素、加替沙星、萘啶酸、诺氟沙星、沙奎那韦、特比萘芬	中毒量胺碘酮、丙吡胺、吉非贝齐、美托拉宗	塞来昔布、吲哚美辛、来氟米特、丙氧芬、罗非昔布、舒林酸、托美丁、外用水杨酸	非尔氨酯	奥利司他	丹参	阿卡波糖、环磷酰胺、甲氨蝶呤、氟尿嘧啶、达托霉素、达那唑、异环磷酰胺、曲妥单抗、甲基水杨酸

续表

影响程度	抗感染药物	心血管药物	非甾体抗炎药及免疫抑制剂	中枢神经系统药物	胃肠道药物和食物	中草药	其他物质
不可能抑制	头孢孟多、头孢唑林、磺胺异噁唑	苯扎贝特、肝素	左旋咪唑、甲基萘、萘丁美酮	氟西汀与地西泮、喹硫平			依托泊苷 - 卡铂、左炔诺孕酮
高度可能	灰黄霉素、萘夫西林、利巴韦林、利福平	考来烯胺	美沙拉嗪	巴比妥类、卡马西平	含大量维生素 K 的食物或肠道营养剂、大量鳄梨		巯嘌呤
很可能	双氯西林、利托那韦	波生坦	硫唑嘌呤	氯氮䓬	豆奶、硫糖铝	人参制品	流感疫苗、复合维生素补充剂、盐酸雷洛昔芬
可能	特比萘芬	替米沙坦	柳氮磺吡啶		含有紫菜的寿司		环孢素、芳香维 A 酸,辅酶 Q_{10}
不可能	氯唑西林、萘夫西林 - 双氯西林、替考拉宁	呋塞米		丙泊酚	绿茶		

（5）口服抗凝药物的出血的处理：NOAC 也会导致出血的发生。目前国内没有任何 NOAC 的拮抗剂。

1）小出血：可以延迟或暂停 1 次药物，观察出血情况，确定以后是否继续服用。注意是否同时应用具有相互作用的药物。

2）非致命性大出血：应立即采用压迫止血或外科止血，补充血容量，必要时补充红细胞、血小板或新鲜血浆。对达比加群酯还可采用利尿和透析。

3）发生危及生命的大出血：除上述措施外，可考虑给予凝血酶原复合物浓缩剂，活化因子Ⅶa 等药物。

出血以后是否恢复抗凝治疗要因人因病而异。要仔细评估血栓栓塞和出血的风险。原则上如果发生了危及生命的大出血，将视为抗凝治疗的禁忌证。

（6）NOAC 的漏服和超量的处理

1）如果发生漏服，每日 1 次用药的药物漏服 12 小时以内，每日 2 次用药的药物漏服 6 小时以内，应该补服前次漏服的剂量。超过此期限不再补服，而且下 1 次仍使用原来剂量，不要加倍。

如果忘记是否已经服用，每日 1 次的药物应立即服用 1 次，以后按原常规时间和剂量服用；每日 2 次的药物下次按常规时间和剂量服用。

2)如果不慎服用了 2 倍剂量,每日 1 次的药物可按原计划在 24 小时后继续服用原剂量;每日 2 次的药物停服 1 次,在 24 小时后开始按原剂量服用。

3)严重超量服用新型口服抗凝药(>2 倍),需要立即到医院就诊,以便严密观察有无出血发生。

(7)用药依从性和随访监测

1)新型口服抗凝药半衰期短,用药后 12~24 小时作用即可消失,因此必须保证患者服药的依从性。

2)服用新型口服抗凝药不需常规进行有关凝血的实验室检查。但若发生严重出血、血栓事件,需要急诊手术,肝、肾功能不良,怀疑药物相互作用或过量服用时,可进行相应检测。服用达比加群酯者,活化部分凝血活酶时间(APTT)>2 倍正常上限,服用利伐沙班者,凝血酶原时间(PT)>2 倍正常上限,说明出血风险增加。

3)服用新型口服抗凝药需对患者进行定期随访,至少每 3 个月 1 次。了解是否有血栓栓塞和出血事件、药物不良反应、用药依从性和合并用药。

4)对肾功能正常者每年进行 1 次血常规和肝、肾功能检查,对肌酐清除率 30~60ml/min 的患者半年进行 1 次检查,肾功能进一步下降需增加检查频率,必要时停药(或换为华法林)。当使用正常剂量的患者肾功能下降时,应按照上述原则调整为低剂量。

(8)新型口服抗凝药与药物的相互作用:见表 2-3-10。

表 2-3-10　与 NOAC 合并用药的建议

药物	不能联用	联用需谨慎	肾功能不全时	
			不能联用	联用需谨慎
达比加群酯	P 糖蛋白诱导剂(利福平、圣约翰草、卡马西平、苯妥英)、HIV 蛋白酶抑制剂、伊曲康唑、环霉素、他克莫司、决奈达隆	P 糖蛋白强诱导剂、抗血小板药物、非甾体抗炎药、溶栓药物、肝素	维拉帕米、奎尼丁、胺碘酮、克拉霉素	未知
利伐沙班	P 糖蛋白与细胞色素 P450 3A4 强抑制剂(伊曲康唑)、HIV 蛋白酶抑制剂、P 糖蛋白和细胞色素 P450 3A4 强诱导剂(利福平、圣约翰草、卡马西平、苯妥英)	抗血小板药物、非甾体抗炎药、溶栓药物、肝素	未知	P 糖蛋白抑制剂和细胞色素 P450 3A4 弱抑制剂(维拉帕米、奎尼丁、地尔硫革、胺碘酮、决奈达隆、非洛地平、红霉素、阿奇霉素)
阿哌沙班[a]	P 糖蛋白与细胞色素 P450 3A4 强抑制剂(伊曲康唑),HIV 蛋白酶抑制剂、P 糖蛋白和细胞色素 P450 3A4 强诱导剂(利福平、圣约翰草、卡马西平、苯妥英)	未知	未知	未知
依度沙班[b]	未知	未知	未知	维拉帕米、奎尼丁、决奈达隆

注:[a] 中国尚未批适应证;[b] 国内外均未上市。

（9）抗凝药物的转换：临床使用过程中,经常会出现需要换用其他抗凝药的情况。不同抗凝药之间的换用方法及注意事项见表2-3-11。

表 2-3-11 抗凝药的转换

原用药	换用药	换用方法及注意事项
华法林	NOAC	停用华法林后若 INR<2.0,可立即换用 NOAC；如 INR 2.0~2.5,可次日换用；如 INR>2.5,需待 INR<2.5 后再使用
NOAC	华法林	两药联用直至 INR 达到目标范围后停用 NOAC；联用期间监测 INR 的时间应在下次 NOAC 服药之前；停用 NOAC 后 24 小时应监测 INR 以确保华法林达到治疗强度；换药后 1 个月内需密切监测 INR,以确保 INR 稳定
注射用抗凝药	NOAC	普通肝素：停药后立即开始服用 NOAC；低分子量肝素：下次注射低分子量肝素之时开始服用 NOAC
NOAC	注射用抗凝药	下次服用 NOAC 之时开始注射抗凝药
阿司匹林或氯吡格雷	NOAC	阿司匹林或氯吡格雷停用后立即开始服用 NOAC
NOAC	NOAC	下次服用原 NOAC 之时开始服用新 NOAC；需注意药物浓度可能升高的情况（如肾功能不全）

3. 抗凝药物的患者教育

（1）用法用量

华法林：医师处方剂量,每晚 1 次

达比加群酯：110mg 每日 2 次或 150mg 每日 2 次（常用 110mg 每日 2 次）

利伐沙班：20mg 每日 2 次与饭同服

阿哌沙班：5mg 每日 2 次

（2）依从性抗凝治疗预防脑卒中的效果依赖于抗凝药物的坚持服用。虽然抗凝药物可能会有一些出血等不良反应,但应在密切监护下坚持服用,避免出现漏服或过量。如果出于特殊原因需要换药或停药,应在医师或药师指导下进行。

（3）不良反应的检测抗凝药物最常见、严重的不良反应是出血。服用抗凝药物期间,应关注自己的出血倾向。出血的症状包括：鼻腔出血、牙龈出血、皮下瘀斑、大便发黑、突发胃痛、严重者可发生咯血。出现出血迹象,应立即联系医师或药师并在医师或药师的指导下合理用药。

（六）特殊人群的抗凝治疗

1. 老年心房颤动患者的抗凝治疗 老年患者脑卒中风险增加,同时出血风险也增加。

（1）华法林：服用华法林抗凝的老年心房颤动患者,目标 INR 的推荐在各指南不尽相同。中国老年人心房颤动诊治专家建议推荐：年龄 <75 岁的老年人 INR 2.0~3.0；≥ 75 岁者 INR 1.6~2.5。

（2）NOAC：①达比加群酯,≥ 80 岁老年人应减量使用,110mg 每日 2 次口服；②利伐沙班,老年人的剂量需要依据出血风险、肾功能及全身状态决定,多数情况下无须调整剂量。

2. 心房颤动合并 CKD 的抗凝治疗 CKD 既是出血危险因素,又是血栓事件危险因素。

（1）华法林：CKD 患者服用华法林的药物代谢几乎不受影响。但由于 CKD 患者出血风险增加，透析患者可能伴有营养不良、频繁使用抗生素等情况，造成华法林治疗的波动，应密切监测 INR。

（2）NOAC：新型口服抗凝药部分通过肾脏清除，因此 CKD 患者需要根据肌酐清除率（Ccr）调整剂量。①达比加群酯：Ccr30~49ml/min，110mg 每日 2 次；Ccr<30ml/min，不推荐使用。②利伐沙班：Ccr15~49ml/min，15mg 每日 1 次；Ccr<15ml/min，不推荐使用。

3. 围手术期或行介入治疗患者的抗凝治疗

（1）华法林

1）术前：术前需暂时停药。非急诊手术，需要在术前 5 天左右（约 5 个半衰期）停用华法林并使 INR 降低至 1.5 以下。若 INR>1.5 但患者需要及早手术，可予患者口服小剂量（1~2mg）维生素 K，使 INR 尽快恢复正常。中度血栓栓塞风险的患者，术前应用低剂量普通肝素（UFH）5 000U 皮下注射或预防剂量的低分子量肝素（LMWH）皮下注射。具有高度血栓栓塞风险的患者，当 INR 下降时（术前 2 天），开始全剂量 UFH 或 LMWH 治疗。术前持续静脉内应用 UFH，至术前 6 小时停药，或皮下注射 UFH 或 LMWH，术前 24 小时停用。

2）术后：根据手术出血的情况，在术后 12~24 小时重新开始抗凝治疗；出血风险高的手术，可延迟到术后 48~72 小时再重新开始抗凝治疗，术后起始可用 UFH 或 LMWH 与华法林重叠。

（2）口服抗凝药物：NOAC 抗凝效果起效快、半衰期较短，停药后作用消除快，在手术前短期停药和手术后重新服用时无须桥接治疗。

1）术前：当无临床重要出血危险，可以在新型口服抗凝药治疗的谷值浓度时进行手术；有轻微出血风险的择期手术，肾功能正常的患者推荐在手术前 24 小时停服新型口服抗凝药；对有大出血风险的手术，推荐末次服用新型口服抗凝药后至少 48 小时方可手术。服用利伐沙班且 Ccr 15~30ml/min 的患者：出血风险低危及高危者停药时间分别为 36 小时或 48 小时；服用达比加群酯的患者，无论操作出血风险的高低，主要依据患者肾功能的情况，于术前 24~96 小时停药。

2）术后：如果手术后即刻能够完全止血，可在 6~8 小时后开始服用新型口服抗凝药。大多数外科手术后 48~72 小时再重新开始抗凝治疗。

4. 心房颤动射频消融、植入型器械围手术期抗凝治疗

（1）射频消融术前：心房颤动持续时间不详或 ≥ 48 小时的患者，需应用华法林达标或新型口服抗凝药至少 3 周或行经食管超声心动图排除心房内血栓。华法林抗凝达标者术前无须停药，维持 INR 2.0~3.0。术前 12~24 小时停用新型口服抗凝药。

（2）射频消融术中：术中房间隔穿刺前或穿刺后即刻给予普通肝素，并维持激活全血凝固时间（ACT）在 300~400 秒。

（3）射频消融术后：拔除鞘管后当晚或次日早晨恢复使用新型口服抗凝药或华法林。消融后根据栓塞的危险因素应用华法林或新型口服抗凝药抗凝治疗至少 2 个月。

（4）植入型器械围手术期：对于植入型器械（如起搏器），近年来的研究报道认为，围手术期不停用华法林可减少出血及心血管事件的发生。

5. 心房颤动合并冠心病的抗栓治疗　心房颤动合并稳定型冠心病或颈动脉与外周动脉疾病：仅应用华法林治疗。

心房颤动合并急性冠脉综合征（ACS）和／或经皮冠脉介入术（PCI）后的抗栓治疗策略见表2-3-12。

表2-3-12　心房颤动合并ACS和／或PCI后的抗栓治疗策略

治疗策略	裸支架	药物洗脱支架 （西罗莫司、依维莫司和 他克莫司洗脱支架）	药物洗脱支架 （紫杉醇洗脱支架）
华法林+阿司匹林+氯吡格雷	1个月	3个月	6个月
华法林+阿司匹林/氯吡格雷	至12个月	至12个月	至12个月
华法林	长期治疗	长期治疗	长期治疗

注：需充分评估患者的出血风险再考虑应用三联抗栓治疗。ACS：急性冠脉综合征；PCI：经皮冠脉介入术。

6. 心房颤动合并肥厚型心肌病的抗凝治疗　无须进行CHA2DS2-VASc评分，均应抗凝治疗。

7. 心房颤动患者发生脑卒中后的抗凝治疗　心房颤动患者发生脑卒中后的急性期不推荐使用华法林、肝素等抗凝治疗，一般在2周后根据患者病情权衡利弊开始使用抗凝治疗。心房颤动患者脑卒中急性期推荐使用抗血小板药物，阿司匹林150~300mg/d。复发心源性栓塞风险高的患者（如有心房内血栓形成、机械瓣膜置换术后脑卒中患者），应结合患者情况个体评估，在无脑卒中或无脑出血证据情况下可考虑早期抗凝治疗。可先使用低分子量肝素，2周后过渡为华法林抗凝治疗。NOAC在心房颤动脑卒中后早期使用尚缺乏循证医学证据。

8. FDA药品说明书中关于抗凝药物在妊娠期用药的信息

（1）华法林：在FDA妊娠分级中为X级，在妊娠妇女中禁止使用；但对于机械性心脏瓣膜的孕妇，血栓栓塞风险高，益处可能大于风险，应权衡利弊使用。香豆素类药物会对胎儿造成损害，妊娠早期服用华法林导致约5%的后代出现先天畸形。

（2）达比加群酯：目前数据有限，不足以确定药物相关的不良发育后果风险。动物实验中，达比加群酯的使用可减少着床数量，增加后代死亡数量，并在接近分娩时造成阴道／子宫出血；该药没有引起重大畸形，但大鼠胎儿颅骨和椎骨形成延迟或不规则骨化的发生率增加。

（3）利伐沙班：目前数据有限，不足以证明药物相关的不良发育风险结果。由于妊娠期间有相关出血和／或紧急分娩的可能，孕妇需要权衡利弊谨慎使用。

参 考 文 献

［1］CAMM A J, LIP G Y H, DE CATERINA R, et al. 2012 focused update of the ESC Guidelines for the management of atrial fibrillation An update of the 2010 ESC Guidelines for the management of atrial fibrillation Developed with the special contribution of the European Heart Rhythm Association. Eur Heart J, 2012, 33 (21): 2719-2747.

［2］HART R G, PEARCE L A, AGUILAR M I. Meta-analysis: antithrombotic therapy to prevent stroke in patients who have nonvalvular atrial fibrillation. Ann Intern Med, 2007, 146 (12): 857-867.

［3］CONNOLLY S J, EZEKOWITZ M D, YUSUF S, et al. Dabigatran versus warfarin in patients with atrial fibrillation. N Engl J Med, 2009, 361 (27): 1139-1151.

［4］PATEL M R, MAHAFFEY K W, GARG J, et al. Rivaroxaban versus warfarin in nonvalvular atrial fibrillation. N Engl J Med, 2011, 365 (10): 883-891.

［5］中华医学会心血管病学分会, 中国老年学学会心脑血管病专业委员会. 华法林抗凝治疗的中国专家共识. 中华内科杂志, 2013, 52 (1): 76-82.

[6]《老年人心房颤动诊治中国专家建议》写作组, 中华医学会老年医学分会, 中华老年医学杂志编辑委员会. 老年人非瓣膜性心房颤动诊治中国专家建议 (2016). 中华老年医学杂志, 2016, 35 (9): 915-928.

［7］张澍, 杨艳敏, 黄从新, 等. 中国心房颤动患者卒中预防规范. 中华心律失常学杂志, 2018, 22 (1): 17-30.

［8］中华心血管病杂志血栓循证工作组. 非瓣膜病心房颤动患者应用新型口服抗凝药物中国专家共识. 中华心血管病杂志, 2015, 42 (5): 362-369.

第四节　血脂异常

血脂异常的临床治疗流程图:

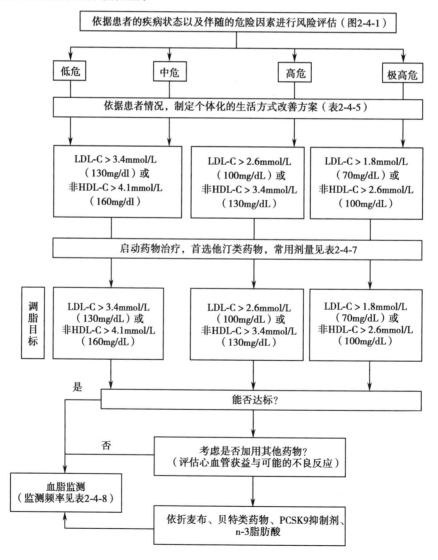

一、血脂异常概述

(一) 血脂检测项目

血脂检测项目特点及正常值,见表 2-4-1。

表 2-4-1 血脂检测项目特点及正常值

血脂项目	特点	影响因素	评估价值	异常分层 / [mmol/L (mg/dl)]
总胆固醇 (TC)	各种脂蛋白所含胆固醇的总和	年龄与性别、饮食习惯、遗传因素	对动脉粥样硬化性疾病的危险评估和预测价值不及 LDL-C 精准	适宜水平:<5.2(200) 边缘升高:≥ 5.2(200)且 <6.2(240) 升高:≥ 6.2(240)
甘油三酯 (TG)	反映极低密度脂蛋白及其残粒增多	受饮食影响大,多次测定时可能有较大差异	可能通过影响 LDL-C 或 HDL-C 的结构而具有致动脉粥样硬化作用	适宜水平:<1.7(150) 边缘升高:≥ 1.7(150)且 <2.3(200) 升高:≥ 2.3(200)
低密度脂蛋白胆固醇 (LDL-C)	LDL-C 浓度能反映血液 LDL 总量	年龄与性别;饮食习惯;遗传因素	LDL 是致动脉粥样硬化的基本要素	依据心血管疾病风险分层不同,要求的控制水平不同(具体见"血脂异常的临床治疗流程图")
高密度脂蛋白胆固醇 (HDL-C)	HDL 是颗粒最小的脂蛋白	遗传因素;营养状态	血清 HDL-C 水平与 ASCVD 发病危险呈负相关	降低:<1.0(40)
脂蛋白(a) [Lp(a)]	Lp(a)脂质成分类似于 LDL	主要与遗传有关,基本不受其他因素影响	Lp(a) 被认为是 AS-CVD 的独立危险因素	正常情况:<200mg/L 冠心病危险增加:>300mg/L
非高密度脂蛋白胆固醇(非 HDL-C)	除 HDL 以外其他脂蛋白中含有的胆固醇总和	包括能影响除 HDL-C 的所有影响因素	非 HDL-C 是 ASCVD 及其高危人群防治时调脂治疗的次要目标	依据心血管疾病风险分层不同,要求的控制水平不同(具体见"血脂异常的临床治疗流程图")

注:ASCVD,动脉粥样硬化性心血管疾病。

(二) 血脂异常分类

血脂异常的常见分类及特点,见表 2-4-2。

表 2-4-2 血脂异常的常见分类及特点

分类标准	具体类型	特点
病因分类	继发性高脂血症	继发于其他疾病,如肥胖、糖尿病、多囊卵巢综合征等
	原发性高脂血症	由于不良生活方式或基因突变所致
	高胆固醇血症	TC 升高
临床分型	高 TG 血症	TG 升高

续表

分类标准	具体类型	特点
临床分型	混合型高脂血症	TC、TG 升高
	低 HDL-C 血症	HDL-C 降低

（三）动脉粥样硬化性心血管疾病的风险分层

评价动脉粥样硬化性心血管疾病（ASCVD）总体危险，不仅有助于确定血脂异常患者调脂治疗的决策，也有助于临床医生针对多重危险因素，制订出个体化的综合治疗决策，从而最大程度地降低患者 ASCVD 总体危险。

不同国家指南对 ASCVD 风险分层不同，依据《中国成人血脂异常防治指南（2016 修订版）》，ASCVD 危险分层方法见图 2-4-1。

符合下列任意条件者，可直接列为高危或极高危人群

极高危：ASCVD患者

高危：(1) LDL-C≥4.9mmol/L或TC≥7.2mmol/L

(2) 糖尿病患者1.8mmol/L≤LDL-C＜4.9mmol/L或3.1mmol/L≤LDL-C＜7.2mmol/L 且年龄≥40岁

不符合者，评估10年ASCVD发病危险

危险因素个数*		血清胆固醇水平分层/（mmol/L）		
		3.1≤TC＜4.1 或 1.8≤LDL-C＜2.6	4.1≤TC＜5.2 或 2.6≤LDL-C＜3.4	5.2≤TC＜7.2 或 3.4≤LDL-C＜4.9
无高血压	0~1 个	低危（＜5%）	低危（＜5%）	低危（＜5%）
	2 个	低危（＜5%）	低危（＜5%）	中危（5%~9%）
	3 个	低危（＜5%）	中危（5%~9%）	中危（5%~9%）
有高血压	0 个	低危（＜5%）	低危（＜5%）	低危（＜5%）
	1 个	低危（＜5%）	中危（5%~9%）	中危（5%~9%）
	2 个	中危（5%~9%）	高危（≥10%）	高危（≥10%）
	3 个	高危（≥10%）	高危（≥10%）	高危（≥10%）

ASCVD10年发病危险为中危且年龄小于55岁者，评估余生危险

具有以下任意2项及以上危险因素者，定义为高危：
（1）收缩压≥160mmHg（1mmHg=0.133kPa）或舒张压≥100mmHg。
（2）非HDL-C≥5.2mmol/L（200mg/dl）。
（3）HDL-C＜1.0mmol/L（40mg/dl）。
（4）体重指数（BMI）≥28kg/m²。
（5）吸烟。

图 2-4-1 ASCVD 危险分层评估流程图

注：* 包括吸烟、低 HDL-C 及男性≥ 45 岁或女性≥ 55 岁。慢性肾病患者的危险评估及治疗请参见特殊人群血脂异常的治疗。ASCVD，动脉粥样硬化性心血管疾病；TC，总胆固醇；LDL-C，低密度脂蛋白胆固醇；HDL-C，高密度脂蛋白胆固醇；非 HDL-C，非高密度脂蛋白胆固醇；BMI，体重指数。ASCVD 包括：冠状动脉粥样硬化性心血管疾病、脑卒中、周围动脉疾病。

二、血脂异常的药物治疗与药学监护

(一)血脂异常的治疗原则

血脂异常治疗的宗旨是防控 ASCVD,降低心肌梗死、缺血性脑卒中或冠心病死亡等事件发生危险。临床应根据个体 ASCVD 危险程度,决定是否启动药物调脂治疗。

(二)血脂异常的治疗目标

1. LDL-C 包括《中国成人血脂异常防治指南(2016 修订版)》、ESC/EAS(2016)、ACC/AHA(2013)血脂防治指南均推荐:为了预防 ASCVD 的发生,应将 LDL-C 作为首要干预靶点,非 HDL-C 作为次要干预靶点。

但是,不同国家对调脂治疗的目标值界定不同,目前我国血脂异常防治指南建议的治疗达标值见表 2-4-3:

表 2-4-3 不同 ASCVD 危险人群降 LDL-C/ 非 HDL-C 治疗达标值

危险等级	LDL-C	非 HDL-C
低危、中危	<3.4mmol/L(130mg/dl)	<4.1mmol/L(160mg/dl)
高危	<2.6mmol/L(100mg/dl)	<3.4mmol/L(130mg/dl)
极高危	<1.8mmol/L(70mg/dl)	<2.6mmol/L(100mg/dl)

注:LDL-C,低密度脂蛋白胆固醇;非 HDL-C,非高密度脂蛋白胆固醇。

如果 LDL-C 基线值较高,若现有调脂药物标准治疗 3 个月后,难以使 LDL-C 降至基本目标值,则可考虑将 LDL-C 降低 50% 作为替代目标。临床上也有部分极高危患者 LDL-C 基线值已在基本目标值以内,这时可将其 LDL-C 从基线值降低 30% 左右。

2. 其他 血脂项目的干预除积极干预 LDL-C 和非 HDL-C 外,其他血脂异常是否也需要进行处理尚缺乏相关临床试验获益的证据。目前的建议见表 2-4-4。

表 2-4-4 其他血脂项目异常的处理方式

血脂项目	检测值	处理方式
TG	<1.7mmol/L(150mg/dl)	非药物干预措施,包括治疗性饮食、减轻体重、减少饮酒、戒烈性酒等
	2.3~5.6mmol/L(200~500mg/dl)	首先使用他汀类药物治疗,如效果不佳,可在他汀基础上加用贝特类、高纯度鱼油
	≥5.7mmol/L(500mg/dl)	首先选用贝特类、高纯度鱼油制剂或烟酸
HDL-C	<1.0mmol/L(40mg/dl)	控制饮食和改善生活方式

(三)血脂异常的非药物治疗

血脂异常的非药物治疗策略,见表 2-4-5。

表 2-4-5　血脂异常的非药物治疗策略

要素		建议
治疗性生活方式改善	限制使 LDL-C 升高的膳食成分	
	饱和脂肪酸	< 总能量的 7%
	膳食胆固醇	<300mg/d
	增加降低 LDL-C 的膳食成分	
	植物固醇	2~3g/d
	水溶性膳食纤维	10~25g/d
控制体重		减轻体重或保持理想体重
身体锻炼		每周 5~7 天，每次 30 分钟中等强度代谢运动
戒烟		完全戒烟、有效避免吸入二手烟
限制饮酒		限制饮酒

注:LDL-C,低密度脂蛋白胆固醇。

(1)治疗性生活方式改善:血脂异常与饮食和生活方式有密切关系,饮食治疗和改善生活方式是血脂异常治疗的基础措施。无论是否选择药物调脂治疗,都必须坚持控制饮食和改善生活方式。建议摄入胆固醇小于 300mg/d,尤其是 ASCVD 等高危患者,摄入脂肪不应超过总能量的 20%~30%。一般人群摄入饱和脂肪酸应小于总能量的 10%;而高胆固醇血症者饱和脂肪酸摄入量应小于总能量的 7%,反式脂肪酸摄入量应小于总能量的 1%。高 TG 血症者更应尽可能减少每日摄入脂肪总量,烹调油应少于 30g/d。脂肪摄入应优先选择富含 n-3 多不饱和脂肪酸的食物(如深海鱼、鱼油、植物油)。

建议每日摄入碳水化合物占总能量的 50%~65%。选择使用富含膳食纤维和低升糖指数的碳水化合物替代饱和脂肪酸,每日饮食应包含 25~40g 膳食纤维(其中 7~13g 为水溶性膳食纤维)。碳水化合物摄入以谷类、薯类和全谷物为主,其中添加糖摄入不应超过总能量的 10%(对于肥胖和高 TG 血症者要求比例更低)。食物添加剂如植物固醇 / 烷醇(2~3g/d),水溶性 / 黏性膳食纤维(10~25g/d)有利于血脂控制,但应长期监测其安全性。

(2)控制体重:肥胖是血脂代谢异常的重要危险因素。血脂代谢紊乱的超重或肥胖者的能量摄入应低于身体能量消耗,以控制体重增长,并争取逐渐减少体重至理想状态。减少每日食物总能量(减少 300~500kcal/d),改善饮食结构,增加身体活动,可使超重和肥胖者体重减少 10% 以上。维持健康体重(BMI 20.0~23.9kg/m^2),有利于血脂控制。

(3)身体锻炼:建议每周 5~7 天,每次 30 分钟中等强度代谢运动。对于 ASCVD 患者应先进行运动负荷试验,充分评估其安全性后,再进行身体活动。

(4)戒烟:完全戒烟和有效避免吸入二手烟,有利于预防 ASCVD,并升高 HDL-C 水平。可以选择戒烟门诊、戒烟热线咨询以及药物来协助戒烟。

(5)限制饮酒:中等量饮酒(男性 20~30g/d 乙醇,女性 10~20g/d 乙醇)能升高 HDL-C 水平。但即使少量饮酒也可使高 TG 血症患者的 TG 水平进一步升高。饮酒对于心血管事件的影响尚无确切证据,提倡限制饮酒。

（四）血脂异常的药物治疗

1. **调脂药物分类及药理作用** 临床常用的调脂药物及其分类,见表2-4-6。

表 2-4-6 临床常用的调脂药物及其分类

药物分类	药理作用	降脂作用	常见不良反应	禁忌证
他汀类	通过抑制 HMG-CoA 还原酶,阻碍胆固醇合成	LDL-C ↓ 21%~55%。 HDL-C ↑ 2%~10%。 TG ↓ 6%~30%	• 肝酶异常 • 肌痛、肌炎、横纹肌溶解等肌病	• 失代偿性肝硬化 • 急性肝衰竭
贝特类	激活过氧化物酶体增殖物激活 α 受体和脂蛋白脂酶而降低血清 TG 水平和升高 HDL-C 水平	LDL-C ↓ 20%~35%（非诺贝特）。 HDL-C ↑ 6%~18%。 主要是 TG↓20%~35%	• 消化道不适 • 胆石症 • 肌痛、肌炎、横纹肌溶解等肌病	• 严重肝脏疾病 • 严重肾脏疾病
胆固醇吸收抑制剂	附着于小肠绒毛刷状缘,抑制胆固醇的吸收	LDL-C ↓ 10%~18%（单药）。 与其他药物联合使用 （a）他汀类药物: 附加↓ 25% （b）非诺贝特: ↓ 20%~22%	• 头痛 • 腹部疼痛 • 腹泻	• 活动性肝病 • 不明原因的血清转氨酶升高 • 妊娠期和哺乳期
烟酸	烟酸可减低辅酶 A 的作用;通过抑制极低密度脂蛋白（VLDL）的合成而影响血中胆固醇的运载	LDL-C ↓ 10%~25%。 HDL-C ↑ 10%~35%。 TG ↓ 20%~30%	• 皮肤潮红 • 消化道不适 • 高血糖 • 高尿酸血症（或痛风）	• 慢性活动性肝病 • 活动性消化性溃疡 • 严重痛风
胆汁酸螯合剂	碱性阴离子交换树脂,可阻断肠道内胆汁酸中胆固醇的重吸收	LDL-C ↓ 15%~25% HDL-C ↑ 3%~5% TG ↔ / ↑	• 头痛 • 消化道不适	• 异常 β- 脂蛋白血症 • 血清 TG>4.5mmol/L（400mg/dl）
高纯度鱼油制剂	长链多不饱和脂肪酸	TG ↓ 25%~30%	• 消化道不适 • 转氨酶或 CK 升高	• 出血性疾病者
普罗布考	通过掺入脂蛋白颗粒中影响脂蛋白代谢,而产生调脂作用	TC ↓ 20%~25% LDL-C ↓ 5%~15% HDL-C ↑ 25%	• 消化道不适	• 新近心肌梗死 • 严重室性心律失常 • 血钾或血镁过低
前蛋白转化酶枯草溶菌素 9（PCSK9）抑制剂	新型调脂药（国内尚未上市）;抑制循环型 PCSK9 与低密度脂蛋白受体（LDLR）的结合,从而阻止 PCSK9 介导的低密度脂蛋白受体降解	LDL-C ↓ 48%~71% 非-HDL-C ↓ 49%~58% TC ↓ 36%~42%	• 注射部位肿胀或皮疹 • 鼻咽炎 • 肢体疼痛 • 疲劳	• 对 PCSK9 或其辅料过敏患者

　　临床可供选用的调脂药物有许多种类,大体上可分为两大类:主要降低胆固醇的药物;主要降低 TG 的药物。其中部分调脂药物既能降低胆固醇,又能降低 TG。对于严重的高脂血症常需多种调脂药联合应用,才能获得良好疗效。

　　(1)他汀类:他汀类亦称 β- 羟[基]-β- 甲戊二酸单酰辅酶 A(HMG-CoA)还原酶抑制剂,能够抑制胆固醇合成限速酶 HMG-CoA 还原酶,减少胆固醇合成,继而上调细胞表面 LDL 受体,加速血清 LDL 分解代谢。此外,还可抑制 VLDL 合成。因此他汀类能显著降低血清 TC、LDL-C 和 ApoB 水平,也能降低血清 TG 水平和轻度升高 HDL-C 水平。他汀类药物适用于高胆固醇血症、混合型高脂血症和 ASCVD 患者。

　　这类药物在冠心病二级预防中有重要作用。在心血管病高危人群一级预防中的作用已得到肯定,但在心血管病低危人群中的应用效果有待于进一步研究。不同他汀类药物调脂强度比较见表 2-4-7。

表 2-4-7　不同他汀类药物调脂强度及剂量换算

血脂	调脂强度 /%	洛伐他汀 /mg	普伐他汀 /mg	辛伐他汀 /mg	氟伐他汀 /mg	阿托伐他汀 /mg	瑞舒伐他汀 /mg	匹伐他汀 /mg
常用日剂量		40	40	20~40	80	10~20	5~10	2~4
LDL-C	−24~−28	20	20		40			1
TG	−8							
HDL-C	4							
LDL-C	−30~−36	40	40	20	80	10		2
TG	−13~−20							
HDL-C	6							
LDL-C	−39~−45	80		40		20	5~10	4
TG	−13~−23							
HDL-C	5~8							
LDL-C	−46~−52					40~80	20	
TG	−20~−28							
HDL-C	2~10							

　　(2)贝特类:贝特类通过激活过氧化物酶体增殖物激活受体 α(PPARα)和激活脂蛋白脂酶(LPL)而降低血清 TG 水平和升高 HDL-C 水平。常用的贝特类药物有:非诺贝特片每次 0.1g,3 次 /d;微粒化非诺贝特每次 0.2g,1 次 /d;吉非贝齐每次 0.6g,2 次 /d;苯扎贝特每次 0.2g,3 次 /d。

　　临床试验结果荟萃分析提示贝特类药物能使高 TG 伴低 HDL-C 人群的心血管事件危险降低 10% 左右,以降低非致死性心肌梗死和冠状动脉血运重建术为主,对心血管死亡、致死性心肌梗死或脑卒中无明显影响。

(3)烟酸类:烟酸也称作维生素 B_3,属于人体必需维生素。大剂量时具有降低 TC、LDL-C 和 TG 以及升高 HDL-C 的作用。调脂作用与抑制脂肪组织中激素敏感脂酶活性、减少游离脂肪酸进入肝脏和降低 VLDL 分泌有关。烟酸有普通和缓释两种剂型,以缓释剂型更为常用。缓释片常用量为每次 1~2g,1 次 /d。建议从小剂量(0.375~0.5g/d)开始,睡前服用;4 周后逐渐加量至最大常用剂量。

早期临床试验结果荟萃分析发现,烟酸无论是单用还是与其他调脂药物合用均可改善心血管预后,心血管事件减少 34%,冠状动脉事件减少 25%。由于在他汀类基础上联合烟酸的临床研究提示与单用他汀类相比无心血管保护作用,故烟酸类药物已逐渐淡出欧美市场。

(4)胆固醇吸收抑制剂:依折麦布能有效抑制肠道内胆固醇的吸收。研究表明急性冠脉综合征患者在辛伐他汀基础上加用依折麦布能够进一步降低心血管事件。依折麦布的推荐剂量为 10mg/d。依折麦布的安全性和耐受性良好,其不良反应轻微且多为一过性。

(5)普罗布考:普罗布考通过掺入 LDL 颗粒核心中,影响脂蛋白代谢,使 LDL 易通过非受体途径被清除。普罗布考常用剂量为每次 0.5g,2 次 /d。主要适用于高胆固醇血症,尤其是纯合子家族性高胆固醇血症(HoFH)及黄色瘤患者,有减轻皮肤黄色瘤的作用。

(6)胆酸螯合剂:胆酸螯合剂为碱性阴离子交换树脂,可阻断肠道内胆汁酸中胆固醇的重吸收。

临床用法:考来烯胺每次 5g,3 次 /d;考来替泊每次 5g,3 次 /d;考来维仑每次 1.875g,2 次 /d。与他汀类联用,可明显提高调脂疗效。

(7)高纯度鱼油制剂:鱼油主要成分为 n-3 脂肪酸即 ω-3 脂肪酸。常用剂量为每次 0.5~1.0g,3 次 /d,主要用于治疗高 TG 血症。早期有临床研究显示高纯度鱼油制剂可降低心血管事件,但未被随后的临床试验证实。

(8)新型调脂药物:前蛋白转化酶枯草溶菌素 9(PCSK9)抑制剂。PCSK9 是肝脏合成的分泌型丝氨酸蛋白酶,可与 LDL 受体结合并使其降解,从而减少 LDL 受体对血清 LDL-C 的清除。通过抑制 PCSK9,可阻止 LDL 受体降解,促进 LDL-C 的清除。研究结果显示 PCSK9 抑制剂无论单独应用或与他汀类药物联合应用均明显降低血清 LDL-C 水平,同时可改善其他血脂指标,包括 HDL-C,Lp(a)等。欧盟医药管理局和美国 FDA 已批准 evolocumab 与 alirocumab 两种注射型 PCSK9 抑制剂上市。国内尚处于临床试验阶段。

2. 调脂达标策略 近 20 年来,多项大规模临床试验结果均提示,他汀类药物在 ASCVD 一级和二级预防中均能显著降低心血管事件(包括心肌梗死、冠心病死亡和缺血性脑卒中等)危险。他汀类已成为防治这类疾病最为重要的药物。所以,为了调脂达标,临床上应首选他汀类调脂药物(Ⅰ类推荐,A 级证据)。调脂治疗的流程见血脂异常的临床治疗流程图。

然而,如何合理有效地使用他汀类药物仍存有争议。新近国外有指南推荐临床上起始就使用高强度(相当于最大允许使用剂量)他汀,但在中国人群中,最大允许使用剂量他汀的获益递增及安全性尚未能确定。

　　他汀类药物调脂疗效的特点是每种他汀的起始剂量均有良好调脂疗效；而当剂量增倍时，LDL-C 进一步降低幅度仅约 6%（他汀疗效 6% 效应）。他汀剂量增倍，药费成比例增加，而降低 LDL-C 疗效的增加相对较小。因此，建议临床上依据患者血脂基线水平起始应用中等强度他汀类，根据个体调脂疗效和耐受情况适当调整剂量，若胆固醇水平不达标，与其他调脂药物（如依折麦布）联合应用，可获得安全、有效的调脂效果。

　　3. 调脂药物的联合应用　调脂药物联合应用可能是血脂异常干预措施的趋势，优势在于提高血脂控制达标率，同时降低不良反应发生率。由于他汀类药物作用肯定、不良反应少、可降低总死亡率，联合调脂方案多由他汀类与另一种作用机制不同的调脂药组成。针对调脂药物的不同作用机制，有不同的药物联合应用方案。

　　（1）他汀与依折麦布联合应用：两种药物分别影响胆固醇的合成和吸收，可产生良好协同作用。联合治疗可使血清 LDL-C 在他汀治疗的基础上再下降 18% 左右，且不增加他汀类的不良反应。多项临床试验观察到依折麦布与不同种类他汀联用有良好的调脂效果。研究显示 ASCVD 极高危患者及 CKD 患者采用他汀与依折麦布联用可降低心血管事件。对于中等强度他汀治疗胆固醇水平不达标或不耐受者，可考虑中 / 低强度他汀与依折麦布联合治疗。

　　（2）他汀与贝特联合应用：两者联用能更有效地降低 LDL-C 和 TG 水平及升高 HDL-C 水平，降低 sLDL-C。贝特类药物包括非诺贝特、吉非贝齐、苯扎贝特等，以非诺贝特研究最多，证据最充分。既往研究提示，他汀与非诺贝特联用可使高 TG 伴低 HDL-C 水平患者的心血管获益。

　　由于他汀类和贝特药物代谢途径相似，均有潜在损伤肝功能的可能，并有发生肌炎和肌病的危险，合用时发生不良反应的机会增多，因此，他汀类和贝特类药物联合用药的安全性应高度重视。吉非贝齐与他汀类药物合用发生肌病的危险性相对较多，开始合用时宜用小剂量，采取晨服贝特类药物、晚服他汀类药物的方式，避免血药浓度的显著升高，并密切监测肌酶和肝酶，如无不良反应，可逐步增加他汀剂量。

　　（3）他汀与 PCSK9 抑制剂联合应用：尽管 PCSK9 抑制剂尚未在中国上市，他汀与 PCSK9 抑制剂联合应用已成为欧美国家治疗严重血脂异常尤其是家族性高胆固醇血症（FH）患者的联合方式，可较任何单一的药物治疗带来更大程度的 LDL-C 水平下降，提高达标率。FH 尤其是 HoFH 患者，经生活方式加最大剂量调脂药物（如他汀 + 依折麦布）治疗，LDL-C 水平仍 >2.6mmol/L 的 ASCVD 患者，加用 PCSK9 抑制剂，组成不同作用机制调脂药物的三联合用。

　　（4）他汀与 n-3 脂肪酸联合应用：他汀与鱼油制剂 n-3 脂肪酸联合应用可用于治疗混合型高脂血症，且不增加各自的不良反应。由于服用较大剂量 n-3 多不饱和脂肪酸有增加出血的危险，并增加糖尿病和肥胖患者的热量摄入，不宜长期应用。此种联合是否能够减少心血管事件尚在探索中。

　　（五）药学监护

　　1. 降脂治疗过程的监测　即使是未服用调脂药物且不需要饮食干预的低危患者，也需要依据情况进行常规的血脂筛查。中国成人血脂异常防治指南建议的筛查频率如表 2-4-8 所示：

表 2-4-8 不同人群进行血脂监测的频率

人群	检测频率
20~40 岁成年人	每 5 年检测 1 次
40 岁以上男性、绝经期后女性	每年检测 1 次
ASCVD 患者及其高危人群	每 3~6 个月测定 1 次
ASCVD 住院患者	入院时或入院 24 小时内检测

血脂检查的重点对象为：

（1）有 ASCVD 病史者。

（2）存在多项 ASCVD 危险因素（如高血压、糖尿病、肥胖、吸烟）的人群。

（3）有早发性心血管病家族史者（指男性一级直系亲属在 55 岁前或女性一级直系亲属在 65 岁前患缺血性心血管病），或有家族性高脂血症患者。

（4）皮肤或肌腱黄色瘤及跟腱增厚者。

饮食与非药物治疗者，开始 3~6 个月应复查血脂水平，如血脂控制达到建议目标，则继续非药物治疗，但仍须每 6~12 个月复查 1 次，长期达标者可每年复查 1 次。

服用调脂药物者，需要进行更严密的血脂监测。首次服用调脂药物者，应在用药 6 周内复查血脂及转氨酶和肌酸激酶。如血脂能达到目标值且无药物不良反应，逐步改为每 6~12 个月复查 1 次；如血脂未达标且无药物不良反应者，每 3 个月监测 1 次。如治疗 3~6 个月后血脂仍未达到目标值，则需调整调脂药剂量或种类，或联合应用不同作用机制的调脂药进行治疗。每当调整调脂药种类或剂量时，都应在治疗 6 周内复查。

2. 他汀类药物的安全性监护 绝大多数人对他汀的耐受性良好，其不良反应多见于接受大剂量他汀治疗者。常见的不良反应包括：转氨酶升高、药物相关肌病、糖尿病风险。

他汀类药物相关的肝功能损伤主要表现为血清谷丙转氨酶（GPT）和 / 或天谷草转氨酶（GOT）升高，发生率为 0.5%~3.0%，呈剂量依赖性。血清 GPT 和 / 或 GOT 升高达正常值上限 3 倍以上及合并总胆红素升高患者，应减量或停药。对于转氨酶升高在正常值上限 3 倍以内者，可在原剂量或减量的基础上进行观察，部分患者经此处理后转氨酶可恢复正常。出现转氨酶升高的处理方式见图 2-4-2。

他汀类药物相关肌肉不良反应包括肌痛、肌炎和横纹肌溶解。接受他汀类药物治疗的患者出现严重的肌炎（以肌肉疼痛、触痛或无力，通常伴 CK 水平高于 $10 \times ULN$ 为特征）可导致横纹肌溶解、肌红蛋白尿和急性肾坏死，威胁生命。应立即减少他汀使用剂量或停药。

长期服用他汀有增加新发糖尿病的危险，发生率为 10%~12%，属他汀类效应。他汀类对心血管疾病的总体益处远大于新增糖尿病危险，无论是糖尿病高危人群还是糖尿病患者，有他汀类治疗适应证者都应坚持服用此类药物。

3. 他汀类药物的患者教育 他汀可在任何时间段每天服用 1 次，但在晚上服用时 LDL-C 降低幅度可稍有增多。他汀应用取得预期疗效后应继续长期应用，如能耐受应避免停用。有研究提示，停用他汀有可能增加心血管事件的发生。如果应用他汀类后发

生不良反应,可采用换用另一种他汀、减少剂量、隔日服用或换用非他汀类调脂药等方法
处理。

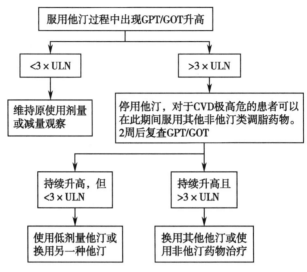

图 2-4-2 他汀治疗相关的 GPT/GOT 升高处理方式

注:ULN,正常上限

（六）特殊人群用药

1. 他汀类药物的药动学特点及在肾功能不全患者及儿童患者中的使用情况 见表
2-4-9。

表 2-4-9 不同他汀类药物的代谢特点以及在肾功能不全患者及儿童患者中的使用

药物	半衰期	代谢酶	排泄	严重肾功能不全（Ccr<30ml/min）	儿童患者
阿托伐他汀	阿托伐他汀14小时,代谢产物20~30小时	CYP3A4	大部分胆汁排泄,肾脏（<2%）	无须调整剂量	10~17岁:推荐最大剂量20mg/d <10岁:无临床数据
瑞舒伐他汀	19小时	CYP2C9、2C19、3A4 和 2D6（~10%）	胆汁（90%）,肾脏（10%）	禁用（血药浓度增加3倍,N-去甲基代谢物的血药浓度增加9倍）	在儿童的安全性和有效性尚未建立。仅限于少数（≥8岁）纯合子家族性高胆固醇血症
氟伐他汀	速释制剂:1.4~3.2小时;缓释制剂:7.3~10.5小时	CYP2C9（~75%）,CYP2C8（~5%）和CYP3A4（~20%）	胆汁（90%~93%）,肾脏（5%~6%）	禁用	仅对9岁及以上杂合子家族性高胆固醇血症的青少年患者进行了研究;对该人群进行的安全性和有效性研究的治疗期尚未超过2年

药物	半衰期	代谢酶	排泄	严重肾功能不全 (Ccr<30ml/min)	儿童患者
普伐他汀	1.5 小时	不经细胞色素 P4503A4 代谢	胆汁(>80%),肾脏(2%~13%)	慎用	尚未确立小儿用药的安全性
辛伐他汀	未知	CYP3A4	胆汁(60%),肾脏(13%)	慎用	在年龄 10~17 岁的杂合子家族性高胆固醇血症患者中进行研究,未发现其对生长、性成熟或月经周期有明显的影响;未在年龄<10 岁的患者及月经初潮前女孩中进行辛伐他汀的研究
匹伐他汀	约 12 小时	主要经 UGT1A3 和 UGT2B7 代谢;少量经 CYP2C9 和 CYP2C8 代谢	胆汁(79%),肾脏(15%)	降低剂量,谨慎使用	对于儿童的用药安全性尚未确立(无使用经验)

2. FDA 药品说明书中关于降脂药物在妊娠期用药的信息

(1)他汀类药物:FDA 妊娠分级为 X 级,禁用于妊娠期妇女。由于 HMG-CoA 还原酶抑制剂会减少胆固醇的合成,还可能会减少胆固醇衍生的其他生物活性物质的合成,所以孕妇使用时可能会对胎儿造成伤害;一旦确认怀孕,就应该停用。

(2)非诺贝特:FDA 妊娠分级为 C 级,在孕妇中使用数据有限,尚无法确定相关风险。在动物繁殖研究中,没有存在胚胎毒性的证据;高剂量下会出现妊娠不良结局。应权衡获益大于潜在风险后再于怀孕期间使用。

(3)依折麦布:FDA 妊娠分级为 C 级,目前还没有对孕妇进行充分和严格控制的研究。在动物实验中没有证据表明对胚胎有致死作用。妊娠期间使用应充分权衡利弊。

(4)考来维仑:口服给药后,不会被全身吸收,孕妇服用也不会导致胎儿接触该药物。目前数据有限,不足以确定与药物相关的重大先天畸形或流产风险。在动物研究中,没有发现母体或胎儿毒性的证据,未观察到对后代生存和发育的不利影响。该药可能降低母体脂溶性维生素的吸收,但没有相关研究证实。如果患者在服用该药时怀孕,应告知患者在怀孕期间继续使用该药缺乏已知的临床获益。

3. 哺乳期妇女 服用他汀类药物期间禁止哺乳。

参考文献

[1] 中国成人血脂异常防治指南修订联合委员会. 中国成人血脂异常防治指南 (2016 年修订版). 中国循环杂志 , 2016, 31 (10): 937-953.

[2] MACH F, BAIGENT C, CATAPANO A L, et al. 2019 ESC/EAS Guidelines for the Management of Dyslipidaemias. Eur Heart J, 2020, 41 (1): 111-188.

[3] STONE N J, ROBINSON J G, LICHTENSTEIN A H, et al. 2013 ACC/AHA guideline on the treatment

of blood cholesterol to reduce atherosclerotic cardiovascular risk in adults: a report of the American College of Cardiology/American Heart Association Task Force on Practice Guidelines. J Am Coll Cardiol, 2014, 63 (25 Pt B): 2889-2934.

[4] Ministry of Health Malaysia. Clinical Practice Guidelines: Management of Dyslipidaemia 2017 from Ministry of Health Malaysia. [2019-10-1]. http://www. acadmed. org. my.

[5] Committee for the Korean Guidelines for the Management of Dyslipidemia. 2015 Korean Guidelines for the Management of Dyslipidemia: Executive Summary (English Translation). Korean Circ J, 2016, 46 (3): 275-306.

第三章 | 神经系统疾病

第一节 抑郁障碍

抑郁的临床治疗流程图:

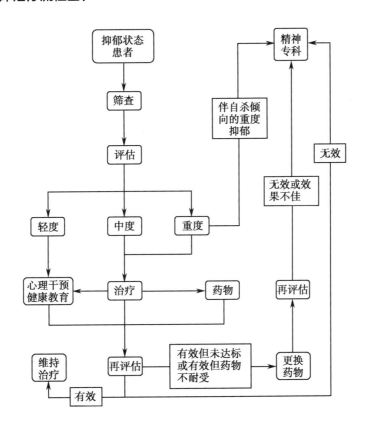

一、抑郁障碍概述

(一)定义

1. **抑郁** 抑郁是一种负性情绪,以情绪低落为主要表现,对平时感到愉快的活动兴趣降低。一般为正常心理反应,持续时间短,多数不需要医学处理。

2. 抑郁状态   抑郁状态是一组症状综合征,以显著抑郁心境为主要特征,丧失兴趣或愉快感,表现有情绪、行为和躯体症状,一般为病理性,持续时间略长,需要医学处理。

3. 抑郁障碍   抑郁障碍由各种原因引起、以显著且持久的心境低落为主要临床特征的一类心境障碍,影响社会功能,一般需要治疗。

4. 危害   抑郁是任一原因病死率和心血管病病死率增加的独立危险因子,尤其是增加急性心肌梗死风险。抑郁症人群患糖尿病的风险增加 65%,抑郁症状患者 10 年内脑卒中发生风险增加 2 倍。

（二）诊断

1. 参考 ICD-10 与 DSM-5 相关诊断标准,非精神专科不可做抑郁症相关诊断,可应用筛查量表进行筛查。

2. 量表

（1）汉密尔顿抑郁量表（HAMD）（附录 1）:汉密尔顿抑郁量表是临床上评定抑郁状态时最常用的量表,需由专业人士评定。

（2）抑郁自评量表（SDS）（附录 2）:为自评量表,用于衡量抑郁状态的轻重程度及其在治疗中的变化。

（3）患者健康问卷抑郁量表（PHQ-9、PHQ-2）（附录 3）:可用于自我筛查。

（三）临床表现与症状

核心症状如下:

1. 情感症状

（1）情绪低落:患者显出面容愁苦,表情忧烦;内心感觉苦闷、压抑、难过,觉得心情如同“乌云笼罩”,没有愉悦感;对自我状况评价低,把自己的困难(包括疾病或不适症状)看得很严重;常委屈悲伤,自卑自责,容易哭泣。

（2）思维迟缓:患者思维和反应速度减退,自觉“脑子不好使”,思考能力下降;交谈时主动言语和表达减少,回答问题缓慢;工作、学习及解决问题的能力较平时下降。形象化比喻为脑子像“生了锈的机器”。

（3）兴趣减退:患者对以往喜好甚至热衷从事的事物与活动不再感兴趣,认为什么都没有意思、“兴致索然”;行事被动、不愿参与,常独处或独坐不语,疏远他人;较重的患者则回避社交活动或长时间居家不出,甚至卧床不起。

（4）消极观念及行为:患者感受到对自己的状况“无能为力”,生活没有希望、没有意义或者只是“活受罪”;认为生存下去没有价值、拖累别人;认为自己死了反而更好,会想到不如暴毙或者干脆安乐死,甚至会想到自杀;较重的患者进一步会计划自杀,甚至有实际的准备和尝试。

2. 躯体症状

（1）疲劳或乏力:患者常感到明显的疲乏、身体虚弱或沉重,体力下降,一般活动即引起显著疲劳,连交谈一会儿都觉得困难,且休息之后无法缓解。即真正体会到“心有余而力不足”或“有气无力”。

（2）睡眠障碍:多为形式多样的睡眠问题。可以表现为入睡困难、睡眠不深、易醒、早醒、睡眠感缺乏、多梦或睡眠过多,其中早醒具有特征性,典型患者比平时早醒 2 小时以上,醒后不能再入睡。

（3）食欲和体重改变：多数患者常常感到食欲缺乏、进食量减少、体重下降，有时体重减轻与食欲减退不成比例。也可以出现腹胀、早饱，餐后上腹痛、胃部烧灼感，恶心、嗳气、呃逆、便秘、排便困难或腹泻等多种消化道症状。少数患者出现食欲增加、暴饮暴食和体重增加。

（4）性欲和性功能改变：患者自感性欲下降，对性生活无要求、无意愿，或者性活动中快感缺乏。男性可能出现阳痿、早泄，女性出现月经紊乱等。

（5）多部位的疼痛或不适：多种功能性疼痛可以是抑郁的重要症状，包括肌肉痛、头痛、腰痛、背痛、四肢关节痛、颈部痛、腹痛、胸痛等。

（6）其他：头晕、头沉、心悸、胸闷、口干、多汗、尿频、尿急、耳鸣、视物模糊、眼部异物感，肢体麻木、肌肉痉挛等非特异性症状均可出现。

（四）疾病分类

1. 原发性抑郁　包括焦虑性抑郁、混合性抑郁、内源性抑郁、非典型抑郁、精神病性抑郁、紧张症性抑郁、孕产期抑郁、季节性抑郁等。

2. 继发性抑郁　包括脑卒中后抑郁、其他身体疾病诱发的抑郁。

（五）疾病筛查

可通过相关量表对抑郁进行筛查，但需注意各量表使用规范。

二、抑郁障碍的药物治疗与药学监护

（一）治疗目标

1. 缓解或消除患者的焦虑抑郁症状，减轻对躯体健康的影响。

2. 重建治疗信心，提高治疗依从性，促进躯体与心理全面康复。

3. 提高应对能力，恢复社会功能，改善生活质量。

（二）治疗原则

1. 全面评估

2. 治疗联盟

3. 综合治疗

4. 个体化治疗

5. 疗程的选择

（1）急性期治疗：尽快控制症状，达到临床痊愈。药物治疗可因作用机制不同，其起效时间有一定差异，一般1~2周开始起效，严重抑郁障碍患者药物治疗的起效时间会延长至2~4周，因而可以考虑短期联用苯二氮䓬类药物治疗；治疗有效率与时间呈线性关系，抑郁症状改善50%的平均治疗时间为2~4周，如果患者药物治疗6~8周无效，建议申请精神科会诊或转精神科治疗。

（2）巩固期治疗：巩固疗效。不同疾病患者的巩固治疗时间差异较大，一般至少3~6个月，在此期间患者病情不稳，有较大复发的风险。

（3）维持期治疗：维持期维持治疗一般需要6~12个月。维持治疗结束后，病情稳定，可缓慢减药直至终止治疗，但应密切监测病情反复的临床征象，一旦发现病情反复征象，可迅速恢复原治疗。

（三）非药物治疗

主要为心理疏导治疗。

（四）治疗药物选择

1. 常用抗抑郁药种类　见表 3-1-1。

表 3-1-1　常用抗抑郁药分类

名称	缩写	药物
三环、四环类	TCAs	多塞平、阿米替林、马普替林、黛力新*
选择性 5-HT 再摄取抑制剂	SSRIs	氟西汀、帕罗西汀、舍曲林、西酞普兰、氟伏沙明
5-HT 和去甲肾上腺素再摄取抑制剂	SNRIs	度洛西汀、文拉法辛
NA 和特异性 5-HT 受体拮抗剂	NaSSAs	米氮平
5-HT 受体拮抗和再摄取抑制剂	SARIs	曲唑酮、萘法唑酮
NA 和 DA 再摄取抑制剂		安非他酮
选择性去甲肾上腺素再摄取抑制剂	NARIs	瑞波西汀
选择性 5-HT 再摄取激活剂	SSRAs	噻奈普汀
褪黑素受体激动剂		阿戈美拉汀
多巴胺受体激动剂		普拉克索**

注：*复方制剂，三环类抗抑郁药美利曲辛与抗精神病药氟哌噻吨，下同；**仅用于帕金森病相关抑郁的治疗。

2. 不同种类抗抑郁药物作用位点　见表 3-1-2。

表 3-1-2　不同种类抗抑郁药物作用位点

种类	名称	作用位点
TCAs	多塞平	5-HT 受体、NA 受体、M_1 受体、H_1 受体、α 受体
TCAs	阿米替林	5-HT 受体、NA 受体、M_1 受体、H_1 受体、α 受体
TCAs	马普替林	5-HT 受体、NA 受体、M_1 受体、H_1 受体、α 受体
TCAs	黛力新*	5-HT 受体、NA 受体、M_1 受体、H_1 受体、α 受体、D 受体
SSRIs	氟西汀	5-HT 受体（$5\text{-}HT_{2c}$）
SSRIs	帕罗西汀	5-HT 受体、M_1 受体
SSRIs	舍曲林	5-HT 受体、D 受体
SSRIs	西酞普兰	5-HT 受体
SSRIs	氟伏沙明	5-HT 受体
SNRIs	度洛西汀	5-HT 受体、NA 受体
SNRIs	文拉法辛	5-HT 受体、NA 受体

种类	名称	作用位点
NaSSAs	米氮平	5-HT 受体、H_1 受体
SARIs	曲唑酮	5-HT 受体、NA 受体
SARIs	萘法唑酮	5-HT 受体
NA 和 DA 再摄取抑制剂	安非他酮	NA 受体，D 受体
NARIs	瑞波西汀	NA 受体
SSRAs	噻奈普汀	5-HT 受体
褪黑素类	阿戈美拉汀	褪黑素受体
多巴胺受体激动剂	普拉克索**	D 受体

注:*复方制剂,三环类抗抑郁药美利曲辛与抗精神病药氟哌噻吨,下同;**仅用于帕金森病相关抑郁的治疗。

3. 常用抗抑郁药的用法用量　见表 3-1-3。

表 3-1-3　常用抗抑郁药的用法用量

种类	药品名称	规格/mg	初始剂量/mg	给药频次	调药间隔	日常规剂量/mg	最大剂量/mg
TCAs	黛力新	10+0.5	10+0.5	qd/ 早中	>4d	10+0.5	40+2
	多塞平	25	25	bid、tid	>4d	50	300
	阿米替林	25	25	qn/ 分次	7d	25~100	300
SSRIs	氟西汀	20	20	qd	>14d	20~40	60
	帕罗西汀	20	10	qd	7d	20~60	50
	舍曲林	50	25~50	qd	7d	50~100	200
	氟伏沙明	50	50	qn/ 分次	7d	100~200	300
	西酞普兰	20	10	qd	7d	20~60	60
	艾司西酞普兰	10	5	qd	7d	10~30	30
SNRIs	文拉法辛	75	37.5	qd 至 bid	>4d	75~225	225(375 国外)
	度洛西汀	60	20	bid	7d	60~120	120
NaSSAs	米氮平	30	15	qn	>7d	15~45	45
SARIs	曲唑酮	50	50	qn/ 分次	>3d	50~100	400
选择性 5-HT_{1A} 激动剂	丁螺环酮	5~10	7.5	bid	>2d	15~60	40

4. 常用抗抑郁药的药动学参数　见表 3-1-4。

表 3-1-4　常用抗抑郁药的药动学参数

种类	药品名称	蛋白结合率 /%	达峰 /h	半衰期 /h	代谢物活性	2D6	1A2	3A4	2C19	2B6
TCAs	黛力新	89,99	4,4~5	19,35	无	不详				
	多塞平	80	4	8~12	有	++	+	+	−	−
	阿米替林	90	2~5	13~36	有	++		+		−
SSRIs	氟西汀	95	4~8	24~72	有	+++	++	+	++	++
	帕罗西汀	95	3~8	20	无	+++	+	+	+	+++
	舍曲林	98	6~8	25	有	++	+	++	++	++
	氟伏沙明	77	2~8	15	无	+	+++	++	+++	++
	西酞普兰	80	1~6	35	无	++	+	−	+	+
	艾司西酞普兰	80	2~5	30	无	++	−	−	−	−
SNRIs	文拉法辛	27	5.5	4~12	有	+	−	+	−	+
	度洛西汀	90	6	8~17	无	++	+	−	−	−
NaSSAs	米氮平	85	2	20~40	有	−	−	+	−	−
SARIs	曲唑酮	89~95	1	5~9	不详	+	−	++	−	−
选择性 5-HT$_{1A}$ 激动剂	丁螺环酮	95	2.5	1~2	有	+	−	++	−	−

5. 抗抑郁药选用建议

(1)根据患者抑郁的特点选药:抑郁可分为原发性抑郁症与继发性抑郁,在严重程度上,分为轻、中、重度抑郁。治疗上,应首先根据抑郁的诱发因素选择药物。单纯原发性抑郁可选用任意抗抑郁药物,但需注意药物的起效时间与药物不良反应情况,综合选用。继发性抑郁,药物的选择应兼顾抑郁与原发疾病的情况。如脑卒中的患者应尽量避免选择三环类抗抑郁药物,因其对血压、胃肠道的影响可能加重脑卒中相关危险因素。

(2)根据患者其他症状选药:抑郁障碍患者常伴有躯体化症状,其中常见的有头痛、头晕、疲乏、失眠、背痛,四肢及关节疼痛、月经紊乱、消化道不适、腹痛、胸痛、性功能障碍等。有些抗抑郁药物对某些躯体化症状具有改善作用,在选药时应优先考虑(表 3-1-5)。

表 3-1-5　根据患者合并症状的推荐用药

合并症状	推荐用药
伴有躯体化疼痛	SNRIs 类具有治疗神经痛的药物
伴有失眠	三环类或米氮平等有镇静催眠作用的药物
有肠易激综合征的患者	帕罗西汀
有严重焦虑的患者	帕罗西汀、西酞普兰、艾司西酞普兰
抑郁伴有暴食的患者	氟西汀治疗

续表

合并症状	推荐用药
性功能障碍的患者	帕罗西汀或舍曲林
妊娠期妇女,儿童及65岁以上老年患者	舍曲林、艾司西酞普兰
帕金森病的抑郁患者	优先普拉克索、吡贝地尔等抗帕金森病药物,在控制运动症状的同时,可兼顾抑郁的治疗,若抑郁治疗效果不佳,可加用舍曲林

(3)根据患者对药物的耐受性、依从性选药:抗抑郁药具有较多不良反应,其中较为常见的包括头痛、头晕、胃肠道症状、性功能障碍等,在选药过程中要根据患者的原发病、药物的不良反应及患者的依从性等各方面因素选择,对依从性较差的患者,推荐使用半衰期长的药物如氟西汀,可减少因漏服诱发的用药不适。

(五)药学监护

1. **疗效监护**　观察患者情绪改善情况;询问患者躯体症状改善情况。

2. **安全性监护**　抗抑郁药不良反应及分析,见表3-1-6。

表 3-1-6　常用抗抑郁药不良反应

种类	药品名称	不良反应	镇静	抗头痛	锥体外系反应	抗M样受体作用	多巴胺受体激动作用	对食欲及血糖的影响	停药反应	对性功能的影响
TCAs	黛力新	失眠、戒断症状	①	−	+	+	−	+	+++	+
	多塞平	口干、嗜睡、恶心	+	−	+	+	−	−	−	+
	阿米替林	心脏毒性、血压升高、嗜睡、恶心、体重增加、食欲下降	+	+	−	+	−	+		+
SSRIs	氟西汀	恶心、呕吐、便秘、腹泻;少数口干、多汗、坐立不安、激越、睡眠障碍、ED	①	−	+	−	+	−	−	−
	帕罗西汀		+	−	++	++	−	++	+	+
	舍曲林		①	−	震颤	−	+	−	+	+
	氟伏沙明		+	−	−	+	−	−	+	+
	西酞普兰		+							+
	艾司西酞普兰		+							+
SNRIs	文拉法辛	恶心、呕吐、便秘、多汗、心率血压升高、ED激越	+	+	−	+	+	+	+	+
	度洛西汀		+	+	−	+	+	−	+	+
NaSSAs	米氮平	口干、镇静、食欲体重增加、血糖紊乱	+	−	−	+	−	++	++	−

续表

种类	药品名称	不良反应	镇静	抗头痛	锥体外系反应	抗M样受体作用	多巴胺受体激动作用	对食欲及血糖的影响	停药反应	对性功能的影响
SARIs	曲唑酮	口干、镇静、头痛、直立性低血压、ED	+	-	-	+	-	-	+	+
选择性5-HT$_{1A}$激动剂	丁螺环酮	头晕、头痛、恶心、嗜睡、食欲下降、疲乏	-	-	-	+	-	-	+	+

注:①无镇静作用,可引起失眠;ED:勃起功能障碍

(1)抗抑郁药对神经性疼痛的治疗:抑郁患者往往伴有周身疼痛,与疾病有关,抗抑郁药中三环类、SNRI类抗抑郁药均可抑制去甲肾上腺素的再摄取,具有缓解疼痛的作用,其他抗抑郁药一般没有此类作用,但抑郁本身可导致躯体化的疼痛,当抑郁状态得到改善,躯体化疼痛也可得到缓解。

(2)抗抑郁药对食欲、体重的影响:抗抑郁药因对5-HT$_{2C}$受体的作用不同,对食欲的影响各不相同。氟西汀因对5-HT$_{2C}$受体具有激动作用,故能够降低食欲,但往往需要较大剂量或长期使用才能显现。米氮平对5-HT$_{2C}$受体与氟西汀相反,所以能够促进食欲,常规治疗剂量即可明显促进食欲,可能增加肥胖的风险,对服用的患者应注意生活习惯的改变。其他抗抑郁药对受体的影响较小,但长期服用后5-HT$_{2C}$受体的敏感性下降,往往可以表现为食欲的增加,也应注意生活方式的转变。

(3)抗抑郁药的联合应用:不同种类抗抑郁药可以联合使用,如SSRIs类与米氮平合用,三环类与SSRIs类合用,但同种类的抗抑郁药不可联合使用。联合使用抗抑郁药应更严格地从小剂量开始。

(4)抗抑郁药与其他药物相互作用:同时服用苯二氮䓬类药物的患者,应注意药物相互作用。

抗抑郁药尤其是SSRIs类和SNRIs类均经肝药酶代谢,主要代谢酶为CYP2D6、1A2、3A4等同工酶,尤其合用经CYP2D6代谢的药物时需特别注意,最常见为β受体拮抗剂,可大幅度提高其血药浓度,导致心率、血压的变化,合用时需注意调整剂量与检测血压、心率变化。抗抑郁药与单胺氧化酶抑制剂为禁忌,仅可在副主任以上的精神科或神经科医生的密切监护下,从极小剂量逐渐滴定使用。抗抑郁药与5-HT受体激动剂如曲普坦类、单胺氧化酶抑制剂、利奈唑胺等药物合用过程中可发生5-羟色胺综合征。

(5)5-羟色胺综合征:应用抗抑郁药引起5-羟色胺综合征的发生率不高,主要表现为:①精神与行为,如激越、兴奋、轻躁狂及迟钝等;②运动系统,如肌阵挛、震颤、腱反射亢进、偏身抽搐、紧张、构音障碍及软弱等;③自主神经系统,如发热、寒战、出汗及腹泻等。轻度5-羟色胺综合征,患者除了心动过速外,一般无发热。体格检查可以发现有出汗、颤抖、瞳孔变大等自主神经功能亢进的表现;神经系统检查可以发现有间歇性的震颤、肌阵挛及腱反射亢进等,一般停药后可恢复。中重度患者需住院治疗。

3. 患者教育

(1)疗程:抑郁的治疗需全程规律服药,切忌中途自行停药。在服用过程中,应从小剂量起始,逐渐增加至治疗剂量,在停药过程中也应逐渐减少剂量直至停药。若在减量过程中出现症状波动,则应将药物调整到治疗剂量。

1)急性期治疗:一般 3 个月。

2)巩固期治疗:一般 6~12 个月。

3)维持期治疗:一般 12 个月或长期服用。

(2)起始、维持、停药的剂量调整

1)起始:抗抑郁药均需从小剂量开始服用,常规使用半量起始,即各种药物的半片,调整间隔至少 1 周以上,最好 2 周。

2)维持:一般维持剂量为药品规格的 1~3 倍。

3)停药:停药仍需逐渐减少剂量,尤其是用药剂量较大的情况,一般方案为每 2~4 周减少治疗剂量的一半,当减至起始剂量后可直接减停。如果在停药过程中症状复燃,需将药品直接加回至维持剂量。

(3)依从性差,随意更改剂量、停药等:尽管抗抑郁药半衰期普遍较长,但因为 5-HT 受体具有自身条件的特点,突触间 5-HT 的浓度变化可引起受体敏感性的变化,故对依从性差的患者应告知其规律服药的必要性。同时抑郁的治疗需要根据患者情况,按照急性期、巩固期、维持期用药,不可随意停用,尤其应告知患者,抗抑郁药突然停药具有一定危险性,正规停药均需逐渐减少剂量。

(4)服药时间对睡眠的影响:不同品种抗抑郁药对睡眠的影响不同,三环类抗抑郁药、米氮平因可作用于 H_1 受体,常有镇静作用,所以一般睡前服用。SSRIs、SNRIs 等类药物一般无镇静作用,故常规早晨服用。黛力新因具有兴奋作用,故每日 2 次使用应为早、中服药。因为焦虑、抑郁同样会导致失眠,服用抗抑郁药的患者,若睡眠有所改善,可不再长期服用镇静催眠药。

(六)特殊人群用药

1. 肾功能不全患者用药　见表 3-1-7。

表 3-1-7　肾功能不全患者用药

药物	肾功能不全[eGFR,ml/(min·1.73m^2)]		
	轻度(90~60)	中度(60~30)	重度(<30)
氟西汀	无须调整剂量	无须调整剂量	无须调整剂量
帕罗西汀	无须调整剂量	无须调整剂量	起始 10mg/d,增量间隔 >1 周,最大剂量:20mg/d
舍曲林	无须调整剂量	无须调整剂量	无须调整剂量
氟伏沙明	无相关数据	无相关数据	无相关数据
西酞普兰	无须调整剂量	无须调整剂量	谨慎使用
艾司西酞普兰	无须调整剂量	无须调整剂量	谨慎使用

续表

药物	肾功能不全[eGFR,ml/(min·1.73m²)]		
	轻度(90~60)	中度(60~30)	重度(<30)
文拉法辛	无须调整剂量	常用剂量的50%	常用剂量的25%~50%
度洛西汀	无须调整剂量	无须调整剂量	避免使用
米氮平	无须调整剂量	谨慎使用	谨慎使用
曲唑酮	无相关数据,谨慎使用	无相关数据,不推荐使用	无相关数据,不推荐使用
丁螺环酮	无相关数据,谨慎使用	无相关数据,谨慎使用	无相关数据,谨慎使用
黛力新	无相关数据,谨慎使用	无相关数据,不推荐使用	无相关数据,不推荐使用
多塞平	无相关数据,谨慎使用	无相关数据,不推荐使用	无相关数据,不推荐使用
阿米替林	无相关数据,谨慎使用	无相关数据,谨慎使用	无相关数据,谨慎使用

2. 肝功能不全患者用药　肝功能评级采用 Child-Pugh 评分(表 3-1-8)。肝功能不全患者用药,见表 3-1-9。

表 3-1-8　肝功能评级采用 Child-Pugh 评分

项目	1分	2分	3分
肝性脑病(期)	无	1 或 2	3 或 4
腹水	无	轻	中度及以上
胆红素/(µmol/L)	<34.2	34.2~51.3	>51.3
白蛋白/(g/L)	>35	28~34	<28
凝血酶原时间/s	<14	15~17	≥18

注:5~6 分为 CTP 评分 A 级或轻度肝功能不全;7~9 分为 CTP 评分 B 级或中度肝功能不全;10~15 分为 CTP 评分 C 级或重度肝功能不全。

表 3-1-9　肝功能不全患者用药

药物	肝功能不全		
	轻度(A 级)	中度(B 级)	重度(C 级)
氟西汀	无须调整剂量	无须调整剂量	50% 剂量
帕罗西汀	无须调整剂量	无须调整剂量	起始 10mg/d,增量间隔>1 周,最大剂量:20mg/d
舍曲林	50% 剂量	不建议使用	不建议使用
氟伏沙明	无相关数据	无相关数据	可能累积中毒
西酞普兰	可引起 Q-T 间期延长,最大剂量 20mg/d	可引起 Q-T 间期延长,最大剂量 20mg/d	可引起 Q-T 间期延长,最大剂量 20mg/d

续表

药物	肝功能不全		
	轻度（A 级）	中度（B 级）	重度（C 级）
艾司西酞普兰	最大剂量 10mg/d	最大剂量 10mg/d	最大剂量 10mg/d
文拉法辛	每日剂量减少 50%	每日剂量减少 50%	不推荐使用或每日剂量减少50% 以上
度洛西汀	避免使用	避免使用	避免使用
米氮平	无须调整剂量	谨慎使用	谨慎使用
曲唑酮	无相关数据,谨慎使用	无相关数据,谨慎使用	无相关数据,不推荐使用
丁螺环酮	无相关数据,谨慎使用	无相关数据,谨慎使用	无相关数据,谨慎使用
黛力新	无相关数据,谨慎使用	无相关数据,谨慎使用	无相关数据,不推荐使用
多塞平	无相关数据,谨慎使用	无相关数据,谨慎使用	无相关数据,不推荐使用
阿米替林	无相关数据,谨慎使用	无相关数据,谨慎使用	无相关数据,谨慎使用

3. 妊娠期、哺乳期妊娠期和哺乳期患者用药 见表 3-1-10。

FDA 药品说明书中关于妊娠期用药的信息:

SSRI 类药物中,帕罗西汀严禁用于妊娠期妇女,可增加心血管畸形的风险,可使心脏畸形风险从 1% 增加至 2%,孕晚期服用帕罗西汀可能增加新生儿住院、呼吸支持、鼻饲和肺动脉高压的风险。

氟西汀、西酞普兰、艾司西酞普兰孕晚期服用也可能增加新生儿住院、呼吸支持、鼻饲和肺动脉高压的风险;需衡量利弊后再决定是否应用。

舍曲林也需衡量利弊后使用,现有研究表明,在怀孕的前 3 个月服用舍曲林并不增加重大出生缺陷的风险。

文拉法辛与度洛西汀:需衡量利弊后再决定是否应用。孕晚期服用也可能增加新生儿住院、呼吸支持、鼻饲和肺动脉高压的风险。

丁螺环酮在动物实验中未显示出生殖毒性,但在人类中仍需谨慎使用。

黛力新、多塞平、阿米替林:需衡量利弊后再决定是否应用。孕晚期服用也可能增加新生儿住院、呼吸支持、鼻饲和肺动脉高压的风险。

表 3-1-10　妊娠期和哺乳期患者用药

药物品种	妊娠分级 [a]	哺乳期
氟西汀	C	母体剂量的 <12%,不建议使用
帕罗西汀	D/X	母体剂量的 5.6%,谨慎使用
舍曲林	B	母亲剂量的 0.5%~3.0%,哺乳期首先抗抑郁药
氟伏沙明	C	母亲剂量的 2.8%,谨慎使用

续表

药物品种	妊娠分级 [a]	哺乳期
西酞普兰	C	母体剂量的 3%~10%，谨慎使用
艾司西酞普兰	C	母体剂量的 3.9% 左右，谨慎使用
文拉法辛	C	母体剂量的 8.3% 左右，谨慎使用
度洛西汀	C	母体剂量的 2.3% 左右，谨慎使用
米氮平	C	后乳较前乳含量高，谨慎使用
曲唑酮	C	母乳达峰时间 2 小时左右，乳汁含量不确定
丁螺环酮	B	不详，不建议使用
黛力新	C	不建议使用
多塞平	C	不建议使用
阿米替林	C	母体剂量的 1.9% 左右，谨慎使用

注：[a] 2015 年 6 月 30 日之后，美国 FDA 已废弃药品妊娠期用药的五级风险分类法，改为新的"妊娠哺乳期规则"，但因新规则并不覆盖非处方药物及部分药品，且临床上妊娠分级仍有参考价值，故本表中仍予以保留，FDA 药品说明书中关于妊娠期使用的详细信息见上文。

参 考 文 献

［1］吴文源，魏镜，陶明 . 综合医院焦虑抑郁诊断和治疗的专家共识 . 中华医学杂志，2012, 92 (31): 2174-2181.

［2］卢瑾，李凌江，许秀峰 . 中国抑郁障碍防治指南（第二版）解读：评估与诊断 . 中华精神科杂志，2017, 50 (3): 169-171.

［3］神经系统疾病伴发抑郁焦虑障碍的诊治专家共识组 . 神经系统疾病伴发抑郁焦虑障碍的诊断治疗专家共识（更新版）. 中华内科杂志，2011, 50 (9): 799-805.

［4］中华医学会神经病学分会神经心理学与行为神经病学组 . 综合医院焦虑、抑郁与躯体化症状诊断治疗的专家共识 . 中华神经科杂志，2016, 49 (12): 908-917.

［5］TOWFIGHI A, OVBIAGELE B, EI HUSSEINI N, et al. Poststroke depression: A scientific statement for healthcare professionals from the american heart association/american stroke association. Stroke, 2017, 48 (2): e30-e43.

［6］胡昌清，朱雪泉，丰雷，等 . 中国抑郁障碍防治指南（第二版）解读：药物治疗原则 . 中华精神科杂志，2017, 50 (3): 172-174.

［7］王少石，周新雨，朱春燕 . 卒中后抑郁临床实践的中国专家共识 . 中国卒中杂志，2016, 11 (8): 685-693.

［8］The Academy of Breastfeeding Medicine Protocol Committee. ABM clinical protocol #18: use of antidepressants in nursing mothers. Breastfeed Med, 2008, 3 (1): 44-52.

第二节　缺血性脑卒中

脑卒中临床治疗流程图:

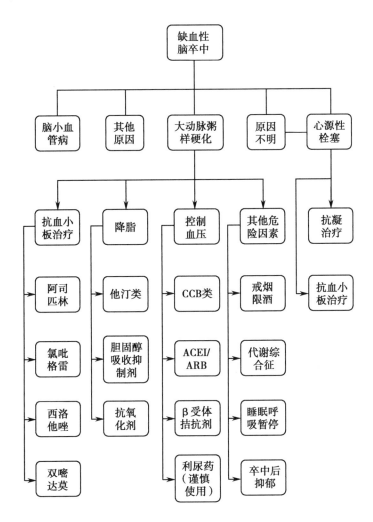

一、缺血性脑卒中概述

(一) 定义

1. **概述**　脑梗死是指脑部供血中断,又无充分侧支循环代偿供血时导致的脑组织缺血、缺氧性坏死和脑软化,而产生相应的神经系统综合征。不包括全脑性缺血和缺氧性坏死,如窒息和心跳、呼吸暂停引起的全脑病损。

2. **定义**　缺血性脑卒中是指由于脑的供血动脉(颈动脉和椎动脉)狭窄或闭塞、脑供血不足导致的脑组织坏死的总称。

（二）诊断与评估步骤

1. 诊断

（1）病史采集：询问症状出现的时间最为重要。特别注意睡眠中起病的患者，应以最后表现正常的时间作为起病时间。其他病史包括神经症状发生及进展特征，血管及心脏病危险因素，用药史、药物滥用、痫性发作、感染、创伤及妊娠史等。

（2）一般体格检查与神经系统体检：评估气道、呼吸和循环功能后，立即进行一般体格检查和神经系统体检。

（3）用脑卒中量表评估病情严重程度：常用量表包括中国脑卒中临床神经功能缺损程度评分量表（1995）（附录4）；美国国立卫生研究院脑卒中量表（National Institute of Health stroke scale，NIHSS）（附录5），是目前国际上最常用的量表。

2. 评估步骤（图3-2-1）　判断是否为脑卒中：根据起病形式、发病时间，辅助检查等排除脑外伤、中毒、瘤性脑卒中、高血压脑病、血糖异常、脑炎及躯体重要脏器功能严重障碍等引起的脑部病变。对疑似脑卒中患者应进行常规实验室检查，以便排除类脑卒中或其他病因。所有患者都应做的检查：①平扫头颅CT（尽可能在到达急诊室后30~60分钟完成）或MRI；②血糖，血脂，肝、肾功能和电解质；③心电图和心肌缺血标志物；④全血细胞计数；⑤凝血酶原时间（PT）、国际标准化比值（INR）和活化部分凝血活酶时间（APTT）；⑥动脉血气分析。部分患者必要时可选择的检查：毒理学筛查、血液酒精水平、妊娠试验、胸部X线检查（若怀疑肺部疾病）、腰椎穿刺（怀疑蛛网膜下腔出血、颅内感染性疾病）、脑电图（怀疑痫性发作）。

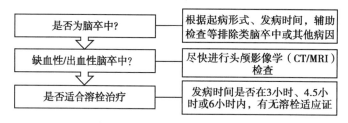

图3-2-1　缺血性脑卒中评估步骤

（三）临床表现与症状

1. 临床表现　脑梗死的临床表现和受累的血管部位、范围、次数、原发病因和侧支循环，以及患者的年龄和伴发疾病等诸多因素有关。

2. 常见症状

（1）单侧（同侧）眼睛黑矇。

（2）一侧面部或肢体麻木或/和无力。

（3）言语困难（失语）。

（4）认知及行为改变。

（5）眩晕、头晕。

（6）构音障碍。

（7）跌倒发作。

（8）共济失调。

（9）复视、异常的眼球运动。

(10)交叉性运动或感觉障碍。

(11)偏盲或双侧视力丧失等。

(四) 疾病分型

分型:缺血性脑卒中 TOAST 分型(图 3-2-2):

(1)大动脉粥样硬化(large artery atherosclerosis)。

(2)心源性脑栓塞(cardioembolism)。

(3)小血管闭塞(small-vessel occlusion)(血管直径 <2mm)。

(4)其他病因确定的脑梗死(stroke of other determined etiology)。

(5)病因不能确定的脑梗死(stroke of undetermined etiology)。

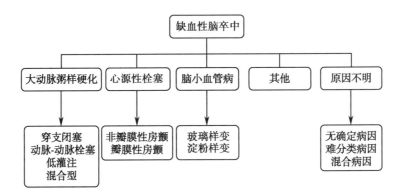

图 3-2-2　缺血性脑卒中 TOAST 分型

二、缺血性脑卒中的药物治疗与药学监护

(一) 治疗目标

一级预防:避免或减少缺血性脑卒中的发生。

急性期治疗:减轻或避免神经功能损失,减轻脑水肿,挽救"缺血半暗带"内神经细胞,恢复神经功能,避免再次发生缺血性脑卒中。

二级预防:避免再次发生缺血性脑卒中,恢复神经功能,恢复社会功能。

(二) 治疗原则

1. 缺血性脑卒中的治疗与"时间窗"密切相关。

2. 缺血性脑卒中可分为 3 个阶段:

(1)超早期:发病 1~6 小时内。

(2)急性期:发病 1~2 周内。

(3)恢复期:发病 >2 周 ~6 个月。

3. 尽快恢复缺血区的血液供应。

4. 防治缺血区脑水肿。

5. 加强监护及护理,预防和治疗并发症,早期开始系统化及个体化康复治疗。

(三) 非药物治疗

1. **急性期** 保持呼吸道通畅,减轻脑缺氧,监测血气,预防和治疗压疮,呼吸道感染及尿路感染,预防肺栓塞、下肢静脉血栓。控制体温;加强护理。

2. 一级预防、二级预防 涉及吸烟饮酒、运动饮食的管理,详见"患者教育"。

(四)缺血性脑卒中的一级预防

一级预防:高危因素控制,可先进行风险筛查,可使用改良的弗明汉脑卒中量表,汇集队列方程等进行评估。

1. 高血压

(1)高血压患者应严格监测血压,规律用药,及时调整用药剂量。

(2)中度以上高血压患者除应改进饮食习惯和不良生活方式外,应进行持续、合理的药物治疗。

(3)普通高血压患者应将血压降至 <140/90mmHg;伴糖尿病或肾病的高血压患者依据其危险分层及耐受性还可进一步降低。老年人(≥ 65 岁)收缩压可根据具体情况降至 <150mmHg 或更低水平。

(4)正常血压高值者(收缩压 120~139mmHg 或舒张压 80~89mmHg)应促进健康生活方式并每年筛查高血压;如伴有充血性心力衰竭、心肌梗死、糖尿病或慢性肾病者,应给予抗高血压药物治疗。

(5)若能有效降压,各类抗高血压药物均应推荐以降低脑卒中风险。具体药物选择应基于患者特点和药物耐受性进行个体化治疗。

2. 糖尿病

(1)有脑血管病危险因素者应定期监测血糖,必要时测定糖化血红蛋白、糖化血浆白蛋白或糖耐量试验。

(2)糖尿病患者应改进生活方式,首先控制饮食,加强体育锻炼。2~3 个月血糖控制仍不满意者,应使用口服降糖药或胰岛素治疗。

(3)糖尿病合并高血压患者应严格控制血压在 140/90mmHg 以下或更低。

(4)糖尿病患者在严格控制血糖、血压的基础上,联合他汀类调脂药可有效降低脑卒中的风险。

(5)不推荐他汀类药物与贝特类药物联合应用预防脑卒中。

3. 心房颤动

(1)40 岁以上的成年人应定期体检,早期发现心房颤动。确诊为心房颤动的患者,应积极找专科医师治疗。对于年龄 >65 岁的患者,建议在初级医疗保健机构通过脉搏评估联合常规心电图检查进行心房颤动筛查。

(2)根据心房颤动患者的绝对危险因素分层、出血风险评估、患者意愿以及当地医院是否可以进行必要的抗凝监测,决定进行何种抗栓治疗。

(3)瓣膜性心房颤动患者,如 CHA2DS2-VASc 评分≥ 2 且出血性并发症风险较低的人群,建议长期口服华法林抗凝治疗[国际标准化比值(INR)目标值范围在 2~3]。

(4)非瓣膜性心房颤动患者,CHA2DS2-VASc 评分≥ 2 且出血性并发症风险较低的患者,建议口服抗凝治疗。可选择华法林(INR 目标范围 2~3);在有条件的情况下,也可选择新型抗凝药,如达比加群酯、阿哌沙班及利伐沙班。

(5)非瓣膜性心房颤动患者,CHA2DS2-VASc 评分为 1 分且出血性并发症风险较低的患者,可不选择抗栓治疗,也可选择抗凝或阿司匹林治疗;对于 CHA2DS2-VASc 评分为 0 分的非瓣膜性房颤患者,不需要抗血栓治疗。

（6）对于不适合长期抗凝治疗的心房颤动患者,在有条件的医疗机构可考虑行左心耳封堵术。

4. 其他心脏疾病 成年人应定期体检,早期发现心脏病。怀疑为心脏病的患者,应积极找专科医师治疗;可根据患者的总体情况及可能存在的其他危险因素制订具体的脑卒中预防方案。

5. 血脂异常

（1）40 岁以上男性和绝经期后女性应每年进行血脂检查;脑卒中高危人群建议定期(6个月)检测血脂。

（2）血脂异常患者依据其危险分层决定血脂的目标值。首先应进行治疗性生活方式改变,并定期复查血脂。改变生活方式无效者可采用药物治疗,药物选择应根据患者的血脂水平及血脂异常分型决定。

（3）血脂异常伴高血压、糖尿病、心血管病患者为脑卒中高危 / 极高危状态,此类患者不论基线 LDL-C 水平如何,均提倡采用改变生活方式和他汀类药物治疗,将 LDL-C 降至1.8mmol/L(70mg/dl) 以下或使 LDL-C 水平比基线时下降 30%~40%。

（4）对于他汀类药物无法耐受的患者,可以考虑采用非他汀类的降脂疗法,例如贝特类、依折麦布、烟酸等,但这些药物降低脑卒中风险的作用尚未得到证实。

（5）可以考虑将烟酸用于 HDL-C 降低或脂蛋白(a)［Lp(a)］升高者,但其对预防缺血性脑卒中的作用尚未得到证实。因烟酸治疗有增加肌病的风险,应谨慎使用。

（6）可考虑贝特类药物用于高甘油三酯血症患者,但其对缺血性脑卒中预防的有效性尚未得到证实。

6. 无症状颈动脉狭窄

（1）建议无症状颈动脉狭窄患者每日服用阿司匹林和他汀类药物,筛查其他可治疗的脑卒中风险因素,进行合理的治疗并改变生活方式。

（2）脑卒中高危患者(狭窄 >70%),在有条件的医院(围手术期脑卒中和死亡发生率 <3%的医院)可以考虑行颈动脉内膜切除术(CEA)。围手术期与手术后均建议服用阿司匹林。

（3）对慎重选择的无症状颈动脉狭窄患者(狭窄 >70%),在有条件的医院可以考虑行预防性血管内支架成形术(CSA)。

（4）对无症状颈动脉狭窄 >50% 的患者,建议在有条件的医院定期进行超声随访,评估疾病的进展。

7. 高同型半胱氨酸血症

（1）普通人群(非妊娠、非哺乳期)应通过食用蔬菜、水果、豆类、肉类、鱼类和加工过的强化谷类满足每日推荐摄入叶酸(400mg/d)、维生素 B_6(1.7mg/d) 和维生素 B_{12}(2.4µg/d),可能有助于降低脑卒中的发生风险。

（2）高血压伴有高同型半胱氨酸血症的患者,在治疗高血压的同时加用叶酸可减少首次脑卒中发生的风险。

8. 肥胖

（1）代谢综合征患者应从改变生活方式和药物治疗 2 方面给予积极主动干预,针对代谢综合征的各种独立疾病进行管理。

（2）药物治疗应根据患者的具体情况,针对不同危险因素,实施个体化治疗(包括降低血压、调节血脂、控制血糖及抗血小板治疗等）。

9. 其他危险因素的控制　如睡眠呼吸暂停、高凝状态、炎症及感染、偏头痛等,应积极治疗。

危险因素的控制与二级预防不同,主要集中于血脂与抗血小板药的应用。血脂:一级预防应根据 10 年心脑血管病风险情况,LDL-C 目标值设定为 2.6mmol/L 或 1.8mmol/L。抗血小板药:不推荐低心脑血管疾病风险患者服用抗血小板药。对高风险患者,可以预防性应用阿司匹林抗血小板治疗。

（五）急性期治疗

1. 静脉溶栓

（1）监测心率、血压、体温

1）呼吸:必要时吸氧,应维持氧饱和度 >94%。气道功能严重障碍者应给予气道支持（气管插管或切开）及辅助呼吸。无低氧血症的患者不需常规吸氧。

2）心电监护与心脏病变处理:脑梗死后 24 小时内应常规进行心电图检查,根据病情,有条件时进行持续心电监护 24 小时或以上,以便早期发现阵发性心房颤动或严重心律失常等心脏病变;避免或慎用增加心脏负担的药物。

3）体温控制:对体温升高的患者应寻找和处理发热原因,如存在感染应给予抗生素治疗。对体温 >38℃的患者应给予退热措施。

4）准备溶栓者,血压应控制在收缩压 <180mmHg、舒张压 <100mmHg。约 70% 的缺血性脑卒中患者急性期血压升高,多数患者在脑卒中后 24 小时内血压自发降低。

5）血糖控制:①高血糖。约 40% 的患者存在脑卒中后高血糖,对预后不利。血糖超过 10mmol/L 时给予胰岛素治疗。应加强血糖监测,血糖值可控制在 7.7~10mmol/L。②低血糖。血糖低于 3.3mmol/L 时,可给予 10%~20% 葡萄糖口服或注射治疗。目标是达到正常血糖。

（2）静脉溶栓:对符合静脉或动脉溶栓指征的患者,应积极进行溶栓治疗。

1）对缺血性脑卒中发病 3 小时内和 3~4.5 小时的患者,应按照适应证和禁忌证严格筛选患者,尽快静脉给予阿替普酶溶栓治疗。用药期间及用药 24 小时内应严密监护患者。

2）如没有条件使用阿替普酶,且发病在 6 小时内,可参照尿激酶的适应证和禁忌证严格选择患者,考虑静脉给予尿激酶。用药期间应严密监护患者。

3）不推荐在临床试验以外使用其他溶栓药物。

4）溶栓患者的抗血小板或特殊情况下溶栓后还需抗凝治疗者,应推迟到溶栓 24 小时后复查头部 CT 或 MRI 后再开始。

5）阿替普酶静脉溶栓适应证:见表 3-2-1。

表 3-2-1　阿替普酶静脉溶栓适应证

适应证
1. 有缺血性脑卒中导致的神经功能缺损症状
2. 症状出现 <3 小时
3. 症状持续 3~4.5 小时 *
4. 年龄 ≥ 18 岁
5. 患者或家属签署知情同意书

注:* 为发病 3~4.5 小时应用阿替普酶的适应证

6）阿替普酶静脉溶栓禁忌证：见表 3-2-2。

表 3-2-2　阿替普酶静脉溶栓禁忌证

禁忌证

1. 近 3 个月有重大头颅外伤史或脑卒中史

2. 可疑蛛网膜下腔出血

3. 近 1 周内有在不易压迫止血部位的动脉穿刺

4. 既往有颅内出血

5. 颅内肿瘤、动静脉畸形、动脉瘤

6. 近期有颅内或椎管内手术

7. 血压升高　收缩压 ≥ 180mmHg，或舒张压 ≥ 100mmHg

8. 活动性内出血

9. 急性出血倾向，包括血小板计数低于 $100 \times 10^9/L$ 或其他情况

10. 48 小时内接受过肝素治疗（APTT 超出正常范围上限）

11. 已口服抗凝药者 INR>1.7 或 PT>15 秒

12. 目前正在使用凝血酶抑制剂或 Ⅹa 因子抑制剂，各种敏感的实验室检查异常（如 APTT、INR、血小板计数、ECT、TT 或恰当的 Ⅹa 因子活性测定等）

13. 血糖 <2.7mmol/L

14. CT 提示多脑叶梗死（低密度影 >1/3 大脑半球）

7）阿替普酶静脉溶栓相对禁忌证：见表 3-2-3。

表 3-2-3　阿替普酶静脉溶栓相对禁忌证

相对禁忌证

下列情况需谨慎考虑和权衡溶栓的风险与获益（即虽然存在一项或多项相对禁忌证，但并非绝对不能溶栓）：

1. 轻型脑卒中或症状快速改善的脑卒中

2. 妊娠

3. 痫性发作后出现的神经功能损害症状

4. 近 2 周内有大型外科手术或严重外伤

5. 近 3 周内有胃肠或泌尿系统出血

6. 近 3 个月内有心肌梗死史

*7. 年龄 >80 岁

*8. 严重脑卒中（NIHSS 评分 >25 分）

*9. 口服抗凝药（不考虑 INR 水平）

*10. 有糖尿病和缺血性脑卒中病史

注：* 为发病 3~4.5 小时应用阿替普酶的禁忌证。

8）尿激酶静脉溶栓的适应证：见表 3-2-4。

表 3-2-4　尿激酶静脉溶栓的适应证

适应证
1. 有缺血性脑卒中导致的神经功能缺损症状
2. 症状出现 <6 小时
3. 年龄 18~80 岁
4. 意识清楚或嗜睡
5. 脑 CT 无明显早期脑梗死低密度改变
6. 患者或家属签署知情同意书

9）尿激酶静脉溶栓的禁忌证与阿替普酶相同：见表 3-2-2。

（3）给药方法

1）阿替普酶：0.9mg/kg（最大剂量为 90mg）静脉滴注，其中 10% 在最初 1 分钟内静脉注射，其余 90% 药物溶于 100ml 的生理盐水，持续静脉滴注 1 小时，用药期间及用药 24 小时内应严密监护患者。

2）尿激酶：100 万 ~150 万 U 溶于生理盐水 100~200ml，持续静脉滴注 30 分钟，用药期间应严密监护患者。

（4）静脉溶栓的监护及处理：见表 3-2-5。

表 3-2-5　静脉溶栓的监护及处理

静脉溶栓的监护及处理
1. 患者收入重症监护病房或脑卒中单元进行监护
2. 定期进行血压和神经功检查，静脉溶栓治疗中及结束后 2 小时内，每 15 分钟进行 1 次血压测量和神经功能评估；然后每 30 分钟 1 次，持续 6 小时；以后每小时 1 次直至治疗后 24 小时
3. 如出现严重头痛、高血压、恶心或呕吐，或神经症状体征恶化，应立即停用溶栓药物并行脑 CT 检查
4. 如收缩压 ≥ 180mmhg 或舒张压 ≥ 100mmHg，应增加血压监测次数，并给予降压药物
5. 鼻饲管、导尿管及动脉内测压管在病情许可的情况下应延迟安置
6. 溶栓 24 小时后，给予抗凝药或抗血小板药物前应复查颅脑 CT/MRI

（5）静脉溶栓后症状加重的处理：可考虑使用动脉溶栓、支架取栓、替罗非班抗血小板治疗（仅在部分医院小样本量使用）等进行桥接治疗。

2. 抗血小板治疗

（1）不符合溶栓适应证且无禁忌证的应尽早给予抗血小板药：为诱导快速抗血小板聚集作用，可首次给予 300mg 阿司匹林肠溶片嚼服，或氯吡格雷 300mg 顿服。急性期后可改为预防剂量（阿司匹林 75~150mg/d、氯吡格雷 75mg/d）。

（2）溶栓治疗者，阿司匹林等抗血小板药物应在溶栓 24 小时后开始使用。

（3）对不能耐受阿司匹林者，可考虑选用氯吡格雷等抗血小板治疗。

（4）发病 24 小时内，具有脑卒中高复发风险（ABCD2 评分 ≥ 4 分，见附录 6）的急性非心源性 TIA 或轻型缺血性脑卒中患者(NIHSS 评分 ≤ 3 分),应尽早给予阿司匹林联合氯吡格雷治疗 21 天,此后阿司匹林或氯吡格雷均可单独作为长期二级预防用药。

(5)发病 30 天内伴有颈内动脉严重狭窄(70%~99%)的缺血性脑卒中或 TIA 患者,应尽早给予阿司匹林联合氯吡格雷治疗 90 天,此后阿司匹林或氯吡格雷均可单独作为长期二级预防用药。抗血小板治疗应根据卒中类型选用一种或两种抗血小板药物,具体见图 3-2-3。

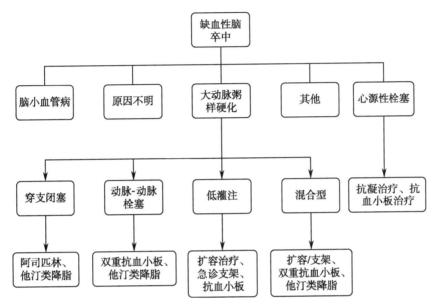

图 3-2-3　大动脉粥样硬化性缺血性脑卒中急性期治疗策略

3. 降脂稳定斑块治疗

(1)对无禁忌证的缺血性脑卒中患者,推荐给予他汀类药物进行降脂治疗。

(2)治疗初期应根据患者情况,必要时可选择强化降脂治疗。

4. 抗凝治疗

(1)对大多数急性缺血性脑卒中患者,不推荐无选择地早期进行抗凝治疗。

(2)关于少数特殊患者的抗凝治疗,可在谨慎评估风险/效益比后慎重选择。对伴有心房颤动的心源性栓塞患者,推荐进行抗凝治疗,启动抗凝的时间应根据脑卒中的严重程度选择,具体见图 3-2-4。

(3)特殊情况下溶栓后还需抗凝治疗的患者,应在 24 小时后使用抗凝药。

(4)对缺血性脑卒中同侧颈内动脉有严重狭窄者,使用急性抗凝的疗效尚待进一步研究证实。

(5)凝血酶抑制剂治疗急性缺血性脑卒中的有效性尚待更多研究进一步证实。

5. 降纤治疗　对不符合溶栓并经严格筛选的高纤维蛋白血症患者可选用降纤治疗。

6. 扩容治疗　一般缺血性脑卒中患者不推荐扩容治疗,对低血压或脑血流低灌注所致分水岭梗死者可考虑扩容治疗。但扩容治疗可能加重脑水肿。

7. 改善脑循环治疗　主要为丁苯酞、人尿激肽原酶、某些中药注射剂、提取物等。应根据患者情况个体化选用。

8. 神经保护治疗　有效性与安全性尚需更多临床试验证据。

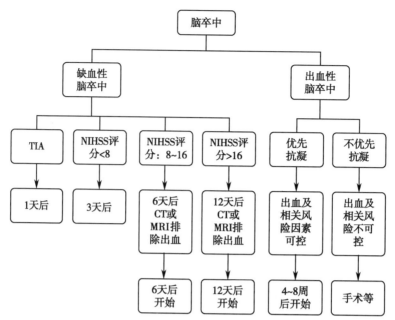

图 3-2-4 心源性栓塞抗凝治疗起始时间

注：TIA，短暂性脑缺血发作。

（六）缺血性脑卒中二级预防

可根据 Essen 量表（附录 7），ABCD 评分系统（附录 6）评价患者脑卒中复发风险。缺血性脑卒中二级预防主要措施，见表 3-2-6。

表 3-2-6 缺血性脑卒中二级预防主要措施

疾病/情况	措施
高血压	对伴有糖尿病的患者，可推荐使用 ACEI、ARB 类降压药，对伴有冠心病的患者，可推荐使用 β 受体拮抗剂，对伴有水肿的患者可推荐使用利尿药，对无其他疾病的患者，可推荐使用 CCB 类药物，其中氨氯地平的证据较为充分。一般控制目标 <140/90mmHg
血脂异常	首选他汀类，LDL-C 下降 ≥ 50% 或 LDL-C ≤ 1.8mmol/L（70mg/dl）
糖尿病	降糖药的选择需要个体化，在无低血糖的前提下，血糖 7.7~10mmol/L，HbA$_{1c}$<7%
非心源性栓塞性缺血性脑卒中或 TIA	抗血小板：急性期使用阿司匹林联合氯吡格雷治疗几周（具体见下文）；长期二级预防使用阿司匹林 75~150mg/d 或氯吡格雷（75mg）单药治疗
心源性栓塞	抗凝：华法林（INR 在 2.0~3.0，对 75 岁高出血风险患者，可将目标 INR 降至 1.8~2.5）；可选择新型口服抗凝药替代华法林；不能口服抗凝药者，可考虑使用阿司匹林单药或阿司匹林联合氯吡格雷。抗凝时机：出现神经功能症状 14 天内，对于出血风险高的患者，应适当延长抗凝时机
吸烟	戒烟，避免被动吸烟
高同型半胱氨酸	叶酸剂量 0.4~0.8mg/d
睡眠呼吸暂停	持续正压通气（CPAP）治疗

1. 高血压

(1)急性期:准备溶栓者,血压应控制在收缩压 <180mmHg、舒张压 <100mmHg;缺血性脑卒中后 24 小时内血压升高的患者应谨慎处理。血压持续升高,收缩压≥ 200mmHg 或舒张压≥ 110mmHg,可予降压治疗,但应避免使用引起血压急剧下降的药物。

(2)急性期后:既往未接受降压治疗的缺血性脑卒中或 TIA 患者,发病数天后如果收缩压≥ 140mmHg 或舒张压≥ 90mmHg,应启动降压治疗;对于血压 <140/90mmHg 的患者,其降压获益并不明确。既往有高血压病史且长期接受降压治疗的缺血性脑卒中或 TIA 患者,如果没有绝对禁忌,发病数天后应重新启动降压治疗。

(3)脑卒中后低血压的患者应积极寻找和处理原因,必要时可采用扩容升压措施。

(4)由于颅内大动脉粥样硬化性狭窄(狭窄率 70%~99%)导致的缺血性脑卒中或 TIA 患者,推荐收缩压降至 140mmHg 以下,舒张压降至 90mmHg 以下。由于低血流动力学原因导致的脑卒中或 TIA 患者,应权衡降压速度与幅度对患者耐受性及血流动力学的影响。

(5)降压药物种类和剂量的选择及降压目标值应个体化,应全面考虑药物、脑卒中的特点和患者 3 方面因素。对伴有糖尿病的患者,可推荐使用 ACEI、ARB 类降压药;对伴有冠心病的患者,可推荐使用 β 受体拮抗剂;对伴有水肿的患者可推荐使用利尿药;对无其他疾病的患者,可推荐使用 CCB 类药物,其中氨氯地平的证据较为充分。

2. 血脂异常

(1)对于非心源性缺血性脑卒中或 TIA 患者,无论是否伴有其他动脉粥样硬化证据,推荐他汀类药物长期治疗以减少脑卒中和心血管事件的风险。目标值 LDL-C 下降≥ 50% 或 LDL-C ≤ 1.8mmol/L(70mg/dl)。

(2)对于 LDL-C ≥ 2.6mmol/L(100mg/dl)的非心源性缺血性脑卒中或 TIA 患者,采用他汀类药物治疗;对于 LDL-C<2.6mmol/L(100mg/dl)的缺血性脑卒中 /TIA 患者,目前尚缺乏证据。

(3)颅内大动脉粥样硬化性狭窄(狭窄率 70%~99%)导致的缺血性脑卒中或 TIA 患者,推荐他汀类药物治疗目标值为 LDL-C ≤ 1.8mmol/L(70mg/dl)。

(4)长期使用他汀类药物治疗总体上是安全的。有脑出血病史的非心源性缺血性脑卒中或 TIA 患者应权衡风险和获益合理使用。

(5)他汀类药物治疗期间,如果监测指标持续异常并排除其他影响因素,或出现指标异常相应的临床表现,应及时减药或停药观察(如肝酶超过 3 倍正常值上限,肌酶超过 5 倍正常值上限,应停药观察);老年患者或合并严重脏器功能不全的患者,初始剂量不宜过大。

3. 糖代谢异常和糖尿病

(1)缺血性脑卒中或 TIA 患者糖代谢异常的患病率高,糖尿病和糖尿病前期是缺血性脑卒中患者脑卒中复发或死亡的独立危险因素,临床医师应提高对缺血性脑卒中或 TIA 患者血糖管理的重视。

(2)脑卒中急性期血糖超过 10mmol/L 时可给予胰岛素治疗,应加强血糖监测,血糖值可控制在 7.7~10mmol/L,避免低血糖;血糖低于 3.3mmol/L 时,可给予 10%~20% 葡萄糖口服或注射治疗,目标是达到正常血糖。

(3)缺血性脑卒中或 TIA 患者发病后均应接受空腹血糖、HbA$_{1c}$ 监测,无明确糖尿病病史的患者在急性期后应常规接受口服葡萄糖耐量试验来筛查糖代谢异常和糖尿病。

（4）对糖尿病或糖尿病前期患者进行生活方式和 / 或药物干预能减少缺血性脑卒中或 TIA 事件，推荐 HbA$_{1c}$ 治疗目标 <7%。

4. 抗血小板治疗

（1）用药条件

1）对非心源性栓塞性缺血性脑卒中或 TIA 患者，建议给予口服抗血小板药物而非抗凝药物，预防脑卒中复发及其他心血管事件的发生。

2）溶栓治疗者，阿司匹林等抗血小板药物应在溶栓 24 小时后开始使用。

3）发病 24 小时内，具有脑卒中高复发风险（ABCD2 评分 ≥ 4 分，见附录 6）的急性非心源性 TIA 或轻型缺血性脑卒中患者（NIHSS 评分 ≤ 3 分），应尽早给予阿司匹林联合氯吡格雷治疗 21 天，但应严密观察出血风险，此后可单用阿司匹林或氯吡格雷作为缺血性脑卒中长期二级预防一线用药。

4）发病 30 天内伴有症状性颅内动脉严重狭窄（狭窄率 70%~99%）的缺血性脑卒中或 TIA 患者，应尽早给予阿司匹林联合氯吡格雷治疗 90 天。此后阿司匹林或氯吡格雷单用均作为长期二级预防一线用药。

5）伴有主动脉弓动脉粥样硬化斑块证据的缺血性脑卒中或 TIA 患者，推荐抗血小板及他汀类药物治疗。但口服抗凝药物与阿司匹林联合氯吡格雷治疗效果的比较尚无肯定结论。

6）非心源性栓塞性缺血性脑卒中或 TIA 患者，不推荐常规长期应用阿司匹林联合氯吡格雷抗血小板治疗。

（2）抗血小板药物：抗血小板药应在患者危险因素、费用、耐受性和其他临床特性的基础上个体化选择。

阿司匹林（50~325mg/d）或氯吡格雷（75mg）单药治疗均可作为首选抗血小板药物；阿司匹林单药抗血小板治疗的最佳剂量为 75~150mg/d。阿司匹林（25mg）+ 缓释型双嘧达莫（200mg）2 次 /d 或西洛他唑（100mg）2 次，均可作为阿司匹林和氯吡格雷的替代治疗药物。

1）阿司匹林：阿司匹林通过不可逆地抑制血小板内环加氧酶 -1，防止血栓素 A$_2$ 形成，从而阻断血小板聚集，为首选抗血小板药物。对不能耐受阿司匹林者，氯吡格雷可作为替代治疗。所有患者如无禁忌证，均应立即口服水溶性阿司匹林或嚼服肠溶阿司匹林 300mg，继以 100mg/d 长期维持。

2）氯吡格雷：为第二代抗血小板聚集药物，主要通过选择性地与血小板表面的 ADP 受体结合而不可逆地抑制血小板聚集。应给予氯吡格雷 75~300mg 负荷剂量，后续每次 75mg，每日 1 次。肾功能不全者无须调整剂量。对阿司匹林禁忌者或不能耐受者，可长期服用氯吡格雷。

3）替格瑞洛：是一种新型的环戊基三唑嘧啶类（CPTP）口服抗血小板药物。替格瑞洛为非前体药，无须经肝脏代谢激活即可直接起效，与 P2Y12 ADP 受体可逆性结合。替格瑞洛具有更强和快速抑制血小板的作用，且不受基因多态性的影响。该药起始剂量为单次负荷剂量 180mg（90mg×2 片），此后每次 1 片（90mg），每日 2 次。除非有明确禁忌，该药可与阿司匹林联用。替格瑞洛与阿司匹林联合应用或单独应用治疗急性缺血性脑卒中，显示与氯吡格雷相似的疗效。

4)GPⅡb/Ⅲa受体拮抗剂:为强效抗血小板聚集药物,主要通过阻断血小板表面的GPⅡb/Ⅲa受体,抑制其与纤维蛋白原的交联,从而抑制血小板聚集。对于高危患者或准备行介入治疗的患者,目前主张三联抗血小板治疗,即阿司匹林 + 氯吡格雷 + GPⅡb/Ⅲa受体拮抗剂。我国临床常用GPⅡb/Ⅲa受体拮抗剂为替罗非班,可选择性用于血栓负荷重的患者和噻吩并吡啶类药物未给予适当负荷剂量的患者。临床主要用于静脉溶栓后病情反复的桥接治疗。

5)西洛他唑:是选择性磷酸二酯酶Ⅲ抑制剂,具有抗血小板、扩张血管、抑制平滑肌增殖等多种生物学活性。西洛他唑可单独或联合其他抗血小板药用于急性缺血性脑卒中的预防。

5. 心源性栓塞的抗凝治疗

(1)对伴有心房颤动(包括阵发性)的缺血性脑卒中或 TIA 患者,推荐使用适当剂量的华法林口服抗凝治疗,以预防再发的血栓栓塞事件。华法林的目标剂量是维持 INR 在 2.0~3.0,对 75 岁高出血风险患者,可将目标 INR 降至 1.8~2.5。

(2)新型口服抗凝药可作为华法林的替代药物,包括达比加群酯、利伐沙班、阿哌沙班以及依度沙班,选择何种药物应考虑个体化因素。抗凝药选药及监护请见"心房颤动"章节。

(3)伴有心房颤动的缺血性脑卒中或 TIA 患者,若不能接受口服抗凝药物治疗,推荐应用阿司匹林单药治疗。也可以选择阿司匹林联合氯吡格雷抗血小板治疗。

(4)伴有心房颤动的缺血性脑卒中或 TIA 患者,应根据缺血的严重程度和出血转化的风险(参照 CHA2DS2-VASc 量表、HAS-BLED 量表),选择抗凝时机。建议出现神经功能症状 14 天内给予抗凝治疗预防脑卒中复发,对于出血风险高的患者,应适当延长抗凝时机。

(5)缺血性脑卒中或 TIA 患者,尽可能接受 24 小时的动态心电图检查。对于原因不明的患者,建议延长心电监测时间,以确定有无抗凝治疗指征。

(6)对急性冠脉综合征合并房颤的患者,需综合考虑心脏与脑卒中情况,给予抗凝及抗血小板治疗。

6. 吸烟

(1)建议有吸烟史的缺血性脑卒中或 TIA 患者戒烟。

(2)建议缺血性脑卒中或 TIA 患者避免被动吸烟,远离吸烟场所。

(3)可能有效的戒烟手段包括劝告、尼古丁替代产品或口服戒烟药物。

7. 睡眠呼吸暂停

(1)鼓励有条件的医疗单位对缺血性脑卒中或 TIA 患者进行睡眠呼吸监测。

(2)使用持续正压通气(CPAP)可以改善合并睡眠呼吸暂停的脑卒中患者的预后,可考虑对这些患者进行 CPAP 治疗。

8. 高同型半胱氨酸血症

(1)对近期发生缺血性脑卒中或 TIA 且血同型半胱氨酸轻度至中度增高的患者,补充叶酸、维生素 B_6 及维生素 B_{12} 可降低同型半胱氨酸水平。

(2)推荐用于降低同型半胱氨酸的叶酸剂量为 0.4~0.8mg/d。

(七)药学监护

1. 疗效监护　缺血性脑卒中二级预防一般控制目标,见表 3-2-7。

表 3-2-7　缺血性脑卒中二级预防一般控制目标

疾病 / 情况	一般控制目标
血压	<140/90mmHg
血脂	LDL-C 下降 ≥ 50% 或 LDL-C ≤ 1.8mmol/L（70mg/dl）
血糖	无低血糖的前提下，HbA_{1c}<7%
抗血小板	血栓弹力图可用于评价抗血小板效果，但不作为常规监测
抗凝	抗凝：服用华法林需监测 INR 在 2.0~3.0，对 75 岁高出血风险患者，可将目标 INR 降至 1.8~2.5；新型口服抗凝药无监测指标，需监测有无出血症状

2. 安全性监护　缺血性脑卒中二级预防常用药物不良反应，见表 3-2-8。

表 3-2-8　缺血性脑卒中二级预防常用药物不良反应

药物类别	常见不良反应
抗血小板药	应监测出血风险，如鼻黏膜、口腔黏膜的出血，或皮下瘀斑，黑便等情况
降脂类药	监测肝、肾功能变化，CK 变化。服用他汀类降脂药引起肝酶升高的，在 3 倍正常上限以内的，可继续服药或减量给予保肝药物。对超过 5 倍正常上限的，应停药。定期检测 CK 变化，对有肌肉疼痛的患者需密切监测 CK 变化
活血化瘀中成药	注意出血风险，尤其在与抗血小板或抗凝药同时服用时
活血化瘀成分保健品	因其有效性、安全性未知，不推荐使用

另外，低血流动力学原因导致的脑卒中或 TIA 患者，应权衡降压速度与幅度对患者耐受性及血流动力学的影响。防止因降压太快或降压幅度太大导致的脑血流低灌注损伤诱发的分水岭梗死。

3. 患者教育

（1）快速识别脑卒中的方法

1）"FAST 原则"对提高脑卒中及时诊治率起到了明显的作用。

FAST 原则是 4 个英文单词的缩写：F 表示 face，做出微笑或示齿动作时，两侧面部运动不对称；A 表示 arm，闭上双眼然后双肢向前伸直维持 10 秒，一侧手臂无法抬起或抬起后下坠；S 表示 speech，重复短语如"吃葡萄不吐葡萄皮"时，发音含糊，用词错误或不能言语；T 表示 time，即需要及时拨打急救电话就诊。出现以上任意一个症状，脑卒中发生的可能性为 72%，院外患者有上述症状应在第一时间就医。

2）中国：1-2-0

"1"代表"看到 1 张不对称的脸"。

"2"代表"查两只手臂是否有单侧无力"。

"0"代表"聆（零）听讲话是否清晰"。

如果通过这三步观察怀疑患者是脑卒中，可立刻拨打急救电话 120。

（2）吸烟：①吸烟者应戒烟。②不吸烟者应避免被动吸烟。③加强戒烟宣传教育。

（3）饮食和营养：①每日饮食种类应多样化，使能量和营养的摄入趋于合理；采用包括水果、蔬菜和低脂奶制品以及总脂肪和饱和脂肪含量较低的均衡食谱。每日总脂肪摄入量应小于总热量的 30%,饱和脂肪小于 10%;每日摄入新鲜蔬菜 400~500g、水果 100g、肉类 50~100g、鱼虾类 50g;蛋类每周 3~4 个;奶类每日 250g;食油每日 20~25g;少吃糖类和甜食。②建议降低钠摄入量和增加钾摄入量,有益于降低血压,从而降低脑卒中风险。推荐的食盐摄入量 ≤ 6g/d,钾摄入量 ≥ 4.7g/d。

(4)运动:①应选择适合自己的体力活动来降低脑卒中风险。中老年人和高血压患者进行体力活动前,应考虑进行心脏应激检查,全方位考虑患者的运动限度,个体化制订运动方案。②健康成人每周应至少有 3~4 次、每次至少持续 40 分钟的中等或中等以上强度的有氧运动(如快走、慢跑、骑自行车或其他有氧代谢运动)。

(5)饮酒:①饮酒者不提倡大量饮酒。不饮酒者不提倡用少量饮酒的方法预防心脑血管疾病。②饮酒者应适度,男性每日饮酒的酒精含量不应超过 25g,女性减半。

(八)特殊人群用药

1. 肝、肾功能不全用药　降压、降脂、降糖药物调整参见相应章节。

溶栓药物阿替普酶及尿激酶,静脉注射后经肝脏快速清除,肾功能不全及透析患者均无需调整剂量;在中重度肝功能受损的患者中二者半衰期延长,应谨慎使用,在严重肝病包括肝衰竭、肝硬化、门静脉高压及活动性肝炎中禁用。

2. 妊娠期　妊娠期使用阿替普酶溶栓的经验十分有限,动物实验中在胎儿器官形成期用药观察到胚胎毒性,而低剂量下未观察到明显的母体或胎儿毒性。中至重度脑卒中患者,应同时权衡患者获益与出血风险,若患者静脉溶栓获益大于子宫出血风险,可以考虑静脉使用阿替普酶。

3. 哺乳期　产后早期(分娩后 <14 天)的脑卒中患者,其静脉使用阿替普酶的安全性及有效性尚不明确;关于阿替普酶在乳汁中是否分泌,对婴儿的影响,或对产奶量的影响,目前尚无数据。若用药后哺乳,建议对母亲及胎儿进行长期监测。

参 考 文 献

［1］中华医学会神经病学分会,中华医学会神经病学分会脑血管病学组.中国急性缺血性脑卒中诊治指南 2014.中华神经科杂志,2015,48 (4): 246-257.

［2］中华医学会神经病学分会,中华医学会神经病学分会脑血管病学组.中国脑血管病一级预防指南 2015.中华神经科杂志,2015,48 (8): 629-643.

［3］国家卫生计生委脑卒中防治工程委员会.中国急性缺血性脑卒中静脉溶栓指导规范(2016 年).中国脑卒中大会,2016.

［4］中华医学会神经病学分会,中华医学会神经病学分会脑血管病学组.中国缺血性脑卒中和短暂性脑缺血发作二级预防指南 2014.中华神经科杂志,2015,48 (4): 258-273.

［5］中华医学会神经病学分会,中华医学会神经病学分会脑血管病学组.中国缺血性脑卒中风险评估量表使用专家共识.中华神经科杂志,2016,49 (7): 519-525.

［6］国家卫生和计生委脑卒中防治工程委员会.2015 中国缺血性脑卒中血脂管理指导规范.江苏卫生保健,2015,13: 18-19.

［7］国家卫生和计划生育委员会脑卒中医疗质量控制中心,中华预防医学会卒中预防与控制专业委员会.缺血性卒中 / 短暂性脑缺血发作性患者合并心房颤动的筛查及抗栓治疗中国专家共识.中华内科杂志,2014,53 (8): 665-671.

第三节　睡眠障碍（失眠）

失眠的临床治疗流程图:

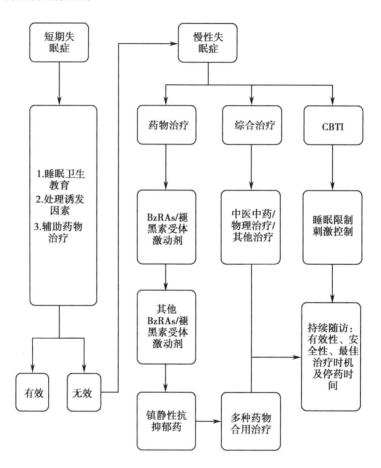

一、睡眠障碍（失眠）概述

（一）定义

1. **正常睡眠**　指人类维持正常的活动需要而进行的一种生理现象,人类睡眠可分为 2 个时相,即快速眼动睡眠与非快速眼动睡眠。其中非快速眼动睡眠期又分为四个阶段,即思睡期、浅睡眠期、中度睡眠期与深睡眠期。正常 8 小时睡眠周期,如图 3-3-1 所示。

2. **失眠症**　是以频繁而持续的入睡困难和 / 或睡眠维持困难并导致睡眠感不满意为特征的睡眠障碍。失眠症可孤立存在或者与精神障碍、躯体疾病或物质滥用共病,可伴随多种觉醒时功能损害。

（二）诊断

根据 ICSD-3,慢性失眠症诊断标准:

1. 患者报告,或患者父母或照顾者观察到患者存在下列 1 条或以上:①入睡困难;②睡眠维持困难;③比期望的起床时间醒来早;④在适当的时间点不肯上床睡觉;⑤没有父母或

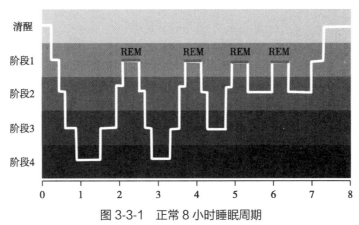

图 3-3-1 正常 8 小时睡眠周期

注:REM,快速动眼期(rapid eye movement)

照顾者干预难以入睡。

2. 患者报告,或患者父母或照顾者观察到患者存在下列与夜间睡眠困难相关的 1 条或以上:①疲劳或萎靡不振;②注意力、专注力或记忆力下降;③社交、家庭、职业或学业等功能损害;④情绪不稳或易激惹;⑤日间瞌睡;⑥行为问题(比如:活动过度、冲动或攻击性);⑦动力、精力或工作主动性下降;⑧易犯错或易出事故;⑨对自己的睡眠质量非常关切或不满意。

3. 这些睡眠 / 觉醒主诉不能完全由不合适的睡眠机会(如充足的睡眠时间)或环境(如黑暗、安静、安全、舒适的环境)解释。

4. 这些睡眠困难和相关的日间症状至少每周出现 3 次。

5. 这些睡眠困难和相关的日间症状持续至少 3 个月。

6. 这些睡眠困难和相关的日间症状不能被其他的睡眠障碍更好地解释。失眠症的诊断流程图,见图 3-3-2。

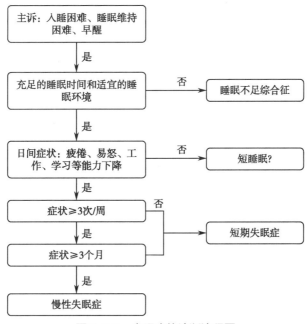

图 3-3-2 失眠症的诊断流程图

（三）临床表现与症状

失眠症的临床表现与症状,见图 3-3-3。

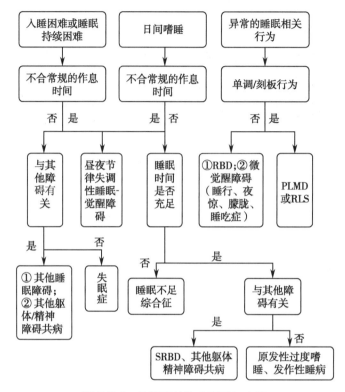

图 3-3-3 失眠症的临床表现与症状

注:RBD:快动眼睡眠期行为障碍;PLMD:周期性肢体运动障碍;

RLS:不宁腿综合征;SRBD:睡眠相关呼吸障碍。

1. 评估

(1)主诉:希望解决的睡眠问题。失眠的具体特点、日间症状及其基本表现和持续时间。重点评估失眠第一次发生时的背景、表现和演变过程,并对失眠的具体特点做出判断,即:是以入睡困难为主,还是以睡眠维持困难为主? 这些表现随着时间如何演变?

(2)睡前状况:从傍晚到卧床入睡前的行为和心理活动。要评估患者的行为模式、心理活动、情绪状态,也要了解睡眠环境,包括卧室的温度、湿度、光照条件、寝具等。这是了解患者关于失眠的认知、行为特点的主要途径,也是制订心理治疗方案的基础。

(3)睡眠 - 觉醒节律:了解患者日常作息习惯,初步评估睡眠 - 觉醒规律,排除各种昼夜节律失调性睡眠 - 觉醒障碍。

(4)夜间症状:从入睡到清晨醒来的过程中,可能出现与睡眠相关的且可能影响睡眠质和量的某种睡眠、神经或精神疾病,需要明确病因。

(5)日间活动和功能:包括觉醒和 / 或警觉状态、情绪状态、精神痛苦程度、注意力和 / 或记忆力等认知功能、日常生活和工作状态的变化,以及对躯体指标(如血压、血糖、血脂等)的影响。

(6)其他病史:评估躯体疾病、精神障碍疾病及治疗情况,应激事件以及生活和工作情况。对女性患者,还应评估月经周期、妊娠期和/或更年期。

(7)体格检查、实验室检查和精神检查。

(8)家族史:重点是一级亲属中睡眠紊乱、精神障碍、严重或慢性躯体疾病史。

2. 主观测评工具 ①睡眠日记。②量表评估:常用量表包括匹兹堡睡眠质量指数(PSQI)、睡眠障碍评定量表(SDRS)、Epworth 嗜睡量表(ESS)、失眠严重指数量表(ISI)、清晨型-夜晚型量表(MEQ)、睡眠不良信念与态度量表(DBAS)和 FIRST 等。

3. 客观测评工具 ①多导睡眠图(PSG);②多次睡眠潜伏期试验(MSLT);③体动记录检查。

(四)疾病分类/分型

短期失眠症与慢性失眠症。失眠症状<3次/周,和/或病程持续<3个月,为短期失眠症;症状≥3次/周,且病程持续≥3个月,为慢性失眠症。

(五)危险因素

危险因素包括:①年龄;②性别:女性患病风险约为男性的1.4倍,该比率在>45岁人群中甚至增至1.7倍,对儿童(<12岁)的调查并未发现失眠存在女性易患性;③既往史;④遗传因素;⑤应激及生活事件;⑥个性特征;⑦对环境的失眠反应性;⑧精神障碍;⑨躯体疾病。

二、睡眠障碍(失眠)的药物治疗与药学监护

(一)治疗目标

整体目标如下:

(1)增加有效睡眠时间和/或改善睡眠质量。

(2)改善失眠相关性日间损害。

(3)减少或防止短期失眠症向慢性失眠症转化。

(4)减少与失眠相关的躯体疾病或精神障碍共病的风险。

(二)治疗原则

失眠症的治疗,包括心理治疗、药物治疗、物理治疗、中医治疗和综合治疗等。失眠的临床治疗流程图。

(三)非药物治疗

主要包括:①心理治疗;②物理治疗;③超声波疗法;④音乐疗法;⑤电磁疗法;⑥紫外线光量子透氧疗法;⑦低能量氦氖激光。

其中心理治疗与物理治疗均需在专业医师的指导下进行,非药物治疗方法都有治疗失眠有效的报道,但部分缺乏严谨临床试验证实。

(四)治疗药物选择

1. 药物治疗 应在病因治疗、睡眠健康教育的基础上,依据患者情况个体化治疗。个体化治疗应考虑以下方面:①临床症状;②治疗目的;③既往治疗疗效;④患者的倾向性意见;⑤费用;⑥可获得性;⑦共患疾病;⑧禁忌证;⑨联合用药之间的相互作用;⑩不良反应。

2. 推荐用药顺序

(1)短、中效的苯二氮䓬类受体激动剂(BzRAs)或褪黑素受体激动剂。

(2)其他 BzRAs 或褪黑素受体激动剂。

（3）具有镇静作用的抗抑郁药（如曲唑酮、米氮平、氟伏沙明、多塞平），尤其适用于伴有抑郁和/或焦虑症的失眠患者。

（4）联合使用 BzRAs 和具有镇静作用的抗抑郁药。

（5）处方药如抗癫痫药、抗精神病药不作为首选药物使用，仅适用于某些特殊情况和人群。

（6）巴比妥类药物、水合氯醛谨慎应用。

（7）抗组胺药有镇静催眠作用，但临床上并不推荐使用。

（8）食欲素受体拮抗剂苏沃雷生（suvorexant）已批准用于失眠的治疗。

3. 药物分类　大量的随机对照试验已经验证了 BzRAs 的短期疗效，但只有很少的对照试验验证此类药物的长期疗效。有些处方药超说明书使用范围来治疗失眠，包括抗抑郁药和抗癫痫药等。一些非处方药和中草药也用于失眠的治疗，包括抗组胺药、褪黑素和炒酸枣仁等，关于这些药物有效性和安全性方面的证据非常有限。临床常用失眠治疗药物的特点见表 3-3-1。

表 3-3-1　临床常用失眠治疗药物

药品名称	半衰期 /h	规格 /mg	推荐剂量 /mg	适应证	FDA/NMPA	常见不良反应
苯二氮䓬类						
艾司唑仑	10~24	1,2	1~2/0.5①	入睡及睡眠维持困难,中效	是/是	口干
替马西泮	8~10	7.5,15,30	7.5~30/7.5~15①	入睡及睡眠维持困难,中效	是/–	镇静、疲乏、眩晕
三唑仑	2.5	0.125,0.25	0.125~0.5/0.125~0.25①	入睡困难,短效	是/是	非一线用药
氟西泮	30~100	15,30	15~30/15①	睡眠维持困难,长效	是/是	次日嗜睡
夸西泮	20~40	15	7.5~15/7.5①	入睡及睡眠维持困难,早醒,长效	是/–	困倦、头晕、疲乏、口干、消化不良
劳拉西泮	10~20	0.5,1.0	0.5~2/0.5~1①	睡眠维持困难,中效	否/否	镇静、步态不稳
地西泮	20~70/30~100②	2.5	5~10	睡眠维持困难,长效	否/是	困倦、头晕、嗜睡
氯硝西泮	26~49	2	1~2	睡眠维持困难,长效	否/否	精神错乱、言语不清、心跳异常
奥沙西泮	5~12	15	15~30	酒精依赖及入睡困难及睡眠维持障碍,中效	否/是	困倦、头晕、嗜睡
阿普唑仑	12~15	0.4	0.4~0.5	入睡及睡眠维持困难,中效	否/是	困倦、头晕、嗜睡、口干、便秘

续表

药品名称	半衰期/h	规格/mg	推荐剂量/mg	适应证	FDA/NMPA	常见不良反应
非苯二氮䓬类						
佐匹克隆	5	3.75,7.5	7.5/3.75[1]	入睡及睡眠维持困难,短效	否/是	口苦
右佐匹克隆	6~9	1,2,3	2~3/1~2[1]肝功能不全1~2	入睡及睡眠维持困难、早醒,中效	是/是	味觉异常
唑吡坦	2.5	5,10	5~10/2.5~5[1],肝功能不全5	入睡困难,短效	是/是	有睡眠相关进食障碍及睡行症报道,抑郁症者慎用
扎来普隆	1	5,10	5~20/5~10[1],肝功能不全5	入睡困难,短效	是/是	镇静、眩晕、剂量相关的记忆障碍
褪黑素受体激动剂						
雷美替胺	1	8	8	入睡困难,昼夜节律失调,短效	是/-	禁与氟伏沙明联用;肝功能受损者禁用
抗抑郁药						
曲唑酮	6~8	50	25~100	焦虑/抑郁伴失眠者	否/否	口干、便秘、残留镇静作用,直立性低血压
米氮平	20~30	30	7.5~30	焦虑/抑郁伴失眠者首选	否/否	口干、便秘、食欲及体重增加
氟伏沙明	17~22	50	50~100	焦虑/抑郁伴失眠者	否/否	消化道症状
多塞平	8~15/24[3]	3,6	3~6	睡眠维持困难,短期睡眠紊乱	是/否	无明显不良反应
食欲素受体拮抗剂						
苏沃雷生	9~13	5,10,15,20	10~20	入睡及睡眠维持困难	是/否	残留镇静作用
抗癫痫药						
加巴喷丁	5~9	100,300	100~900	酒精依赖、疼痛性失眠、RLS、睡眠时相前移	否/否	头晕、共济失调、白细胞减少
抗精神病药						
喹硫平	6	25,50,100	12.5~50	入睡困难	否/否	体重增加、Q-T间期延长,头痛,头晕,晶状体改变
奥氮平	51.8/33.8[4]	5,10	2.5~10	矛盾性失眠	否/否	体重增加、代谢异常

注:①分别为<65岁/≥65岁推荐剂量;②原型/代谢产物的半衰期;③两种剂型;④老年人/年轻人的半衰期。

（1）BzRAs：BzRAs 包括苯二氮䓬类药物（BZDs）和非苯二氮䓬类药物（NBZDs）。两者都结合 γ- 氨基丁酸（GABA）A 受体，通过作用于 α 亚基协同增加 GABA 介导的氯离子通道开放频率，促进氯离子内流。这可增强 GABA 的抑制作用，通过抑制兴奋中枢而产生镇静催眠作用。BzRAs 对睡眠潜伏期、入睡后觉醒时间及总睡眠时间等睡眠质量指标均有不同程度的改善，但大多不能优化睡眠结构。

1）BZDs：主要包括艾司唑仑、三唑仑、地西泮、阿普唑仑、劳拉西泮、氯硝西泮。对焦虑性失眠患者的疗效较好；可增加总睡眠时间，缩短入睡潜伏期，减少夜间觉醒频率，但会显著减少慢波睡眠，导致睡后恢复感下降。

2）NBZDs：包括右佐匹克隆、佐匹克隆、唑吡坦、扎来普隆。该类药物半衰期短，催眠效应类似 BZDs，对正常睡眠结构破坏较少，比 BZDs 更安全，日间镇静和其他不良反应较少。该类药物可以缩短客观和主观睡眠潜伏期，尤其是对于年轻患者和女性患者更明显。

若最初使用的 BzRAs 对失眠治疗无效，则优先考虑选用同类药物中的其他药物，应根据患者对最初药物治疗的反应来重新选择药物。部分 BZDs 并没有明确推荐用于治疗失眠，需考虑药物活性持续时间对患者的影响，或者存在共病的患者能否从此类药物中获益。

（2）褪黑素受体激动剂：如雷美替胺为褪黑素 MT_1 和 MT_2 受体激动剂，已被 FDA 批准用于失眠的药物治疗，用于治疗以入睡困难为主诉的失眠及昼夜节律失调导致的失眠症。

（3）具有镇静作用的抗抑郁药：尤其适用于抑郁和 / 或焦虑伴发失眠症的治疗，失眠的治疗剂量低于抗抑郁作用所要求的剂量。这类药物包括：

1）5- 羟色胺（5-HT）受体拮抗 / 再摄取抑制剂（SARIs）曲唑酮：相比三环类抗抑郁药，无或只有很小的抗胆碱能活性，适合合并抑郁症、重度睡眠呼吸暂停综合征及有药物依赖史的患者。

2）去甲肾上腺素能和特异性 5-HT 能抗抑郁药（NaSSA）米氮平：通过阻断 $5-HT_{2A}$ 受体、组胺 H_1 受体而改善睡眠，可以增加睡眠的连续性和慢波睡眠，缩短入睡潜伏期，增加总睡眠时间，改善睡眠效率，尤其是对于伴有失眠的抑郁症患者，可以改善客观睡眠参数。

3）选择性 5-HT 再摄取抑制剂（SSRIs）氟伏沙明：具有镇静作用，对 α 肾上腺素能、β 肾上腺素能、组胺、M 胆碱能、多巴胺能或 5-HT 受体几乎不具有亲和性，可以通过延缓体内褪黑素代谢，升高内源性褪黑素的浓度来改善睡眠，缩短 REM 期睡眠时间，同时不增加觉醒次数，延长抑郁患者的 REM 睡眠潜伏期，改善抑郁和焦虑患者的睡眠。

4）三环类抗抑郁药（TCAs）多塞平：为 FDA 批准的唯一一种可用于治疗失眠的抗抑郁药，可阻断 5-HT 和去甲肾上腺素的再摄取而发挥抗抑郁作用，同时可拮抗胆碱能受体、α 肾上腺素能受体和组胺 H_1 受体，因其可选择性地和较强地阻断组胺 H_1 受体，这就使得多塞平仅通过低剂量即可发挥镇静催眠作用；主要适用于睡眠维持困难和短期睡眠紊乱的患者。

（4）联合使用 BzRAs 和抗抑郁药：联合使用这两类药物可以达到通过不同的睡眠 - 觉醒机制来提高疗效的目的，同时降低高剂量的单一用药带来的毒性。BzRAs 可以增加抗抑郁药的抗焦虑作用，有效地改善焦虑性失眠，作用持久且安全性高。联合此两类药物治疗的不良反应主要为轻至中度的不良反应，包括头痛、困倦、口干等。

（5）食欲素受体拮抗剂：苏沃雷生是一种高选择性食欲素受体拮抗剂，是该类药物中第一个获得 FDA 批准用于治疗失眠的药物。苏沃雷生通过阻断食欲素受体促进睡眠，可以缩短入睡潜伏期，减少入睡后觉醒时间，增加总睡眠时间。

(6)其他处方药:①加巴喷丁可用于对其他药物治疗无效、对 BzRAs 禁忌的患者,对酒精依赖患者戒断后的焦虑性失眠、睡眠时相前移者有效,可用于治疗慢性疼痛性失眠和不宁腿综合征。②喹硫平为第二代抗精神病药,可以拮抗组胺、多巴胺 D_2 和 5-HT$_2$ 受体,小剂量(12.5~25mg)主要发挥抗组胺作用;该药通常不用于没有明显精神疾病的患者。③奥氮平是第二代抗精神病药,可拮抗 5-HT$_{2a/2c}$、5-HT$_3$、5-HT$_6$ 受体、多巴胺 D_1、D_2、D_3、D_4、D_5 受体、胆碱能 M_1-M_5 受体以及组胺 H_1 受体,主要通过拮抗组胺 H_1 受体发挥镇静作用,可用于治疗矛盾性失眠。

(7)不推荐使用的处方药:虽然水合氯醛和巴比妥类等药物被 FDA 批准用于治疗失眠,但考虑到这些药物的严重不良反应、疗效指数低及易产生耐受性和成瘾性,并不推荐这些药物用于失眠的治疗,仅用于某些特殊患者的特殊情况。

(8)非处方药物:如抗组胺药、抗组胺药-镇痛药合用,许多失眠患者将此类药物用于失眠的自我治疗。对于这类药物有效性和安全性的证据非常有限,不推荐用于失眠的治疗。

(9)褪黑素:褪黑素作用于下丘脑的视交叉上核,激活褪黑素受体,从而调节睡眠-觉醒周期,可以改善时差变化引起的失眠、睡眠时相延迟和昼夜节律失调引起的失眠,但不作为常规用药。

4. 药物治疗调整

(1)换药指征:推荐治疗剂量无效;对药物产生耐受性或严重不良反应;与正在使用的其他药物发生相互作用;长期使用(>6 个月)导致减药或停药困难;有药物成瘾史的患者。

(2)换药方法:如果首选药物治疗无效或无法遵医嘱服药,可更换为另一种短、中效的 BzRAs 或者褪黑素受体激动剂。需逐渐减少原有药物剂量,同时开始给予另一种药物,并逐渐加量,在 2 周左右完成换药过程。

(3)常用减量方法:逐步减少睡前药量和/或变更连续治疗为间歇治疗。

5. 终止药物治疗

(1)停药指征:患者感觉能够自我控制睡眠时,考虑逐渐减量、停药;如失眠与其他疾病(如抑郁症)或生活事件相关,当病因祛除后,也应考虑减量、停药。

(2)停药原则:避免突然终止药物治疗,应逐步减量、停药以减少失眠反弹,有时减量过程需要数周至数个月。

(五)药学监护

1. 疗效监护　具体目标如下:

(1)祛除诱发失眠的因素可使部分患者睡眠恢复正常。

(2)改善睡眠后达到的具体指标,如总睡眠时间 >6 小时、睡眠效率 >80%~85%、睡眠潜伏期 <30 分钟、入睡后觉醒时间 <30 分钟、降低觉醒次数或者减轻其他失眠症状。

(3)在床与睡眠之间建立积极和明确的联系。

(4)改善失眠相关性日间损害,如精力下降、注意或学习困难、疲劳或躯体症状、情绪失调等。

(5)改善与失眠相关的心理行为学问题。

(6)避免药物干预带来的负面影响。

2. 安全性监护　常见不良反应见表 3-3-1。

(1)苯二氮䓬类药物(BZDs):①服用中长效 BZDs 类药物,在用药初期常发生后遗镇静作用,应告知患者避免进行精细操作,避免驾驶车辆等。②常见不良反应常表现为头晕、头痛、倦怠等,对老年患者而言,可增加跌倒风险。③对伴有睡眠呼吸暂停综合征、COPD 的患者,应谨慎评估药物对呼吸的影响,如确实需要使用药物,必要时应使用简易无创呼吸机。对重症肌无力患者,不建议使用。④对有前列腺增生、青光眼的患者,部分药物需谨慎使用。⑤长期服用有成瘾性。

(2)非苯二氮䓬类药物(NBZDs):①非苯二氮䓬类药物大多为中短效药物,较 BZDs 较少引起宿睡现象,但在服药初期仍需告知患者相关风险。②对伴有睡眠呼吸暂停综合征、COPD 的患者,应谨慎评估药物对呼吸的影响,如确实需要使用药物,必要时应使用简易无创呼吸机。对重症肌无力患者应谨慎使用。

(3)具有镇静作用的抗抑郁药:①服用抗抑郁药需进行剂量滴定,长期服药后不可突然停药。②米氮平可增加食欲,服药期间应注意监测体重变化。③氟伏沙明等药物服药初期常有胃肠道症状,易引起恶心呕吐,一般继续服用后可自行缓解。④三环类抗抑郁药可加重青光眼与便秘症状,青光眼患者禁用。

(4)其他处方药:①如抗组胺药,第一代抗组胺药选择性较差,常有镇静催眠作用,但一般不推荐作为镇静催眠药物使用。服用初期可引起口渴、咽痛、多尿等症状。②加巴喷丁:作为抗癫痫药,只对伴有神经性疼痛的失眠患者有一定疗效,使用过程应注意不可突然停药,避免诱发癫痫发作。③奥氮平、喹硫平:新型抗精神病药一般不用作单纯失眠症的治疗,可用于伴有谵妄躁动患者,长期使用可出现类帕金森样症状、锥体外系反应、共济失调等。

3. 患者教育

(1)建议药物治疗效果不佳的患者同时考虑心理治疗。

(2)建议单用药物治疗效果不佳的患者可物理治疗:①光照疗法;②重复经颅磁刺激;③生物反馈疗法;④其他:超声波疗法、音乐疗法、电磁疗法、紫外线光量子透氧疗法、低能量氦氖激光都有用于治疗失眠有效的报道,但都缺乏设计严谨的临床试验来证实。

(3)改善睡眠的小建议:自我训练,规律作息。

1)入睡时间和睡醒时间相对固定:无论前一晚睡了多久,尽可能在基本固定的时间内起床,不要赖床或睡懒觉,周末也不例外。只需睡到第二天精力恢复即可,不过分强调睡觉时间的长短。白天可以休息,但午休时间控制在半小时之内。

2)建立卧室/床与睡眠强有力的联系,不在床上玩手机、看电视。只有在明显感到困倦时才上床睡觉。

3)睡眠姿势:科学合理的睡眠方法是枕头 10cm 左右,硬度适中。睡眠的姿势以右侧卧位为宜,对于打呼噜的人来说,一定要减少平躺的时间。避免压迫身体上有痛处的地方。

4)睡眠环境:睡眠的环境温度以 15~24℃比较理想。怕光的人,可营造一个相对黑暗的睡眠环境。

5)睡眠长度:成人睡眠时间应该维持在 7~8 小时,但存在个体差异,只要整夜的睡眠能够恢复白天的精力即可,没有必要过分强求睡眠时间的长短。即使晚上睡 5 小时,如果白天感觉很好也是可以的。

6)运动:每天保持一定的体育锻炼,但避免睡前过度的刺激,躺下前 1 小时便停止活跃的脑力活动。学习一套适合自己的放松方式,在晚上或睡前练习,如音乐放松法、肌肉放松法等。

7)饮食:下午 3 点以后避免摄入含有酒精和咖啡因的饮品,避免入睡时过饱,晚餐后至少 2~3 小时再睡觉。睡前 2 小时内不要进食食物和过度摄入含糖饮料。可以饮用牛奶或果汁。

不建议八九点以后吃太多肉类。

（六）特殊人群用药

1. 肝、肾功能不全患者 见表 3-3-2。

表 3-3-2 肝、肾功能不全患者用药剂量

药品名称	肾功能不全	肝功能不全
苯二氮䓬类		
艾司唑仑	谨慎使用	谨慎使用
替马西泮	无推荐	无推荐
三唑仑	谨慎使用	谨慎使用
氟西泮	谨慎使用	谨慎使用
夸西泮	无推荐	无推荐
劳拉西泮	轻中度谨慎使用,重度不推荐使用	轻中度谨慎使用,重度不推荐使用
地西泮	谨慎使用	谨慎使用
氯硝西泮	谨慎使用	谨慎使用
奥沙西泮	谨慎使用	谨慎使用
阿普唑仑	谨慎使用	最大 0.25mg/ 次
非苯二氮䓬类		
佐匹克隆	3.75~5mg	3.75~5mg
右佐匹克隆	无推荐	1~2mg
唑吡坦	无推荐	1.75~5mg
扎来普隆	轻中度谨慎使用,重度不推荐使用	轻中度谨慎使用,重度最大 5mg
褪黑素受体激动剂		
雷美替胺	轻中度谨慎使用,重度不推荐使用	轻中度谨慎使用,重度不推荐使用
抗抑郁药		
曲唑酮	谨慎使用	谨慎使用
米氮平	谨慎使用	谨慎使用
氟伏沙明	谨慎使用	谨慎使用
多塞平	谨慎使用	最大 3mg/d
食欲素受体拮抗剂		
苏沃雷生	谨慎使用	轻中度谨慎使用,重度不推荐使用
抗癫痫药		
加巴喷丁	<30ml/min 不推荐使用	谨慎使用
抗精神病药		
喹硫平	谨慎使用	25mg/d
奥氮平	谨慎使用	2.5~5mg/d

2. 妊娠期妇女   妊娠期合并失眠患者使用催眠药物治疗应注意：

(1)尽量缩短治疗疗程,以控制症状为主;尽量采用单药治疗,避免联合用药;尽量采用小剂量给药;尽量采用更安全的药物。

(2)原则上 NBZDs 较 BZDs 安全,避免使用 SSRIs 和抗组胺药物。

(3)药物治疗需权衡利弊,可结合非药物治疗。

(4)FDA 药品说明书中关于镇静催眠药物用于妊娠期妇女的信息:

苯二氮䓬类药物:均不推荐妊娠期妇女服用。在动物实验中,苯二氮䓬类药物具有一定的致畸作用,最常见的为腭裂与无脑畸形。有报道孕晚期服用苯二氮䓬类药物可增加新生儿无力,呼吸及喂养困难,体温过低等症状的风险。

非苯二氮䓬类药物:现有的临床证据表明非苯二氮䓬类药物未增加新生儿重大出生缺陷、流产或不良母婴结局的风险,但使用时仍需评估用药的获益与风险。

抗抑郁药与抗组胺药对妊娠的影响,参见抗抑郁药章节,应用时需权衡获益与风险。

(5)常见的催眠药物在 FDA 和澳大利亚药品评估委员会(ADEC)的妊娠安全等级,见表 3-3-3:

表 3-3-3   常用镇静催眠药物妊娠分类登记

药物	FDA 分级[①]	ADEC 分级
苯二氮䓬类		
阿普唑仑	D	B3
氯硝西泮	D	B3
地西泮	D	C
劳拉西泮	D	C
美达西泮	不能使用	不能使用
硝西泮	D	C
替马西泮	X	C
托非索泮	不能使用	不能使用
非苯二氮䓬类		
扎来普隆	C	不能使用
唑吡坦	C	B3
佐匹克隆	C	C
右佐匹克隆	C	C
抗抑郁药		
米氮平	C	B3
曲唑酮	C	不能使用
阿米替林	C	C

续表

药物	FDA 分级[①]	ADEC 分级
抗组胺药		
苯海拉明	B	A
多西拉敏	A	A
羟嗪	C	A
非尼拉敏	不能使用	A

注:① 2015 年 6 月 30 日之后,美国 FDA 已废弃药品妊娠期用药的五级风险分类法,改为新的"妊娠哺乳期规则",但因新规则并不覆盖非处方药物及部分药品,且临床上妊娠分级仍有参考价值,故本表中仍予以保留,FDA 药品说明书中关于妊娠期使用的详细信息见上文。

3. 儿童 儿童人群干预策略:需注意儿童自身特点。

(1)行为治疗:对儿童失眠的干预效果较显著,应当作为首选方案。

(2)药物治疗:行为治疗效果不显著时,可采用药物治疗。药物治疗通常只用于儿童慢性失眠,并与行为治疗联合使用,用药时间也不宜过长,并须严密监测。使用前应综合考虑以下方面:①药物应当针对主要症状;②使用催眠药物前应先治疗其他睡眠障碍(如阻塞性睡眠呼吸暂停、不宁腿综合征和周期性肢体运动障碍等);③选择药物需权衡利弊,与儿童的年龄和神经发育水平相适应。儿童失眠可选用的治疗药物类型包括抗组胺类、α 受体激动剂、褪黑素、铁剂(不宁腿综合征)、BzRAs 等。

参 考 文 献

[1] 中国睡眠研究会. 中国失眠症诊断和治疗指南. 中华医学杂志, 2017, 97 (24): 1844-1856.

[2] RIEMANN D, SPIEGELHALDER K, FEIGE B, et al. The hyperarousal model of insomnia: a review of the concept and its evidence. Sleep Med Rev, 2010, 14 (1): 19-31.

[3] SCHUTTE-RODIN S, BROCH L, BUYSSE D, et al. Clinical guideline for the evaluation and management of chronic insomnia in adults. J Clin Sleep Med, 2008, 4 (5): 487-504.

[4] 中华医学会神经病学分会睡眠障碍学组. 中国成人失眠诊断与治疗指南. 中华神经科杂志, 2012, 45 (7): 534-540.

[5] WINOKUR A, DEMARTINIS 3RD N A, MCNAUY D P, et al. Comparative effects of mirtazapine and fluoxetine on sleep physiology measures in patients with major depression and insomnia. J Clin Psychiatry, 2003, 64 (10): 1224-1229.

第四章 消化系统疾病

第一节 胃食管反流病

胃食管反流病临床治疗流程图：

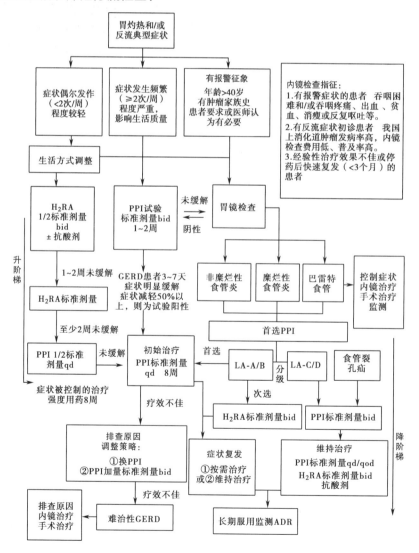

一、胃食管反流病概述

(一)定义

胃食管反流病(gastroesophageal reflux disease,GERD)系指胃内容物反流入食管,引起不适症状和/或并发症的一种疾病。

(二)临床表现与症状

分为食管症状和食管外症状,具体表现见表 4-1-1:

表 4-1-1　胃食管反流病的表现与症状

GERD 症状		表现	备注
食管症状	典型症状	胃灼热	胸骨后烧灼感
		反流	胃内容物向咽部或口腔方向流动的感觉
	不典型症状	胸痛、上腹痛、上腹烧灼感、嗳气等	胸痛患者在进行反流评估前需先排除心脏的因素
食管外症状		哮喘、慢性咳嗽、反流性喉炎等	需有典型的反流症状,伴随这些症状

(三)诊断

1. 根据 GERD 综合征作出诊断

(1)有典型的胃灼热和反流症状,除外其他原因引起的食管炎,且无幽门梗阻或消化道梗阻的证据,临床上可考虑为 GERD。

(2)有食管外症状,又有反流症状,可考虑是反流相关或可能相关的食管外症状,如反流相关的咳嗽、哮喘。

(3)如仅有食管外症状,但无典型的胃灼热感和反流症状,尚不能诊断为 GERD。

2. 诊断性治疗　质子泵抑制剂(PPI)试验简便、有效,可作为 GERD 的初步诊断方法。适用于:

(1)拟诊患者不愿或不能接受内镜检查。

(2)拟诊患者内镜检查阴性。

(3)怀疑反流相关的食管外症状患者。

PPI 试验方法:标准剂量 PPI 每日 2 次,治疗 1~2 周,如症状减轻 50% 以上,则可判断为 PPI 试验阳性。服药后如症状明显改善,则支持酸相关 GERD 的诊断;如症状改善不明显。则可能有酸以外的因素参与或不支持诊断。PPI 试验不仅有助于诊断 GERD,同时还启动了治疗。

3. 上消化道内镜检查　由于我国是胃癌和食管癌高发国家,因此已广泛开展内镜检查。其成本低,普及率高,对于具有反流症状的初诊患者建议行内镜检查,特别是症状发生频繁、程度严重、伴有报警征象或有肿瘤家族史的患者,或患者自身希望行内镜检查时。上消化道内镜检查有助于确定有无反流性食管炎以及有无合并症和并发症,如食管裂孔疝、食管炎性狭窄、食管癌等;有助于非糜烂性反流病(NERD)的诊断。内镜检查正常者不推荐进行常规食管活组织检查。

4. 胃食管反流证据的检查　食管反流监测是 GERD 的有效检查方法,为诊断 GERD 提供了客观证据,包括食管 pH 监测、食管阻抗 -pH 监测和无线胶囊监测。

(1)未使用 PPI 者可选择单纯 pH 监测以明确 GERD 的诊断并指导治疗。

(2)若正在使用 PPI 者则需加阻抗监测以检测非酸反流,以评估患者症状难以控制的原因。

此外,食管钡剂造影不被推荐作为 GERD 的诊断方法;食管测压可了解食管动力状态,用于术前评估,不能作为 GERD 的诊断手段。

(四)疾病分型

根据内镜下的表现可分为以下 3 种类型:

1. 非糜烂性反流病(non-erosive reflux disease,NERD) 系指存在反流相关的不适症状,但内镜下未见巴雷特食管和食管黏膜破损。

2. 糜烂性食管炎(erosive esophagitis,EE) 系指内镜下可见食管远段黏膜破损。根据内镜下食管病变的严重程度分为 LA-A 到 LA-D 级(图 4-1-1)。

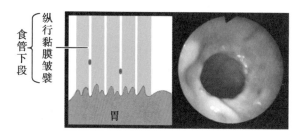
A级:见黏膜破损,但直径<5mm;

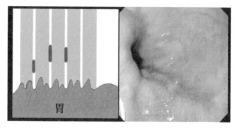
B级:黏膜破损>5mm,但无融合;

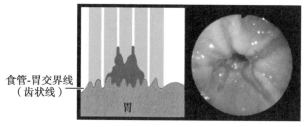
C级:黏膜破损融合,但<食管周径的75%;

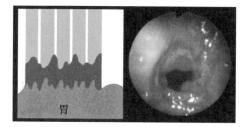
D级:黏膜破损累计食管周径的75%以上。

图 4-1-1 糜烂性食管炎的洛杉矶分级

3. 巴雷特食管(Barrett esophagus,BE) 系指食管远段的鳞状上皮被柱状上皮所取代。

(五)疾病评估

1. 报警症状 吞咽困难和 / 或吞咽疼痛、出血、贫血、消瘦或反复呕吐等。出现以上症状的患者,需进行上消化道内镜检查,筛查上消化道肿瘤等疾病。

2. 根据内镜下的疾病分型,采取不同强度的抑酸治疗及后续的维持治疗。

二、胃食管反流病的药物治疗与药学监护

(一)治疗目标

缓解症状、治愈食管炎、提高生活质量、预防复发和并发症。

(二)治疗原则

生活方式干预贯穿始终,药物治疗足疗程、个体化。

（三）非药物治疗

1. 患者的生活方式干预　根据患者特有的生活方式,制订个体化的生活干预策略,如避免饱食、睡前 3 小时不进食,戒烟酒等。评估患者的药物史和饮食史,避免可能加重 GERD 的药物或食物。当患者开始使用可能加重 GERD 的药物时,应加强监测。对于接受治疗的患者应从减重、平卧症状加剧时抬高床头的方面采取措施,辅助 GERD 治疗。

2. 内镜治疗　目前用于 GERD 的内镜下治疗手段主要分为射频治疗、注射或植入技术和内镜腔内胃食管成形术 3 类。内镜治疗的长期有效性有待进一步证实。

3. 手术治疗　对于 PPI 治疗有效但需长期服药的患者,可以考虑外科治疗。目前最常用的抗反流手术术式是腹腔镜胃底折叠术。

（四）药物治疗

1. 治疗药物选择（表 4-1-2）

表 4-1-2　胃食管反流病的治疗药物

治疗地位	分类	用药目的	种类	品种
主要药物	抑酸剂	抑制胃酸分泌	质子泵抑制剂（PPI）	奥美拉唑 泮托拉唑 兰索拉唑 雷贝拉唑 艾司奥美拉唑
			H_2 受体拮抗剂（H_2RA）	西咪替丁 雷尼替丁 法莫替丁
	抗酸剂	直接中和胃酸,缓解症状	碱性盐	铝碳酸镁 磷酸铝凝胶
辅助药物	促动力剂（对症用药）	加速胃排空	多巴胺 2 受体拮抗剂	甲氧氯普胺* 多潘立酮(外周)
			5-HT$_4$ 受体激动剂	莫沙必利
			多巴胺 2 受体拮抗剂和乙酰胆碱酯酶抑制剂	伊托必利
	黏膜保护剂（胆汁反流）	结合胆汁酸		硫糖铝

注:*甲氧氯普胺治疗 GERD 疗效差,副作用大,限制了应用。

（1）抑酸剂:强力抑酸剂 PPI 可产生显著而持久的抑酸效果,缓解症状快,EE 愈合率高,是糜烂性食管炎的首选药物,也是治疗 NERD 的主要用药,PPI 单次给药采用标准剂量(表 4-1-3),需要强调的是服药时间,若每日服药 1 次应早餐前 0.5~1 小时给药,若每日服用 2 次,另 1 次应在晚餐前 0.5~1 小时服用,疗程 8 周。常规剂量 H_2 受体拮抗剂(H_2RA)对夜间胃酸分泌抑制明显,可缓解轻至中度 GERD 患者的症状,但对 C 级以上的 EE 愈合率差,长期服用会产生药物耐受。抑酸治疗根据疾病程度"降阶治疗"或"升阶治疗"。

1)降阶治疗(递减疗法):对症状较重的患者(发作频繁或 LA-C/D 级),起始采用 PPI(首选药物),以后逐渐减量至半量,然后换用 H₂RA,最终可采用抗酸剂。此疗法的优点是可快速缓解症状,患者的依从性好;递减疗法也有较好的效价比;缺点是存在过度治疗的趋势,可能导致起始治疗的药物费用较高。

2)升阶治疗(递增疗法):对轻、中度患者起始治疗采用 H₂RA,如无效,升级为 PPI。先给予每种药物的常规剂量,然后根据病情需要逐渐增加剂量,直到获得满意的疗效。此疗法的优点是药物费用较低,避免过度治疗;缺点是疗效缓慢,依从性较差,总疗效并不优于降阶治疗。

(2)促动力药:单独使用疗效差,PPI 效果不佳时,考虑联合应用促动力剂,特别是下食管括约肌压力降低、食管动力减弱和胃排空延迟的患者。巴氯芬可以增加下食管括约肌压力,对于 PPI 疗效不佳的难治性 GERD 患者可以试用。

(3)其他:抗酸剂可中和胃酸,常用的药物是含有铝、镁等的碱性盐类及其复合制剂,可用于解除症状,对 EE 的愈合几乎无作用,但铝碳酸镁有吸附胆汁的作用。

2. 抑酸剂的剂量(表 4-1-3)

表 4-1-3　抑酸剂的常用剂量

药物	低剂量(成人,口服)	标准剂量(成人,口服)
H₂ 受体拮抗剂		
法莫替丁	10mg　bid	20mg　bid
雷尼替丁	75mg　bid	150mg　bid
尼扎替丁	75mg　bid	150mg　bid
西咪替丁	200mg　bid	400mg　bid
质子泵抑制剂		
奥美拉唑	10mg　qd	20mg　qd#
兰索拉唑	15mg　qd	30mg　qd#
泮托拉唑	20mg　qd	40mg　qd#
雷贝拉唑	*	10mg　qd
艾司奥美拉唑	*	20mg　qd

注:# 除 qd 给药外,半剂量 bid 也可行,但依从性差,根据具体情况选择。

* 我国人群对雷贝拉唑和艾司奥美拉唑的标准剂量较欧美低一半,由于剂型原因,1/2 标准剂量不便拆分,此处暂不列。

(五) 药学监护

1. 疗效监护

(1)GERD 的初始治疗:初始治疗的目的是尽快缓解症状,治愈食管炎。抑酸目标是胃内 pH>4,保持 16 小时以上。对于 GERD 症状发作程度较轻、未进行内镜检查的患者,可采用升阶治疗策略,即通过增加抑酸药的剂量或换用更强的抑酸药来控制症状。药物调整的间隔至少为2周,直到达到症状被控制的剂量后,治疗至少8周来保证食管黏膜较高的愈合率。PPI是GERD治疗的首选药物,标准剂量治疗糜烂性食管炎8周的内镜下愈合率为90%。服用PPI后3~7天可迅速缓解反酸、胃灼热等典型症状。有部分患者经标准剂量PPI治疗后症状不能缓解。治疗失败可能的原因见表4-1-4,关注患者服药时间和依从性,单剂量PPI治疗无效可改用双倍剂量,一种PPI无效可尝试换用另一种PPI(见CYP2C19基因多态性对PPI口服AUC的影响)。合并食管裂孔疝的GERD患者以及LA-C、D级患者PPI剂量通常需要加倍。GERD合并食管裂孔疝者治疗需更高剂量PPI。

H_2RA治疗反流性GERD的食管炎愈合率为50%~60%,胃灼热症状缓解率为50%。H_2RA缓解轻至中度GERD症状疗效优于安慰剂,但症状缓解时间短,且4~6周后大部分患者出现药物耐受,长期疗效不佳。

在GERD的治疗中,抑酸药物治疗效果不佳时,考虑联合应用促动力药物,特别是对于伴有胃排空延迟的患者。

(2)GERD的维持治疗:维持治疗是巩固疗效、预防复发的重要措施。可采用降阶治疗的策略,用最小的药物剂量达到长期治愈的目的,治疗应个体化,根据患者症状及食管炎分级来选择药物与剂量。老年人胃食管反流病常需维持治疗。①PPIs停药后症状复发、重度食管炎(LA-C级和LA-D级)患者通常需要PPIs长疗程维持治疗。依病情可用标准剂量、标准剂量的半量,每天1次长期维持或隔天1次间歇给药。②NERD及轻度食管炎(LA-A、B级)患者可采用按需治疗。PPI为首选药物,抗酸剂也是可选药物。按需治疗仅在出现症状时用药,症状缓解后即停用,治疗费用低于长期维持治疗。

根据PPI的药动学特点,对于需要PPI长期维持治疗的患者,采用最低有效剂量,qd或qod的给药方案是合理的,如果服药间隔过长,胃内pH和维持时间均无法达到有效预防的程度。在维持治疗过程中,若症状出现反复,应增至足量PPI维持。H_2RA长期使用会产生耐受性,一般不适合作为长期维持治疗的药物。

(3)PPI疗效不佳的优化策略:PPI难治性症状的原因及优化策略,见表4-1-4。

表4-1-4 PPI难治性症状的原因及优化策略

持续酸反流相关原因	优化对策
PPI治疗	
剂量	剂量调整,换PPI
给药时间	餐前给药(30分钟)
依从性	检查,强调重要性
PPI快代谢	剂量调整,换PPI
夜间酸突破[*]	睡前给予H_2RA
高酸分泌状态	增加PPI剂量
食管裂孔疝	增加PPI剂量

注:[*]夜间酸突破指在每天早、晚餐前服用PPI治疗的情况下,夜间胃内pH<4持续时间大于1小时。

难治性 GERD 一般指采用双倍剂量的 PPI 治疗 8~12 周后胃灼热和 / 或反流等症状无明显改善。查找难治性 GERD 的原因时,首先需检查患者 PPI 治疗的依从性,优化 PPI 的使用。难治性 GERD 患者需进行食管阻抗 -pH 监测及内镜检查等进行评估。

(4) CYP2C19 基因多态性对 PPI 口服 AUC 的影响:口服 PPI 经肝脏 CYP2C19 首过消除,药效强度取决于口服生物利用度。CYP2C19 基因由一对等位基因控制,携带不同基因的人群代谢快慢有差异:野生纯合子 > 杂合子 > 突变纯合子。

即 CYP2C19 为野生型纯合子基因的人群对 PPI 强代谢,PPI 的口服生物利用度低;突变纯合子基因的人群对 PPI 弱代谢,PPI 的口服生物利用度高,杂合子人群为中等代谢强度。

不同 PPIs 在首过消除过程中对 CYP2C19 的依赖性不同:

奥美拉唑、泮托拉唑、兰索拉唑的代谢对 CYP2C19 依赖性强,在不同人群中口服 AUC 差异性相对大;雷贝拉唑和艾司奥美拉唑的代谢对 CYP2C19 依赖性弱,在不同人群中口服 AUC 差异性相对小,因此在增强抑酸效果换用 PPI 时,可以考虑选用受 CYP2C19 基因多态性影响较小的雷贝拉唑或艾司奥美拉唑。

2. 安全性监护

(1)药物不良反应的监测与处理:见表 4-1-5。

表 4-1-5　药物不良反应的监测与处理

药物	ADR	监测指标	防治措施
PPI			
奥美拉唑 兰索拉唑 泮托拉唑 雷贝拉唑 艾司奥美拉唑	常见(1%~5%): 头痛、腹泻、恶心、胃肠道胀气、腹痛、便秘、头晕 较严重: 肠源性感染(CDAD) 肺炎风险 长期(1 年以上): 低镁血症、骨折、胃底腺息肉、维生素 B_{12} 缺乏(罕见,>3 年)	①腹泻的症状和次数。 ②大剂量或长期使用 PPIs 或与可导致低镁血症的药物(如地高辛、利尿药)合用时,用药前及用药期间定期监测血清镁。 ③仅在有其他骨质疏松或骨折风险因素时,补钙并监测骨密度	① PPI 在治疗中尽量选择最小有效剂量和最短疗程。 ②常见 ADR 通常较为轻微,为自限性。 ③急性间质性肾炎可能发生在 PPI 治疗期间任何时候,通常由特发性超敏反应造成,如发生应停用
H₂RA			
法莫替丁 雷尼替丁 西咪替丁*	ADR 发生率 <3% 主要包括腹泻、头痛、困倦、疲乏、便秘等,偶见肝脏转氨酶轻度增高。 少见中枢神经系统的不良反应(精神错乱、谵妄、幻觉、言语模糊等),主要发生于静脉给药或老年人用药时,停药几天后可得到恢复;血液系统的不良反应,包括白细胞减少、粒细胞减少、血小板减少,通常可逆	监测中枢神经系统症状,尤其是老年人	50 岁以上人群或肝、肾功能不全的患者,中枢神经系统症状发生率增加,但仍罕见

续表

药物	ADR	监测指标	防治措施
抗酸剂			
铝碳酸镁	偶见便秘、口干和食欲缺乏。大剂量服用可导致软糊状便、大便次数增多/腹泻和呕吐,长期服用可导致血清电解质变化	长期用药患者要检测血清电解质和血磷水平	①抗酸剂不可长期大量使用,用于症状发作的按需治疗。②磷酸铝用药期间可足量饮水避免便秘,建议同时服用缓泻药。③对卧床不起或老年患者,服用磷酸铝出现的便秘,可采用灌肠法进行治疗
磷酸铝	偶可引起便秘,大剂量服用铝剂可出现肠梗阻		
促动力剂			
多潘立酮 莫沙必利 伊托必利	常见:头疼、头晕;腹泻、腹痛、口干(多潘立酮、莫沙必利)、唾液分泌增加(伊托必利) 严重:ADR为暴发性肝炎、严重肝功能障碍、黄疸(莫沙必利、伊托必利);白细胞减少(莫沙必利、伊托必利);心律失常(多潘立酮) 此外,多潘立酮可导致锥体外系反应、血清泌乳素水平升高、溢乳和男子女性化乳房,停药可恢复。	老年患者应用促动力剂容易出现不良反应,使用时应注意观察。多潘立酮剂量超过30mg和/或伴有心脏病患者、接受化疗的肿瘤患者、电解质紊乱等严重器质性疾病的患者、年龄大于60岁的患者中,发生严重室性心律失常甚至心源性猝死的风险可能升高,这些患者用药应慎重,并监测心率,必要时查心电图;应用于婴儿和儿童时应监测神经系统症状。	①促动力剂用于对症治疗,不可长期大量使用。②常见ADR通常可耐受。③老年患者出现不良反应慎重给药、减量或停用。④出现白细胞减少应立即停药。⑤服用莫沙必利出现不适、食欲不振、尿黄和球结膜黄染等肝功能受损症状,应停止服药并对症处理。⑥服用多潘立酮出现锥体外系、泌乳素升高、溢乳、乳房肿胀等应停药。

注:*长期大量应用西咪替丁(1.6g/d以上),可导致男性乳房增大、精子数量减少、阳痿以及女性溢乳等,停药后可恢复正常。

(2)重要的药物相互作用:见表4-1-6。

表 4-1-6 重要的药物相互作用

药物	相互作用药物	作用机制与效应	预防策略
奥美拉唑 艾司奥美拉唑	氯吡格雷	抑制 CYP2C19 活性,影响氯吡格雷转化为活性代谢产物,降低其药理学活性	与氯吡格雷合用时,避免使用奥美拉唑和艾司奥美拉唑,可选用泮托拉唑、雷贝拉唑等
西咪替丁	华法林、环孢素、茶碱、苯妥英钠、某些苯二氮䓬类(如地西泮)、阿片类、普萘洛尔、美托洛尔、维拉帕米、奎尼丁、咖啡因等	抑制细胞色素 P450 催化的氧化代谢途径,并能降低肝血流量,故与上述药物合用时本品可降低这些药的代谢,致其药理活性或毒性增强	上述药物与西咪替丁合用时,应注意加强监测,及时调整剂量或换药
铝碳酸镁	四环素、铁制剂、地高辛、脱氧胆酸、法莫替丁、雷尼替丁、西咪替丁和香豆素类衍生物等	铝、镁离子与药物反应形成不溶性沉淀或抗酸药覆盖在消化道黏膜,从而减少或延迟上述药物的吸收	上述药物与铝碳酸镁合用时,应提前或推后 1~2 小时服用
磷酸铝	四环素类抗生素、呋塞米、地高辛、异烟肼、抗胆碱能药及吲哚美辛	铝离子与药物反应形成不溶性沉淀或抗酸药覆盖在消化道黏膜,从而减少或延迟上述药物的吸收	上述药物与磷酸铝合用时,应间隔 2 小时服用
多潘立酮	红霉素、克拉霉素、泰利霉素、酮康唑口服制剂(已撤市)、氟康唑、伏立康唑、胺碘酮	多潘立酮经 CYP3A4 代谢,与可能会延长 QTc 间期的 CYP3A4 酶强效抑制剂合用,增加心律失常风险。	禁止与这些药物合用

3. 患者教育

(1)生活方式调整:表 4-1-7 所列为 GERD 的生活方式干预。

表 4-1-7 GERD 的生活方式干预

原则:贯穿始终、根据致病因素个体化

(1)超重或肥胖患者应减重

(2)抬高床头 15~25cm(图 4-1-2)

(3)进食后避免躺卧,睡前 2~3 小时不再进食

(4)根据患者情况避免:烟酒茶,酸辣麻,咖啡,巧克力,碳酸饮料,高脂饮食、紧身衣

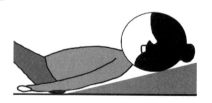

图 4-1-2 抬高床头示意图

(2)避免使用或慎用的药物:导致或加重 GERD 的药物,见表 4-1-8。

表 4-1-8 导致或加重 GERD 的药物

导致或加重 GERD 的病理生理机制	相关药物
直接刺激食管黏膜的药物	阿司匹林、口服双膦酸盐、非甾体抗炎药、铁剂、奎尼丁、氯化钾
可降低食管下括约肌压力的药物	抗胆碱能类药物、巴比妥类药物、咖啡因、二氢吡啶类钙通道阻滞剂、多巴胺、雌激素、尼古丁、硝酸盐、黄体酮、四环素、茶碱、苯二氮䓬类(如地西泮)、异丙肾上腺素、酚妥拉明

(3)用药注意事项:用药规范与注意事项,见表 4-1-9。常见 PPI 可打开或分散品种目录,见表 4-1-10。

表 4-1-9 用药规范与注意事项

通用名	服用时间	注意事项
PPI		
奥美拉唑肠溶片/胶囊	早餐前 0.5~1 小时,第 2 次于晚餐前 0.5~1 小时	不可咀嚼或压碎,有些品种可以打开胶囊或将片剂分散在指定液体中于 30 分钟之内服用(见表 4-1-10)
泮托拉唑肠溶片/胶囊		
兰索拉唑肠溶片/胶囊		
雷贝拉唑钠肠溶片/胶囊		
艾司奥美拉唑镁肠溶片		
H₂RA		
法莫替丁片	早、晚餐后	①严重肾功能不全者禁用。②夜间酸突破控制反酸症状可睡前服用 1 个标准剂量
雷尼替丁片		
西咪替丁片		
抗酸剂		
铝碳酸镁片	饭后 1~2 小时,睡前或胃部不适时嚼服 1~2 片	①严重肾损伤者禁用,低磷血症者禁用。②服用铝碳酸镁的总剂量不应超过 6g/d
磷酸铝凝胶	食管裂孔、胃食管反流、食管炎于饭后和晚上睡觉前服用	①慢性肾衰竭患者禁用,高磷血症者禁用。②使用前充分振摇均匀,亦可伴开水或牛奶服用。③糖尿病患者使用本品时,不超过 1 袋

续表

通用名	服用时间	注意事项
促动力剂		
多潘立酮片	饭前15~30分钟	①机械性消化道梗阻、消化道出血、穿孔患者禁用促动力剂。 ②成人每日最大剂量为40mg。 ③连续用药3天症状无改善,应咨询医生或药师,不可长期大剂量使用。 ④与抗酸剂、抑酸剂同服可降低多潘立酮吸收,合用时应饭后服用抗酸剂、H_2RA
莫沙必利片	饭前15~30分钟	①连续服药2周后,应评价消化系统症状的改善情况,症状改善不明显者应咨询医生或药师。 ②高龄患者给药应慎重,发生可耐受的不良反应时可减量为每日7.5mg(2.5mg tid)。
伊托必利片	饭前15~30分钟	①根据患者年龄和症状可相应调整剂量,可将药片分切后口服。 ②若用药2周后症状改善不明显,宜停药并咨询医生或药师。 ③老年患者易出现不良反应,使用药物应注意

表4-1-10　常见PPI可打开或分散品种目录

通用名	商品名	用法
奥美拉唑镁肠溶片	洛赛克	宜整片吞服,不可咀嚼或压碎,也可将其分散于水或微酸液体中(如:果汁),分散液必须在30分钟内服用
艾司奥美拉唑镁肠溶片	耐信	整片吞服,不应当咀嚼或压碎;对于存在吞咽困难的患者,可将片剂溶于半杯不含碳酸盐的水中(不应使用其他液体,因肠溶包衣可能被溶解),搅拌,直至片剂完全崩解,立即或在30分钟内服用,再加入半杯水漂洗后饮用。微丸不应被嚼碎或压破
奥美拉唑钠肠溶胶囊	奥克	本品的内容物为白色或类白色肠溶小丸或颗粒。可以打开胶囊,但不可嚼碎或压碎微丸
兰索拉唑肠溶胶囊	达克普隆	本品为白色胶囊,内容物为白色或类白色肠溶球状颗粒。可以打开胶囊,但不可嚼碎或压碎微丸
泮托拉唑钠肠溶胶囊	泮立苏	本品为胶囊剂,内含白色或类白色肠溶微丸。可以打开胶囊,但不可嚼碎或压碎微丸

（六）特殊人群用药

1. 肾功能不全患者用药 肾功能不全的患者用药剂量,见表4-1-11。

表4-1-11 肾功能不全的患者用药剂量

药物	肾功能不全(Ccr,ml/min)
PPI	
奥美拉唑	
泮托拉唑 *	
雷贝拉唑	无须调整剂量
艾司奥美拉唑	
兰索拉唑	肾功能低下者,15mg,qd(国外资料肾功能不全无须调整剂量)
H₂RA	
法莫替丁	应酌情减量或延长用药间隔时间。 肌酐清除率≤30ml/min 时,20mg/d,睡前顿服
雷尼替丁	肌酐清除率<50ml/min 时,75mg,bid
尼扎替丁	肌酐清除率为 20~50ml/min 时,150mg,qd。 肌酐清除率<20ml/min 时,150mg,qod
西咪替丁	肌酐清除率为 30~50ml/min 时,200mg,q6h。 肌酐清除率为 15~30ml/min 时,200mg,q8h。 肌酐清除率<15ml/min 时,200mg,q12h
抗酸剂	
铝碳酸镁	肾功能不全者慎用,严重肾损伤者(≤30ml/min)禁用
磷酸铝	慢性肾衰竭患者禁用
促动力剂	
多潘立酮	重度肾功能不全者减至每日 1~2 次,同时可能要降低剂量
莫沙必利	无参考资料(经尿、粪便排泄)
伊托必利	无参考资料(原型 4~5%、代谢物 75% 经尿液排泄)

注:* 潘妥洛克说明书指出,肾功能受损和老年患者泮托拉唑的剂量一般不应超过 40mg/d。

2. 肝功能不全患者用药 肝功能评级采用 Child-Pugh 评分(表3-1-8);肝功能不全的患者用药剂量,见表4-1-12。

表 4-1-12　肝功能不全的患者用药剂量

药物	肝功能不全		
	轻度（A 级）	中度（B 级）	重度（C 级）
PPI			
奥美拉唑	无须调整剂量	无须调整剂量	剂量不超过 20mg/d
泮托拉唑			剂量不超过 20mg/d*
雷贝拉唑			慎用
艾司奥美拉唑			剂量不超过 20mg/d
兰索拉唑	肝功能障碍者，15mg qd（国外资料为重度肝功能不全者减量）		
H₂RA			
法莫替丁	单纯肝功能不全时，无须调整剂量		
雷尼替丁			
尼扎替丁			
西咪替丁			
抗酸剂			
铝碳酸镁	无须调整剂量		
磷酸铝	无须调整剂量		
促动力剂			
多潘立酮	肝功能异常者慎用，中度到重度肝功能不全禁用		
莫沙必利	无参考资料（由于此药可导致爆发性肝炎、肝功能障碍、黄疸等严重不良反应，肝功能不全者应慎用，酌情减量）		
伊托必利	无参考资料（由于此药可导致肝功能障碍、黄疸等严重不良反应，肝功能不全者应慎用，酌情减量）		

注：*40mg 泮托拉唑肠溶片无法掰开，可按 40mg qod 给药。

3. 妊娠期妇女用药　FDA 药品说明书中关于 GERD 药物在妊娠期用药的信息：

（1）奥美拉唑：动物实验观察到剂量依赖性的胚胎致死作用（相当于人类口服剂量 40mg 的 3.4 至 34 倍），无致畸作用；人类研究不充分，现有证据提示妊娠前三个月服药不会增加先天畸形和其他不良妊娠结局的风险。

（2）艾司奥美拉唑为奥美拉唑中的左旋异构体，妊娠安全性参考奥美拉唑。

（3）兰索拉唑、泮托拉唑：动物实验中对胚胎发育未见不良影响；已有的人类研究未见不良妊娠结局。

（4）雷贝拉唑：动物实验中对胚胎发育未见不良影响；无人类研究数据。

（5）西咪替丁、雷尼替丁、法莫替丁：动物实验未见生育力受损或胎儿损害；已有的人类研究数据未见不良妊娠结局。

妊娠期用药参考，见表 4-1-13。

表 4-1-13 妊娠期妇女用药参考

	药物	FDA 妊娠分级 *	国内说明书
PPI	奥美拉唑	C	在判断治疗的益处明显大于风险的前提下方可用药
	兰索拉唑	B	
	泮托拉唑	B	
	雷贝拉唑	B	
	艾司奥美拉唑	B	
H₂RA	法莫替丁	B	禁用
	雷尼替丁	B	禁用
	尼扎替丁	B	慎用
	西咪替丁	B	禁用
抗酸剂	铝碳酸镁		慎用(短期应用)
	磷酸铝		尚不明确
促动力剂	多潘立酮		慎用,动物实验提示高剂量有生殖毒性,对人类的影响尚不明确
	莫沙必利		预期治疗获益大于风险时才可使用(无孕妇用药安全性的相关研究)
	伊托必利		预期治疗获益大于风险时才可使用(妊娠患者的安全性尚未证实)

注:* 美国 FDA2015 年 6 月前将影响胎儿的药物分为 A、B、C、D、X 五类,之后改为使用新的"妊娠哺乳期规则",但并未覆盖非处方药物和部分药品,且临床上妊娠分级仍有参考价值,故本文中予以保留,FDA 药品说明书中关于妊娠期用药的详细描述见上文。B 级,动物研究显示无风险,但人体研究不足或动物研究提示的某些危险不支持人体研究。C 级,动物研究提示风险,但人体研究不足或无人体 / 动物研究。

4. 哺乳期妇女用药 哺乳期用药参考,见表 4-1-14。

表 4-1-14 哺乳期妇女用药参考

	药物	国内说明书
PPI	奥美拉唑	哺乳期妇女应避免用药。必须用药时,应停止哺乳
	兰索拉唑	
	泮托拉唑	
	雷贝拉唑	
	艾司奥美拉唑	

续表

药物		国内说明书
H$_2$RA	法莫替丁	禁用
	雷尼替丁	禁用
	尼扎替丁	哺乳期妇女用药期间必须停止哺乳
	西咪替丁	禁用
抗酸剂	铝碳酸镁	尚不明确
	磷酸铝	尚不明确
促动立剂	多潘立酮	哺乳期用药应停止哺乳。
	莫沙必利	哺乳期妇女应避免用药。
	多潘立酮	必须用药时,应停止哺乳。

参 考 文 献

[1] 陈旻湖,侯晓华,肖英莲,等.2014年中国胃食管反流病专家共识意见.胃肠病学,2015,20(3):155-168.

[2] 袁耀宗.胃食管反流病治疗共识意见(2007,西安).中华消化杂志,2007,27(10):689-690.

[3] 林三仁,许国铭,胡品津,等.中国胃食管反流病共识意见.胃肠病学,2007,12(4):233-239.

[4] KATZ P O,GERSON L B,VELA M F.Guidelines for the diagnosis and management of gastroesophageal reflux disease.Am J Gastroenterol,2013,108(3):308-328.

[5] JOSEPH T D,ROBERT L T,GARY C Y,et al.Pharmacotherapy:a pathophysiologic approach.9th.New York:McGraw-Hill Education,2014:455-469.

[6] 国家药典委员会.中华人民共和国药典临床用药须知.2015年版.北京:中国医药科技出版社,2017.

[7] 抗栓治疗消化道损伤防治专家组.抗栓治疗消化道损伤防治中国专家建议(2016·北京).中华内科杂志,2016,55(7):564-567.

[8] 中国医院协会药事管理专业委员会.质子泵抑制剂临床应用的药学监护.北京:人民卫生出版社,2013:34-62.

[9] 中华医学会老年医学分会.老年人质子泵抑制剂合理应用专家共识.中华老年医学杂志,2015,34(10):1045-1052.

[10] MARIE A.CHISHOLM-BURNS.消化系统疾病治疗原理与实践.2版.刘丽利主译.北京:人民军医出版社,2013:55-75.

第二节 消化性溃疡

消化性溃疡临床治疗流程图：

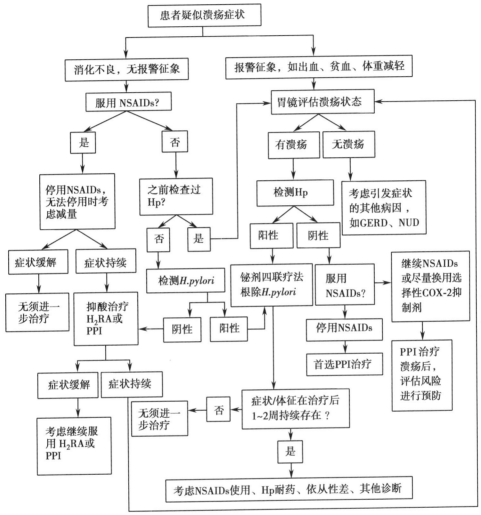

注：GERD，gastroesophageal reflux disease 胃食管反流病；NUD，non-ulcer dyspepsia，非溃疡性消化不良。

一、消化性溃疡概述

(一) 定义

消化性溃疡（peptic ulcer，PU）或消化性溃疡病（peptic ulcer disease）泛指胃肠道黏膜在某种情况下被胃酸/胃蛋白酶自身消化而造成的溃疡。消化性溃疡可发生于食管、胃或十二指肠，也可发生于胃-空肠吻合口附近或含有胃黏膜的 Meckel 憩室内。因为胃溃疡（gastric ulcer，GU）和十二指肠溃疡（duodenal ulcer，DU）最常见，故一般所谓的消化性溃疡，是指GU 和 DU。幽门螺杆菌（*Helicobacter pylori*，Hp）感染和非甾体抗炎药（non-steroidal anti-inflammatory drugs, NSAIDs）摄入，特别是前者，是消化性溃疡最主要的病因。

（二）临床症状

1. 典型症状 中上腹痛、反酸是消化性溃疡的典型症状，腹痛发生与进餐时间的关系是鉴别胃与十二指肠溃疡的重要临床依据。消化性溃疡的中上腹痛呈周期性、节律性发作。胃溃疡的腹痛多发生于餐后 0.5~1 小时，而十二指肠溃疡的腹痛则常发生于空腹时。

2. 其他症状 近年来，由于抗酸剂和抑酸剂等的广泛使用，症状不典型的患者日益增多。由于 NSAIDs 和阿司匹林有较强的镇痛作用，临床上 NSAIDs 溃疡以无症状者居多，部分以上消化道出血为首发症状，或表现为恶心、厌食、食欲缺乏、腹胀等消化道非特异性症状。

（三）诊断

病史分析中，消化不良症状和/或上消化道出血（呕血和/或黑便）是诊断本病主要线索，但不具特异性。确诊主要依靠内镜检查，X 线钡剂检查作用有限。

1. 内镜检查 胃镜检查是确诊消化性溃疡的首选检测方法。可对胃、十二指肠黏膜直视观察，发现溃疡，取黏膜活检（病理检查和 Hp 检测），溃疡出血还可行再出血风险评估和止血治疗。内镜检查诊断消化性溃疡和鉴别胃良、恶性溃疡的准确性均显著高于 X 线钡剂检查。必须指出，胃镜下溃疡的各种形态改变对病变的良恶性鉴别仅有参考价值。因此，对胃溃疡应常规做活组织检查，治疗后应复查胃镜直至溃疡愈合。对不典型或难以愈合的溃疡，必要时应做进一步相关检查如胃肠 X 线钡剂检查、超声内镜检查、共聚焦内镜检查等明确诊断。

NSAIDs 溃疡以胃部多见，可分布在胃窦、胃体、胃角等不同部位，溃疡形态多样，大小不一，常呈多发、浅表性溃疡。

（1）内镜下溃疡分期：内镜下消化性溃疡多呈圆形或椭圆形，也有呈线性，边缘光整，底部覆有灰黄色或灰白色渗出物，周围黏膜可有充血、水肿，可见皱襞向溃疡集中。内镜下溃疡可分为：

1）活动期（active stage, A）：溃疡基底部蒙有白色或黄白色厚苔。周边黏膜充血、水肿（A_1），或周边黏膜充血、水肿开始消退，四周出现再生上皮所形成的红晕（A_2）。

2）愈合期（healing stage, H）：溃疡缩小变浅，苔变薄。四周再生上皮所形成的红晕向溃疡围拢，黏膜皱襞向溃疡集中（H_1），或溃疡面几乎为再生上皮所覆盖，黏膜皱襞更加向溃疡集中（H_2）。

3）瘢痕期（scar stage, S）：溃疡基底部的白苔消失，呈现红色瘢痕（S_1），最后转变为白色瘢痕（S_2）。

（2）溃疡出血的 Forrest 分类：可预测溃疡再出血风险，指导临床处理。根据溃疡基底所见分类，分成 Ⅰa：活动性喷血、Ⅰb：活动性渗血、Ⅱa：血管裸露（未出血）、Ⅱb：黏附血凝块、Ⅱc：平坦色素点和Ⅲ：洁净底。活动性出血、血管裸露和黏附血凝块者，溃疡再出血风险较高。

2. 幽门螺杆菌的检测 Hp 感染的诊断已成为消化性溃疡的常规检测项目，其方法可分为侵入性和非侵入性两大类，前者需做内镜检查和胃黏膜活检，可同时确定存在的胃十二指肠疾病，后者仅提供有无 Hp 感染的信息。检测明确 Hp 感染的消化性溃疡患者，需进行根除治疗。

目前常用的侵入性试验包括快速尿素酶试验（rapid urease test, RUT）、组织学检查、培养等。尿素酶试验是侵入性试验中诊断 Hp 感染的首选方法,但不推荐作为根除后复查的方法;组织学检查可直接观察 Hp,一些特殊染色能提高检出率。细菌培养可用于药物敏感试验和细菌学研究。

非侵入性试验主要有 ^{13}C 或 ^{14}C- 尿素呼气试验(urea breath test,UBT)、粪便 Hp 抗原(*Helicobacter pylori* stool antigen,HpSA)检测和血清学试验等。^{13}C 或 ^{14}C- 尿素呼气试验是临床最常应用的非侵入性试验,也可作为根除后复查的首选方法。一般认为,^{14}C-UBT 检测 >100dpm/mmol,^{13}C-UBT 检测 DOB>4 为阳性。但当检测值接近临界值时结果不可靠,可间隔一段时间后再次检测或用其他方法检测。血清抗体检测只适用于人群普查,因其不能分辨是否为现症感染,故亦不能用于判断 Hp 根除治疗是否有效。消化性溃疡出血、胃 MALT 淋巴瘤和严重胃黏膜萎缩可能会导致尿素酶依赖性试验呈假阴性,可选择血清学试验。国际共识认为,粪便抗原检测方法的准确性与呼气试验相似。

除血清学和分子生物学检测外,Hp 检测前必须停用 PPI 至少 2 周,停用抗菌药物、铋剂和某些具有抗菌作用的中药至少 4 周。H_2 受体拮抗剂对检测结果有轻微影响,抗酸剂则无影响。

(四)消化性溃疡的并发症

出血、穿孔和胃幽门梗阻是消化性溃疡的主要并发症。胃溃疡是否会发生癌变则尚无定论。

上消化道出血是消化性溃疡最常见的并发症。10%~20% 的消化性溃疡患者以出血为首发症状,在 NSAIDs 相关溃疡者中这一比率更高。出血量多少与被溃疡侵蚀的血管大小有关,溃疡出血轻者只表现为黑便,重者出现呕血以及失血过多所致循环衰竭的临床表现,严重者可发生休克。怀疑消化性溃疡并发急性出血时,应尽可能在 24 小时内行急诊胃镜检查,有循环衰竭征象者,应先迅速纠正循环衰竭后再行胃镜检查。

消化性溃疡并发穿孔多见于老年患者,考虑可能与老年患者临床症状较隐匿以及 NSAIDs 类药物应用率较高等因素有关。溃疡病灶向深部发展穿透浆膜层则并发穿孔,分为急性、亚急性和慢性 3 种类型,主要表现为腹痛及其他腹膜炎相关表现。

幽门梗阻发生在约 2% 的消化性溃疡患者中,梗阻通常是由于与溃疡相关的炎症或在幽门周围区域附近瘢痕形成。幽门梗阻的表现和症状包括饭后早饱感、恶心、呕吐、腹痛和体重减轻。幽门梗阻的发生目前已较少见,这可能与临床上早发现、早治疗、早期根除 Hp 和 PPI 的广泛应用有关。

二、消化性溃疡的药物治疗与药学监护

(一)治疗目标

祛除病因(幽门螺杆菌、吸烟、尽可能停服 NSAIDs/ 阿司匹林)、消除症状、愈合溃疡、防止溃疡复发和避免并发症。

(二)治疗原则

消化性溃疡在不同患者的病因不尽相同,发病机制亦可能各异,所以每一病例的处理应个体化。

(三)非药物治疗

生活要有规律,工作宜劳逸结合,要避免过度劳累和精神紧张,对明显伴有焦虑、抑郁等精神症状的患者,应鉴别疾病的因果关系,并给予针对性治疗。原则上须强调进餐要定时、避免辛辣、过咸食物及浓茶、咖啡等饮料。吸烟者应尽可能戒除。服用 NSAIDs 者,应尽可

能停服;即使患者未服此类药物,亦应告诫其今后慎用。

由于内科治疗的进展,外科手术治疗目前仅限于极少数有并发症者,适应证为:①消化性溃疡大出血内镜下治疗和/或动脉栓塞介入治疗失败;②急性穿孔;③瘢痕性幽门梗阻;④不能排除恶性的胃溃疡。

(四)治疗药物选择

1. 根除幽门螺杆菌　根除 Hp 应成为 Hp 阳性消化性溃疡的基本治疗,是溃疡愈合和预防复发的有效防治措施。

(1)根除方案组成:我国 Hp 对阿莫西林、呋喃唑酮和四环素的耐药率仍很低,治疗失败后不易产生耐药(可重复应用);而克拉霉素、甲硝唑和氟喹诺酮类药物的耐药率高,治疗失败后易产生耐药(原则上不可重复应用)。在选择抗菌药物时应充分考虑药物的耐药特性。随着克拉霉素三联疗法根除率下降,目前推荐铋剂四联(PPI+ 铋剂 +2 种抗生素)作为主要的经验性根除 Hp 治疗方案(推荐 7 种方案见表 4-2-1、表 4-2-2)。

表 4-2-1　推荐的幽门螺杆菌根除四联方案中抗生素组合、剂量和用法

方案	抗生素 1	抗生素 2	服药时间
1	阿莫西林 1 000mg bid	克拉霉素 500mg bid	餐后立即口服(提高药物在胃部存留时间和浓度,发挥局部抗菌作用)
2	阿莫西林 1 000mg bid	左氧氟沙星 500mg qd 或 200mg bid	
3	阿莫西林 1 000mg bid	呋喃唑酮 100mg bid	
4	四环素 500mg tid 或 qid	甲硝唑 400mg tid 或 qid	
5	四环素 500mg tid 或 qid	呋喃唑酮 100mg bid	
6	阿莫西林 1 000mg bid	甲硝唑 400mg tid 或 qid	
7	阿莫西林 1 000mg bid	四环素 500mg tid 或 qid	

注:青霉素过敏者推荐的铋剂四联方案抗生素组合为:①四环素 + 甲硝唑;②四环素 + 呋喃唑酮;③四环素 + 左氧氟沙星;④克拉霉素 + 呋喃唑酮;⑤克拉霉素 + 甲硝唑;⑥克拉霉素 + 左氧氟沙星。

表 4-2-2　四联方案中质子泵抑制剂与铋剂的用法用量

分类	用药目的	品种	标准剂量	用法用量
PPI[*]	抑制胃酸分泌,提高胃内 pH,从而增强抗生素的作用,包括①降低最小抑菌浓度;②增加抗生素化学稳定性;③提高胃液内抗生素浓度	艾司奥美拉唑	20mg	标准剂量,bid 分别于早餐和晚餐前 0.5 小时口服
		雷贝拉唑	10mg 或 20mg	
		奥美拉唑	20mg	
		兰索拉唑	30mg	
		泮托拉唑	40mg	
		艾普拉唑	5mg	
铋剂[#]	提高根除率	枸橼酸铋钾	220mg	
		胶体果胶铋	待确定(200mg)	

注:[*] 选择作用稳定、疗效高、受 CYP2C19 基因多态性影响较小的 PPI,如艾司奥美拉唑或雷贝拉唑,可提高根除率。
[#] 短期(1~2 周)服用铋剂安全性相对较高。临床应用时仍需注意铋剂剂量、疗程和禁忌证。

(2)初次治疗与补救治疗:根除治疗前停服 PPI 不少于 2 周,停服抗菌药物、铋剂等不少于 4 周。如为补救治疗,建议间隔 2~3 个月。

除含左氧氟沙星的方案不作为初次治疗方案外,另外 6 种根除方案不分一线、二线,应尽可能将疗效高的方案用于初次治疗。初次治疗失败后,可在其余方案中选择一种方案进行补救治疗。方案的选择需根据当地的 Hp 抗生素耐药率和个人药物使用史,权衡疗效、药物费用、不良反应和其可获得性。方案实施前告知患者根除方案潜在的不良反应和服药依从性的重要性。

左氧氟沙星属氟喹诺酮类药物,与其他喹诺酮类药物有交叉耐药。喹诺酮类药物在临床应用甚广,不少患者在根除 Hp 前就很可能已用过这类药物。目前我国 Hp 的左氧氟沙星耐药率已达 20%~50%。因此,含左氧氟沙星的方案不推荐用于初次治疗,可作为补救治疗的备选方案。

补救方案的选择应参考以前用过的方案,原则上不重复原方案。如方案中已应用克拉霉素或左氧氟沙星,则应避免再次使用。推荐方案中含甲硝唑的方案有 2 种,会有重复应用可能。重复应用甲硝唑需优化剂量(甲硝唑增加至 1600mg/d),如初次治疗已用了优化剂量,则不应再次使用。上述方案选择原则也适用于第 2 次补救治疗。

(3)根除治疗的疗程:经验性铋剂四联治疗方案疗程为 10 天或 14 天。推荐的 7 种经验治疗方案的临床试验均采用了 14 天疗程,根除率 >90%,因此尽可能将疗程延长至 14 天应该是合适的选择。青霉素过敏者推荐的铋剂四联方案抗生素组合 5 和 6(表 4-2-1)中的 2 种抗生素 Hp 耐药率已很高,如果选用,应尽可能将疗程延长至 14 天。

(4)两次治疗失败后的再治疗:如果经过上述四联方案中的 2 种方案治疗,疗程均为 10 天或 14 天,失败后再次治疗时,再失败的可能性很大。在这种情况下,需再次评估根除治疗的风险 - 获益比。胃 MALT 淋巴瘤、有并发症史的消化性溃疡、有胃癌危险的胃炎(严重全胃炎、胃体为主胃炎或严重萎缩性胃炎等)或有胃癌家族史者,根除 Hp 获益较大。根除方案的选择需由有经验的医师在全面评估已用药物、分析可能失败原因的基础上精心设计。如有条件,可进行药敏试验,但作用可能有限。

2. 抗溃疡治疗

(1)抑酸治疗:抑酸治疗是缓解消化性溃疡症状、愈合溃疡的最主要措施。PPI 为首选药物。抑酸治疗降低胃内酸度,与溃疡尤其是十二指肠溃疡的愈合存在直接关系。PPI 的疗效显著高于 H_2RA(前者愈合率高,为 10%~20%),如果用药物抑制胃酸分泌,使胃内 pH 升高 ≥ 3,每天维持 18~20 小时,则可使大多数十二指肠溃疡在 4 周内愈合。消化性溃疡治疗通常采用标准剂量 PPI,每日 1 次,早餐前 0.5 小时服药。治疗十二指肠溃疡的疗程为 4~6 周,胃溃疡为 6~8 周,通常胃镜下溃疡愈合率均 >90%。对于存在高危因素和巨大溃疡患者,建议适当延长疗程。PPI 的应用可降低上消化道出血等并发症的发生率。

H_2 受体拮抗剂的抑酸效果逊于 PPI,常规采用标准剂量,每日 2 次,对十二指肠溃疡的疗程需要 8 周,用于治疗胃溃疡时疗程应更长。

此外,碱性抗酸药物中和胃酸,对缓解溃疡疼痛有一定效果,但愈合率低,现已少用。

(2)保护胃黏膜:联合应用胃黏膜保护剂可提高消化性溃疡的愈合质量,有助于减少溃疡的复发。对于老年人消化性溃疡、难治性溃疡、巨大溃疡(直径 >2cm)和复发性溃疡,建议在抑酸、抗 Hp 治疗的同时,联合应用胃黏膜保护剂。

(3)根除 Hp 治疗在结束后的抗溃疡治疗：DU 如无并发症史、溃疡面积较小和治疗后症状消失者，可不再继续抗溃疡治疗；但有溃疡并发症史、溃疡面积较大或抗 Hp 治疗结束时患者症状未缓解者，应在抗 Hp 治疗结束后继续用抗酸分泌剂治疗 2~3 周，总疗程达到约 4 周。GU 在根除 Hp 治疗后仍应继续抗酸分泌治疗 4 周。消化性溃疡的治疗药物，见表 4-2-3。

表 4-2-3　消化性溃疡的治疗药物

分类	用药目的	种类	品种	标准用量	服药时间
抑酸剂	抑制胃酸分泌	PPI	奥美拉唑	20mg　qd	早餐前 0.5 小时
			泮托拉唑	30mg　qd	
			兰索拉唑	40mg　qd	
			雷贝拉唑	10mg　qd	
			艾司奥美拉唑	20mg　qd	
		H$_2$RA	法莫替丁	20mg　bid	早、晚餐后
			雷尼替丁	150mg　bid	
			尼扎替丁	150mg　bid	
			西咪替丁	400mg　bid	
抗酸剂	直接中和胃酸(缓解症状)	碱性盐	铝碳酸镁	0.5~1g，3~4 次 /d	饭后 1~2 小时，睡前或胃部不适时嚼服 1~2 片
			磷酸铝	20~40g(1~2 袋)，2~3 次 /d	胃溃疡于饭前 0.5 小时前服用。十二指肠溃疡于饭后 3 小时及疼痛时服用
黏膜保护剂	保护受损黏膜		硫糖铝	1g，3~4 次 /d	片剂应嚼碎服用，混悬剂服用前混匀，餐前 1 小时及睡前服用
		铋剂	枸橼酸铋钾	150mg qid	餐前 1 小时及睡前服用
			胶体果胶铋	0.3g qid	前 3 次于三餐前 0.5 小时，第 4 次于晚餐后 2 小时服用
			吉法酯	50~100mg tid	饭后 0.5 小时
			替普瑞酮	50mg tid	饭后 0.5 小时
			瑞巴派特	100mg tid	早、晚饭后 0.5 小时及睡前服用
			米索前列醇	200μg qid	三餐前和睡前服用

3. NSAIDs 和阿司匹林溃疡的防治　NSAIDs 和阿司匹林等药物的应用日趋广泛，常被用于抗炎镇痛、风湿性疾病、骨关节炎、心脑血管疾病等，然而其具有多种不良反应，其中消化道不良反应最常见。在服用 NSAIDs 和阿司匹林的人群中，15%~30% 会患消化性溃疡，其中 2%~4% 可能发生溃疡出血或穿孔。老年人中消化性溃疡及其并发症发生率和病死率约 25% 与 NSAIDs 和阿司匹林有关。

（1）NSAIDs 相关溃疡的防治：预防 NSAIDs 服用者发生消化性溃疡和黏膜损伤的方法：①祛除相关危险因素，如合并 Hp 的 NSAIDs 相关溃疡，根除 Hp 感染是溃疡愈合及预防复发的有效防治措施。②使用 PPI、高剂量（2 倍标准剂量）的 H₂RA，或前列腺素类似物。PPI 为首选，其预防 NSAIDs 相关溃疡复发及控制整体症状优于米索前列醇和 H₂RA；标准剂量 H₂RA 协同 NSAIDs 治疗可预防十二指肠溃疡发生，但不预防胃溃疡发生，双倍标准剂量的 H₂RA 对胃溃疡的预防作用目前证据不够充分。③用选择性环加氧酶 2（COX-2）抑制剂替换非选择性 NSAIDs。

NSAIDs 肠溶片、缓释片及协同硫糖铝治疗对预防 NSAIDs 相关溃疡无效。

2009 年，美国胃肠病学会 NSAIDs 相关溃疡并发症预防指南将 NSAIDs 溃疡并发症的风险等级分为高风险、中风险和低风险，并给予相应的预防建议（表 4-2-4）。

表 4-2-4　NSAIDs 溃疡并发症预防建议

风险等级	危险因素	预防建议
高风险	（1）曾有特别是近期发生溃疡并发症。 （2）存在 2 个以上危险因素	停用 NSAIDs 和阿司匹林，如不能停用，则选用选择性 COX-2 抑制剂 + 高剂量 PPI
中风险 （1~2 个危险因素）	（1）年龄 >65 岁。 （2）采用高剂量 NSAIDs* 和阿司匹林治疗，或联用两种以上的 NSAIDs。 （3）有溃疡病史但无并发症。 （4）合并应用 NSAIDs 和阿司匹林、抗凝药或糖皮质激素	单独选用选择性 COX-2 抑制剂，或非选择性 NSAIDs 加 PPI
低风险	无危险因素	可以应用非选择性 NSAIDs

注：*NSAIDs 治疗剂量增加与消化道风险增加相关。大剂量 NSAIDs 治疗（一般定义为处方推荐的最大剂量）增加上消化道事件风险达 7 倍。即使在可接受范围内增加治疗剂量，溃疡并发症风险可升至 3 倍。

一旦确诊为 NSAIDs 相关溃疡，首先应尽可能停用 NSAIDs，并停用其他胃肠副作用药物，积极给予抑酸治疗，尤其是抑酸效果强、作用持久的抑酸制剂。当病情需要不能停用 NSAIDs 时，应改用其他胃肠不良反应小的 NSAIDs，如选择性 COX-2 抑制剂（须注意其对心血管疾病的风险），同时给予抑酸治疗，促进溃疡愈合。采用抑酸药物治疗 NSAIDs 相关胃溃疡推荐疗程为 4~8 周，8 周愈合率达 88.4%，与治疗 4 周比愈合率呈增加趋势。

NSAIDs 相关消化性溃疡合并上消化道出血的首选治疗方法是胃镜下治疗，同时使用大剂量 PPI 可有效预防再出血,降低外科手术率与病死率。

(2)抗血小板药物导致溃疡的防治:阿司匹林是心、脑血管疾病患者长期抗血栓治疗的基石,包括一级预防和二级预防。阿司匹林导致的致命性消化道损伤的比例很低,平均每 5 000 例接受阿司匹林治疗的患者中出现 1 例呕血,而阿司匹林每治疗 1 000 例患者每年减少 19 例严重心、脑血管事件。因此,对于有适应证的患者应坚持长期抗血小板治疗,同时采取适当措施避免和减少消化道损伤发生。同时,对消化道损伤高风险的人群注意评估是否有必要服用阿司匹林进行一级预防。

阿司匹林长期使用的最佳剂量为 75~100mg/d,小剂量阿司匹林也可导致消化道损伤,氯吡格雷可加重消化道损伤,阿司匹林与氯吡格雷联合应用时危险性更高。服药后 12 个月内为消化道损伤的多发阶段,3 个月时达高峰。不同剂型阿司匹林引起消化性溃疡及消化道出血的危险无明显差异。

消化道出血的高危人群:年龄 ≥ 65 岁、消化道溃疡或出血病史、合并 Hp 感染、联合抗血小板治疗或抗凝治疗、联合使用 NSAIDs、糖皮质激素类药物治疗的患者。对于长期服用抗血小板药物的高危人群应筛查并根除 Hp,可联合应用 PPI 或 H_2RA 进行防治,首选 PPI(图 4-2-1)。

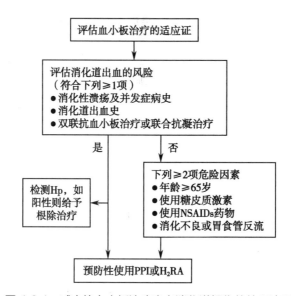

图 4-2-1　减少抗血小板治疗患者消化道损伤的处理流程

发生消化道损伤后是否停用抗血小板药物需平衡患者的血栓和出血风险。出血稳定后尽早恢复抗血小板治疗。恢复治疗时机应个体化处理,通常在充分止血后 1 周。对于阿司匹林所致的溃疡、出血患者,不建议氯吡格雷替代阿司匹林治疗,推荐阿司匹林联合 PPI 治疗。

服用氯吡格雷的患者需联合使用 PPI 时,应遵循药物说明书,选择没有争议的 PPI,尽量避免使用奥美拉唑及艾司奥美拉唑。双联抗血小板治疗时,根据患者具体情况,决定 PPI 联合应用的时间,高危患者可在抗血小板药物治疗的前 6 个月联合使用 PPI,6 个月后改为 H_2RA 或间断服用 PPI。

所有长期接受抗血小板药物治疗的患者(特别是高危患者),应关注消化道不适及监测粪便颜色,及时发现柏油样便,定期检查粪便潜血及血常规。若出现异常及时诊治。

(五) 药学监护

1. 疗效监护

(1)幽门螺杆菌根除效果的评估:多数患者根除治疗后不需要复查胃镜,可采用非侵入性方法检测 Hp,尿素呼气试验是其中的最佳选择。评估应在根除治疗结束后 4~8 周进行,此期间服用抗菌药物、铋剂和某些具有抗菌作用的中药或 PPI 均会影响检测结果。

(2)抗溃疡治疗的疗效评估:根除 Hp 和足疗程抗溃疡治疗之后,评估患者的症状缓解情况。对于难治性溃疡的处理:

1)积极寻找溃疡病因:包括是否有 Hp 感染,排除 Hp 感染假阴性、服用 NSAIDs/ 阿司匹林或胃泌素瘤的可能性;排除类似消化性溃疡的恶性溃疡及其他病因如克罗恩病、结核等所致的良性溃疡。吸烟者要戒烟、明确溃疡病因后作相应处理。

2)优化胃酸抑制:空腹(餐前半小时)服用 PPI 的疗效比餐后服用高,早餐前服用效果最好。PPI 的代谢或抑酸强度存在个体差异,受到宿主细胞色素 CYP2C19 基因多态性影响,选择受 CYP2C19 基因多态性影响较小的 PPI 如艾司奥美拉唑或雷贝拉唑,可减少个体差异,提高疗效。尽管多数消化性溃疡用标准剂量 PPI 每日 1 次治疗即可愈合,但少数患者需要用加倍剂量 PPI 治疗(每日 2 次)才能获得满意的抑酸效果。

3)酌情延长疗程:溃疡的愈合速度受到溃疡大小的影响,巨大溃疡(直径 >2cm)愈合所需要的时间 >8 周,故应适当延长疗程。

(3)溃疡复发、出血的预防:Hp 相关性溃疡在根除 Hp 后溃疡复发率显著降低,但下列消化性溃疡患者仍有较高的复发率:①难以停服 NSAIDs/ 阿司匹林;②非 Hp- 非 NSAIDs 溃疡;③ Hp 难以根除。出血是溃疡最常见并发症,在高龄、伴存其他严重疾病的患者,出血量大时可危及生命,应作为复发预防的重点。预防的主要措施是维持治疗,药物包括 PPI 和 H_2RA。目前多推荐用标准剂量 PPI 半量或全量长期维持,对高危患者(不能停服 NSAIDs/ 阿司匹林、有溃疡出血史,或高龄、伴存的严重疾病对溃疡复发难以承受者)推荐 PPI 全量维持。

2. 安全性监护

(1)药物不良反应的监测与处理:见表 4-2-5。

表 4-2-5　药物不良反应的监测与处理

药物	ADR	监测指标	防治措施
PPI、H_2RA、抗酸剂见胃食管反流章节表 4-1-5			
黏膜保护剂			
硫糖铝	①常见便秘。 ②少见口干、恶心、呕吐、腹泻、皮疹、眩晕、瘙痒、低磷血症。 ③长期使用可能出现骨软化	长期用药应监测血清铝浓度。 特别是慢性肾衰竭患者或正在接受透析治疗的患者用药发生铝蓄积和铝中毒的危险性增加	①习惯性便秘患者慎用。 ②出现便秘时可加服少量氢氧化镁乳剂等轻泻剂。 ③肝、肾功能不全者或透析患者慎用或不用。 ④甲状腺功能亢进、低磷血症患者不宜长期用药。 ⑤连续服用不宜超过 8 周

续表

药物	ADR	监测指标	防治措施
枸橼酸铋钾胶体果胶铋	①服药期间口内可能带有氨味,并可使舌苔及大便呈灰黑色。 ②偶见恶心、呕吐、食欲减退、腹泻、便秘。 ③长期大剂量服用可导致铋性脑病、肾毒性、铋性脑病相关的骨关节病	大便呈无光泽的黑褐色,与出血导致的柏油样大便区分。 长期用药关注患者铋蓄积的症状(铋中毒现象,表现为皮肤为黑褐色)	① ADR ①②的症状,停药后即自行消失。 ②不得同时服用其他铋制剂,严重肾功能不全者禁用。 ③不得长期大量服用,连续用药不宜超过 2 个月
吉法酯	偶见口干、恶心、心悸、便秘等症状		严重者应立即停止服用
替普瑞酮	①GPT、GOT升高,发生率0.1%~5%。 ②便秘、腹胀、腹泻、口渴、恶心、腹痛;头痛;皮疹、全身瘙痒、血清总胆固醇升高、上睑发红或发热等症状(<0.1%)	GPT、GOT 水平,特别是老年人	①肝功能障碍时出现 GPT、GOT、γ-GTP、ALP 升高或黄疸,应立即停药并采取适当处理措施。 ②出现皮疹、全身瘙痒等过敏症状应立即停药
瑞巴派特	以下不良反应发生率 <0.1%: ①皮疹、瘙痒感、药疹样湿疹、荨麻疹等过敏症状。 ②便秘、腹部胀满感、腹泻、恶心、呕吐、胃灼热感、腹痛、嗳气、味觉异常、口渴等。 ③ GOT、GPT、γ-GTP、AL-P 上升等。 ④白细胞减少、粒细胞减少、血小板减少等。 ⑤月经异常、BUN 上升、水肿、咽喉部异物感等	长期用药需定期监测肝功能和血常规,老年人注意消化系统副作用	① ADR ①④出现应立即停药,作适当处理。 ② ADR ③转氨酶显著上升,或同时出现发热、出疹等症状时,停止服药,并采取适当的措施
米索前列醇	①腹泻、皮疹非常常见,腹痛常见。 ②常见头晕、头痛;便秘、消化不良、胃肠胀气、恶心、呕吐等。 ③少见阴道出血(包括绝经后出血),月经中期出血,月经紊乱,子宫痉挛、发热。 ④罕见月经过多、痛经	对于脱水会导致危险的患者,预防 NSAIDs 溃疡用药时,应警惕胃肠道出血、溃疡和穿孔	①腹泻和腹痛是剂量相关性的,通常发生在治疗早期,一般是自限性的。 ②单次剂量不超过 200μg 并与食物一起服用,避免使用含镁的抗酸剂,均可降低腹泻发生风险

注:* 长期大量应用西咪替丁(1.6g/d 以上),可导致男性乳房增大、精子数量减少、阳痿以及女性溢乳等,停药后可恢复正常。

（2）重要的药物相互作用：见表 4-2-6。

表 4-2-6　重要的药物相互作用

药物	相互作用药物	作用机制与效应	预防策略
PPI、H$_2$RA、抗酸剂见胃食管反流章节表 4-1-6			
硫糖铝	四环素、苯妥英、地高辛、华法林、西咪替丁、喹诺酮类、脂溶性维生素	铝离子与药物（四环素、喹诺酮类）反应形成不溶性沉淀或硫糖铝覆盖在消化道黏膜，从而减少或延迟上述药物的吸收	与其他药物同服时应间隔 2~3 小时

3. 患者教育

（1）饮食注意：饮食要定时定量，进食不宜太快，避免过饱过饥，避免进食粗糙、过冷过热和刺激性大的食物如香料、浓茶、咖啡等。急性活动期症状严重的患者可给流质或软食，进食频数适当增加，症状缓解后可逐步过渡至正常饮食。

（2）用药注意事项：见表 4-2-7。

表 4-2-7　用药规范与注意事项

通用名	服用时间	注意事项
PPI、H$_2$RA、抗酸剂见胃食管反流章节表 4-1-9		
黏膜保护剂		
硫糖铝	片剂应嚼碎服用，混悬剂服用前混匀，餐前 1 小时及睡前服用	①与其他药物同服时应间隔 2~3 小时。②连续服用不宜超过 8 周
枸橼酸铋钾	餐前 1 小时及睡前服用	①服药时不得同时食用高蛋白饮食（如牛奶等），合用间隔 0.5 小时。②不得同时服用其他铋制剂。③不得长期大量服用，连续用药不宜超过 2 个月，停用含铋药物 2 个月，可再继续下一个疗程
胶体果胶铋	前 3 次于三餐前 0.5 小时，第 4 次于晚餐后 2 小时服用	
吉法酯	饭后 0.5 小时	①有前列腺素类药物禁忌者，如青光眼患者慎用。②老年人剂量酌减
替普瑞酮	饭后 0.5 小时	老年患者的生理代谢功能有所降低，应严密监测并减量给药
瑞巴派特	早、晚饭后 0.5 小时及睡前服用	

续表

通用名	服用时间	注意事项
米索前列醇	三餐前和睡前服用	①妇女使用米索前列醇治疗开始前2周内血清妊娠试验必须是阴性,用药期间妇女必须使用有效的避孕方法;若怀疑妊娠,应立即停用米索前列醇。 ②脑血管或冠状动脉病变的患者、低血压者、癫痫患者慎用。 ③米索前列醇可引起头晕,患者应小心操纵机器或驾驶车辆

(六) 特殊人群用药

1. 肾功能不全患者用药　见表4-2-8。

表4-2-8　肾功能不全的患者用药剂量

药物	肾功能不全(Ccr,ml/min)
PPI、H$_2$RA、抗酸剂见胃食管反流章节表4-1-11	
黏膜保护剂	
硫糖铝	肾功能不全或透析患者慎用或不用
枸橼酸铋钾	严重肾功能不全禁用
胶体果胶铋	严重肾功能不全禁用
吉法酯	肾功能不全或透析者,50~100mg/次,2~3次/d
替普瑞酮	服药3~4天,呼吸道(27.7%)、肾(22.7%)、粪便(29.3%)排出
瑞巴派特	无参考资料
米索前列醇	无须调整剂量

2. 肝功能不全患者用药　见表4-2-9。

表4-2-9　肝功能不全的患者用药剂量

药物	肝功能不全
PPI、H$_2$RA、抗酸剂见胃食管反流章节表4-1-12	
黏膜保护剂	
硫糖铝	慎用或不用
枸橼酸铋钾	慎用
胶体果胶铋	慎用

续表

药物	肝功能不全
吉法酯	50~100mg/ 次,2~3次 /d
替普瑞酮	肝脏代谢极少,88.4% 以原型排泄
瑞巴派特	无参考资料
米索前列醇	无须调整剂量

3. 妊娠期妇女用药　FDA 药品说明书中关于胃黏膜保护剂的妊娠期用药信息:

(1)硫糖铝:动物实验中对胚胎发育未见不良影响;孕妇无确切的对照研究结果,孕妇慎用。

(2)米索前列醇:孕妇禁用,因用药可导致出生缺陷、流产、早产或子宫破裂。文献报道妊娠前三个月使用米索前列醇与胎儿颅骨缺损、颅神经麻痹、面部畸形和肢体缺损有关。

妊娠期妇女用药参考,见表 4-2-10。

表 4-2-10　妊娠期妇女用药参考

药物		FDA 妊娠分级[*]	国内说明书
PPI、H$_2$RA、抗酸剂见胃食管反流章节表 4-1-13			
黏膜保护剂	硫糖铝	B	慎用(特别是妊娠前 3 个月)
	枸橼酸铋钾	–	禁用
	胶体果胶铋	–	
	吉法酯	–	慎用
	替普瑞酮	–	慎用
	瑞巴派特	–	慎用
	米索前列醇	X	禁用

注:[*]美国 FDA2015 年 6 月前将影响胎儿的药物分为 A、B、C、D、X 五类,之后改为使用新的"妊娠哺乳期规则",但并未覆盖非处方药物和部分药品,且临床上妊娠分级仍有参考价值,故本书中予以保留,FDA 药品说明书中关于妊娠期用药的详细描述见上文。B 级,动物研究显示无风险,但人体研究不足或动物研究提示的某些危险不支持人体研究。C 级,动物研究提示风险,但人体研究不足或无人体 / 动物研究。X 级,对动物和人类的药物研究或人类用药的经验表明,药物对胎儿有危害,而且孕妇应用这类药物无益。

4. 哺乳期妇女用药 哺乳期妇女用药参考,见表 4-2-11。

表 4-2-11 哺乳期妇女用药参考

药物		国内说明书
PPI、H₂RA、抗酸剂见胃食管反流章节相关内容及表 4-1-14		
黏膜保护剂	硫糖铝	慎用
	枸橼酸铋钾	慎用,用药应暂停哺乳
	胶体果胶铋	
	吉法酯	慎用
	替普瑞酮	尚不明确
	瑞巴派特	慎用,用药应暂停哺乳
	米索前列醇	不应使用(药物代谢物可经乳汁分泌,引起婴儿腹泻等不良反应)

参 考 文 献

［1］中华消化杂志编委会.消化性溃疡诊断与治疗规范(2016年,西安).中华消化杂志,2016,36(8):508-513.

［2］中华医学会消化病学分会幽门螺杆菌和消化性溃疡学组,全国幽门螺杆菌研究协作组,刘文忠,等.第五次全国幽门螺杆菌感染处理共识报告.胃肠病学,2017,22(6):321-335.

［3］中国系统性红斑狼疮研究协作组.非甾体消炎药相关消化道溃疡与溃疡并发症的预防与治疗规范建议.中华内科杂志,2017,56(1):81-85.

［4］抗血小板药物消化道损伤的预防和治疗中国专家共识组.抗血小板药物消化道损伤的预防和治疗中国专家共识(2012更新版).中华内科杂志,2013,52(3):264-270.

［5］抗栓治疗消化道损伤防治专家组.抗栓治疗消化道损伤防治中国专家建议(2016·北京).中华内科杂志,2016,55(7):564-567.

［6］LANZA F L,CHAN F K L,QUIGLEY E M M.Guidelines for prevention of NSAID-related ulcer complications.Am J Gastroenterol,2009,104(3):728-738.

［7］JOSEPH T D,ROBERT L T,GARY C Y,et al.Pharmacotherapy:a pathophysiologic approach.9th.New York:McGraw-Hill Education,2014:455-469.

［8］国家药典委员会.中华人民共和国药典临床用药须知.2015年版.北京:中国医药科技出版社,2017.

［9］王辰,王建安.内科学.3版.北京:人民卫生出版社,2015:464-473.

［10］MARIE A.CHISHOLM-BURNS.消化系统疾病治疗原理与实践.2版.刘丽利主译.北京:人民军医出版社,2013:55-75.

［11］中国医院协会药事管理专业委员会.质子泵抑制剂临床应用的药学监护.北京:人民卫生出版社,2013:34-62.

［12］中华医学会老年医学分会.老年人质子泵抑制剂合理应用专家共识.中华老年医学杂志,2015,34(10):1045-1052.

第三节 慢 性 便 秘

慢性便秘临床治疗流程图:

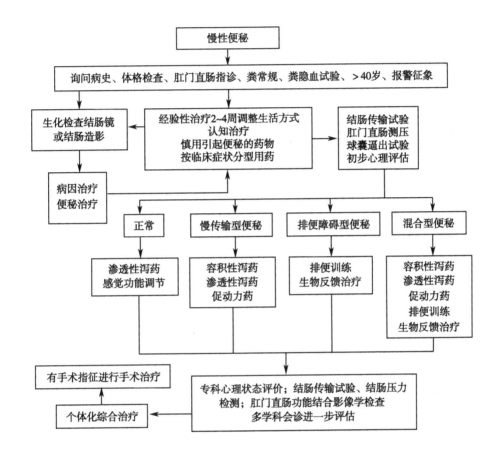

一、慢性便秘概述

(一) 定义

便秘(constipation)表现为排便次数减少、粪便干硬和/或排便困难。排便次数减少指每周排便少于3次。排便困难包括排便费力、排出困难、排便不尽感、排便费时以及需手法辅助排便。慢性便秘的病程至少为6个月。

(二) 临床症状与诊断

慢性便秘的诊断主要基于症状,可借鉴罗马Ⅳ标准中功能性便秘诊断标准所述的症状和病程(表4-3-1)。慢性便秘患者还常表现为便意减少或缺乏便意、想排便而排不出(空排)、排便费时、每日排便量少,可伴有腹痛、腹胀、肛门直肠疼痛等不适。便秘型肠易激综合征(IBS-C)患者的腹痛、腹部不适常在排便后获改善。

表 4-3-1 罗马Ⅳ标准中功能性便秘的诊断标准

疾病名称	诊断标准
功能性便秘	1. 必须包括下列 2 项或 2 项以上：
	(1)至少 25% 的排便感到费力。
	(2)至少 25% 的排便为干球粪或硬粪。
	(3)至少 25% 的排便有不尽感。
	(4)至少 25% 的排便有肛门直肠梗阻感和 / 或堵塞感。
	(5)至少 25% 的排便需手法辅助(如用手指协助排便、盆底支持)。
	(6)每周自发排便少于 3 次(不服用补救性泻剂或手法辅助)。
	2. 不用泻药时很少出现稀便。
	3. 不符合肠易激综合征的诊断标准

注:诊断前症状出现至少 6 个月,且近 3 个月症状符合以上诊断标准。

(三) 疾病分型

功能性便秘的诊断首先应排除器质性疾病和药物因素导致的便秘,且符合罗马Ⅳ标准中功能性便秘的诊断标准。根据功能性便秘患者肠道动力和肛门直肠功能改变特点将功能性便秘分为 4 型(图 4-3-1),可根据临床特点进行初步判断。

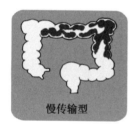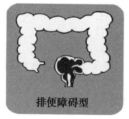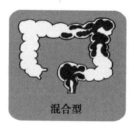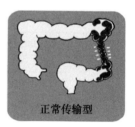

慢传输型　　　　排便障碍型　　　　混合型　　　　正常传输型

图 4-3-1 功能性便秘的分型

1. **慢传输型便秘(STC)** 结肠传输延缓,主要症状为排便次数减少、粪便干硬、排便费力。

2. **排便障碍型便秘** 即功能性排便障碍,既往称之为出口梗阻型便秘,主要表现为排便费力、排便不尽感、排便时肛门直肠堵塞感、排便费时、需要手法辅助排便等。诊断应在符合功能性便秘的基础上有肛门直肠排便功能异常的客观证据(表 4-3-2),分为不协调性排便和直肠推进力不足 2 个亚型。

3. **混合型便秘** 患者存在结肠传输延缓和肛门直肠排便障碍的证据。

4. **正常传输型便秘(NTC)** 便秘型肠易激综合征(IBS-C)多属于这一型,患者的腹痛、腹部不适与便秘相关。

表 4-3-2 罗马Ⅳ标准中功能性排便障碍的诊断标准

疾病名称	诊断标准
功能性排便障碍	1. 必须符合功能性便秘和/或便秘型肠易激综合征的诊断标准 2. 在反复尝试排便过程中,至少包括以下 3 项中的 2 项: (1)球囊逼出试验或影像学检查证实有排出功能减弱。 (2)压力测定、影像学或肌电图检查证实盆底肌肉(如肛门括约肌或耻骨直肠肌)不协调性收缩或括约肌基础静息压松弛率 <20%。 (3)压力测定或影像学检查证实排便时直肠推进力不足

注:诊断前症状出现至少 6 个月,且近 3 个月症状符合以上诊断标准。

(四) 疾病的评估

1. 报警征象 在便秘的诊断中,对于年龄 ≥ 40 岁、有报警征象包括便血、粪潜血试验阳性、贫血、消瘦、明显腹痛、腹部包块、血癌胚抗原升高、有结直肠息肉史和结直肠癌家族史的患者,应该进行必要的实验室及影像学和结肠镜检查,以排除器质性疾病。对近期内出现便秘、便秘或伴随症状发生变化的患者尤为重要。我国结直肠癌的发病年龄明显早于西方国家,年轻结直肠癌患者在诊断时大多数属于进展期癌,手术治疗预后较差,因此,将结直肠癌的筛查年龄界限放宽至年龄 >40 岁。

2. 病情严重程度判断 便秘患者的病情严重程度,有助于准确认识病情及合理选择治疗方案。根据便秘和相关症状轻重及对生活影响的程度分为轻度、中度、重度便秘。程度轻者症状较轻,不影响日常生活,通过整体调整、短时间用药即可恢复正常排便。重度则为便秘症状重且持续,严重影响生活、工作,需药物治疗,不能停药或者对药物治疗无效。中度则介于两者之间。

3. 其他检测 与评估肠道动力和肛门直肠功能检测包括:①结肠传输试验;②肛门直肠测压;③球囊逼出试验;④排粪造影等方法。检测所获数据虽不是慢性便秘临床诊断和治疗所必需的资料,但对肠道和肛门直肠功能科学评估、便秘分型、治疗方法选择、疗效评估是必要的。对难治性便秘患者,在药物治疗无效或外科手术前应行相关检查,以全面了解肠道和肛门直肠功能及形态学异常的严重程度。

此外,慢性便秘患者常伴睡眠障碍、焦虑抑郁情绪,建议早期了解患者心理状态,在经调整生活方式和经验治疗仍不能缓解便秘症状时,应特别注意对精神心理、睡眠状态和社会支持情况的评估,分析判断心理异常和便秘的因果关系。

二、慢性便秘的药物治疗与药学监护

(一) 治疗目标
治疗的目标是缓解症状,恢复正常肠道动力和排便生理功能。

(二) 治疗原则
总的原则是个体化的综合治疗,包括推荐合理的膳食结构,建立正确的排便习惯,调整患者的精神心理状态;对有明确病因者进行病因治疗;需长期应用通便药维持治疗者,应避免滥用泻药;外科手术应严格掌握适应证,并对手术疗效作出客观预测。

（三）非药物治疗

1. 调整生活方式　合理的膳食、多饮水、运动、建立良好的排便习惯是慢性便秘的基础治疗措施。

2. 精神心理治疗　给予合并精神心理障碍、睡眠障碍的患者心理指导和认知治疗等，使患者充分认识到良好的心理状态和睡眠对缓解便秘症状的重要性；可给予合并明显心理障碍的患者抗抑郁抗焦虑药物治疗；存在严重精神心理异常的患者应转至精神心理科接受专科治疗。注意避免选择多靶点作用的抗抑郁抗焦虑药物，注意个体敏感性和耐受性的差异。

3. 生物反馈治疗　生物反馈是盆底肌功能障碍所致便秘的有效治疗方法（循证医学Ⅰ级推荐，A类证据），对于混合型便秘患者先予生物反馈治疗，无效时考虑加用泻药。生物反馈治疗能持续改善患者的便秘症状、心理状况和生活质量。

4. 手术治疗　真正需要外科手术治疗的慢性便秘患者尚属少数。当患者症状严重影响工作和生活，且经过一段时间严格的非手术治疗无效时，可考虑手术治疗，但一定要掌握好手术适应证。

5. 其他治疗方法　有文献报道益生菌能改善慢性便秘的症状。中药（包括中成药制剂和汤剂）能有效缓解慢性便秘的症状，但其疗效的评估尚需更多循证医学证据。针灸能改善慢传输型便秘患者的症状和焦虑抑郁状态。按摩推拿可促进胃肠蠕动，有助于改善便秘症状。有报道采用骶神经刺激治疗经内科综合治疗无效、无肛门括约肌解剖改变的顽固性便秘患者。

（四）治疗药物选择

1. 便秘选药原则　根据患者个体因素和疾病分型选择适宜的通便药，缓解便秘症状，确保药物治疗的安全性，避免产生药物依赖。选用通便药物时应考虑循证医学证据（表4-3-3）、安全性、药物依赖性以及效价比。避免长期使用刺激性泻药。梯度用药，依次为容积性泻药或渗透性泻药、刺激性泻药，在此基础上，可视病情需要联合用药：慢传输型患者可加用促动力药物，出口梗阻型便秘以及粪便干结、粪便嵌塞者加用或首用灌肠剂等。便秘合并痔者可用复方角菜酸酯制剂。

表4-3-3　便秘治疗药物的循证医学证据

药物	证据等级和推荐水平
容积性泻药	
欧车前	Ⅱ级，B类
聚卡波非钙	Ⅲ级，C类
麦麸	Ⅲ级，C类
甲基纤维素	Ⅲ级，C类
粪便软化剂	
多库酯钠	Ⅲ级，C类
渗透性泻药	
聚乙二醇	Ⅰ级，A类

续表

药物	证据等级和推荐水平
乳果糖	Ⅱ级,B 类
刺激性泻药	
比沙可啶	Ⅱ级,B 类
番泻叶	Ⅲ级,C 类
促动力药	
普芦卡必利	Ⅰ级,A 类

2. 常用药物 便秘治疗的常用药物,见表 4-3-4。

表 4-3-4 便秘治疗的常用药物

分类	用药目的		品种	常见用法用量
缓泻药	容积性泻药			
	药物结合水,软化粪便,增加体积,用于轻度便秘		欧车前亲水胶散剂	5.8g,1~3 次 /d,饭后
			聚卡波非钙片	1g,3 次 /d,饭后
			小麦纤维素颗粒	3.5g,2~4 次 /d,每日清晨都应服药
	渗透性泻药			
	药物不吸收,肠腔高渗保留粪便水分,用于轻、中度便秘		乳果糖口服溶液	30ml(20g),早餐顿服
			聚乙二醇 4000 散	10g,1~2 次 /d,或 20g 顿服
			硫酸镁	5~20g,顿服(早晨空腹)
	刺激性泻药			
	作用于肠道神经,增加肠道动力、刺激肠黏膜分泌,用于短期、间断使用		酚酞片	50~200mg,睡前顿服
			比沙可啶肠溶片	5~10mg,可睡前顿服
			比沙可啶栓	10mg,直肠给药
			蒽醌类泻药	番泻叶、大黄、芦荟等植物及含其成分的中成药、保健品,具体用法用量参考相关药品说明书
	润滑性泻药 / 粪便软化剂			
	软化粪便,润滑肠壁粪便干结、嵌塞患者临时使用		开塞露(含甘油)	10~20mg,直肠给药
			甘油灌肠剂	60ml,肛门注入
			液状石蜡	15~30ml,睡前服
			多库酯钠片	100~300mg/d

续表

分类	用药目的	品种	常见用法用量
促动力剂	5-HT$_4$受体激动剂		
	增加肠道动力 慢传输型便秘	普芦卡必利片	1~2mg,1 次/d
		莫沙必利片	5mg,3 次/d
微生态制剂	益生菌		
	调整肠道菌群平衡 缓解便秘症状	地衣芽孢杆菌活菌胶囊	0.25~0.5g,3 次/d
		双歧杆菌三联活菌胶囊	420~630mg,2~3 次/d
		枯草杆菌肠球菌二联活菌 肠溶胶囊	250~500mg,2~3 次/d

3. 特殊人群便秘选药原则

(1)老年人:摄入膳食纤维减少、缺乏运动、合并多种疾病和多重用药是老年人发生便秘的重要原因。老年人由于牙齿松动、脱落、缺损,咀嚼功能减退,往往造成膳食纤维摄入不足,驱体活动不便或卧病在床使老年患者活动量明显减少。另外,老年患者常合并多种慢性疾病,需长期服用多种药物,包括抗胆碱能药物、阿片类药、钙剂、钙通道阻滞剂和 NSAIDs 等,都是老年人发生便秘的重要原因。老年便秘患者的治疗应首先增加膳食纤维和水分摄入、合理运动,尽量停用导致便秘的药物。药物首选容积性泻剂和渗透性泻剂如乳果糖、聚乙二醇。盐类泻药(如硫酸镁)过量应用会导致电解质紊乱,建议慎用。对病情严重的患者,可短期、适量应用刺激性泻剂,或合用灌肠剂或栓剂。

(2)妊娠期妇女:妊娠期便秘的发病机制为多因素,主要与孕激素、机械性因素和生活方式改变有关。妊娠期由于孕激素作用,胃动素减少导致结肠蠕动减慢;妊娠 6 个月以上时,子宫增大,压迫肠管,使肠内容物运行障碍;饮食习惯改变和运动减少也参与便秘的发生。妊娠期便秘的治疗:首先,建议患者改变生活方式,增加膳食纤维、多饮水和适当运动;其次,容积性泻药、聚乙二醇、乳果糖的安全性好、作用缓和且对胎儿无不良影响,可作为妊娠期便秘患者的首选泻剂。比沙可啶和番泻叶可引起肠道痉挛,长期使用可引起电解质紊乱。其他蒽醌类泻药和蓖麻油可能有致畸或诱发子宫收缩的风险,应避免使用。

(3)儿童:由于疼痛或社会因素(如上学)而反复主动地克制排便是引起儿童便秘的最常见原因。排便频率与饮食、社会习惯、如厕训练、排便设施、家庭文化信仰、家庭内部关系和每日活动有关。儿童功能性便秘的治疗包括非药物治疗和药物治疗,非药物治疗包括家庭教育、合理饮食和排便习惯训练。家庭教育与药物治疗同等重要,前者包括告知患儿家庭辨识克制排便行为和采取干预措施,如规律如厕、记录排便日记,以及建立成功排便的奖励制度。合理饮食包括足量饮水,均衡膳食,鼓励母乳喂养,增加膳食纤维的摄入。存在粪便嵌塞的儿童应采用口服(容积性或渗透性泻剂)或经直肠用药(开塞露或 0.9% 的氯化钠溶液)解除嵌塞粪块。解除嵌塞后,应启动维持治疗。聚乙二醇是便秘患儿的一线治疗药物,容积性泻药和乳果糖也被证实有效,且耐受性良好。

(4)糖尿病患者:便秘是糖尿病患者常见的消化道症状,虽然控制血糖可能对糖尿病患者的便秘治疗有益,但糖尿病便秘仍少有特异性的治疗措施。糖尿病患者的便秘治疗与慢性便秘相似,除调整生活方式外,可使用容积性泻药、渗透性泻药、刺激性泻药。对于顽固性病例,可尝试使用新型通便药物,如普芦卡必利、鲁比前列酮和利那洛肽,但这些药物尚缺乏在糖尿病便秘患者中的应用研究。

(5)阿片类药物相关性便秘:阿片类药是治疗慢性疼痛的主要药物,而便秘是各种阿片类药最常见的不良反应,临床称之为 OIC(opioid-induced constripation)。其机制主要是阿片与胃肠道内 μ 受体结合,抑制胃肠动力和肠液分泌。OIC 的预防非常重要,预防措施应与阿片类药治疗同时开始,包括预防性使用通便药和改变生活习惯(如增加液体摄入、增加膳食纤维、适当锻炼等)。OIC 的治疗药物包括容积性泻剂、渗透性泻剂、刺激性泻剂。对于以上常规泻剂无效的患者,可尝试治疗 OIC 的新兴药物,包括促分泌药、促动力药、羟考酮与纳洛酮缓释剂、外周 μ- 阿片受体拮抗剂。

(五)药学监护

1. 疗效监护 缓泻药的作用效果和起效时间是疗效监护的两个主要指标,各药物在常规临床剂量产生的作用和潜伏期如表 4-3-5 所示,应根据患者的临床反应调整用药品种和剂量,达到治疗目标。对于需要长期用药的患者,应选用达到软化粪便的最佳剂量。

表 4-3-5 缓泻药常规临床剂量时的作用和潜伏期

作用效果 起效时间	软化粪便 1~3 日	软化或半流体粪便 6~12 小时	水性粪便 1~6 小时
缓泻药	容积性泻药 欧车前亲水胶 聚卡波非钙 麦麸 渗透性泻药 乳果糖 聚乙二醇 4000* 润滑性泻药 / 粪便软化剂 液状石蜡 多库酯钠	刺激性泻药 酚酞 比沙可啶(口服) 蒽醌类药物	渗透性泻药(泻盐) 硫酸镁 磷酸钠 刺激性泻药 比沙可啶(栓剂)

注:*高剂量时与电解质组成复方肠道清洗剂,产生快速泻下作用。

甘油口服可被吸收,灌肠给药时可作为吸水药和润滑药发生作用。直肠给药产生的水分保持作用可刺激肠道蠕动,产生排便反射,通常在 1 小时之内起效。

慢性便秘患者,根据病情严重程度进行分级诊断、分层治疗,既能正确诊断、合理有效治疗,又可减少不必要的检查、降低诊治费用。

一级治疗:适用于多数轻、中度慢性便秘患者。若年龄 >40 岁、有报警征象、对疾病过度担心者,可进行辅助检查以明确是否存在器质性疾病,并作相应处理,否则可选择经验性治疗。强调生活方式调整、认知治疗,慎用引起便秘的药物,根据患者便秘特点选用容积性泻药、渗透性泻药、促动力药,疗程为 2~4 周。若治疗无效,可考虑加大剂量或联合用药。

二级治疗:主要对象为经验性治疗无效的患者,可酌情选择进行检测试验确定便秘类型,并初步评估心理状况后,进一步选择治疗方案。混合型便秘患者先进行生物反馈治疗,无效时加用泻药。

三级治疗：主要对象是对二级治疗无效的患者，应对患者进行重新评估，注意患者是否已改变不合理的生活方式和排便习惯、有无特殊原因引起的便秘，尤其是与便秘密切相关的结肠、肛门直肠形态异常，注意患者的依从性、治疗是否规范、有无精神心理障碍等。这些患者多是经多种治疗而疗效不满意的难治性便秘患者，需进一步安排结肠和肛门直肠形态学、功能学检查，必要时需多学科包括心理科的会诊，以确定合理的个体化综合治疗方案。对于仍无效的患者，需评估手术风险和患者的获益，严格掌握适应证，慎重选择手术治疗。

2. 安全性监护　药物不良反应的监测与处理，见表4-3-6。

表4-3-6　药物不良反应的监测与处理

药品名称	ADR	防治策略
容积性泻药		
欧车前亲水胶	①偶有轻微的腹胀、恶心。②对欧车前敏感者，吸入或摄入可引起过敏反应。可能引起支气管哮喘以及威胁生命的严重过敏反应	①从小剂量开始可避免，坚持服用可消失。②出现过敏及时停药，对症治疗
聚卡波非钙片	常见和偶见：①嗳气、呕吐、口渴、腹胀、腹泻、便秘、腹痛、肠鸣等；②皮疹、瘙痒等；③白细胞减少；④肝、肾功能异常（如：GPT、GOT升高，尿潜血、尿蛋白阳性）；⑤水肿、头痛	①一般疗程不超过2周。②出现过敏反应，血象改变，肝、肾功能异常应立即停药
小麦纤维素颗粒	少数患者服用后可能出现腹胀和腹鸣	很快减轻，并在1~2周内消失
渗透性泻药		
乳果糖口服溶液	①治疗初始几天可能会有腹胀。②当剂量高于推荐治疗剂量时，可能会出现腹痛和腹泻。③如果长期大剂量服用（通常仅见于肝性脑病的治疗），患者可能会因腹泻出现电解质紊乱	①腹胀继续治疗即可消失。②因剂量高出现腹痛、腹泻时，应减少使用剂量。③加强对肝性脑病患者电解质水平的监测，出现紊乱及时对症治疗
聚乙二醇4000散	①可能出现腹泻；长期大量服药可能会因腹泻出现电解质紊乱。②对肠功能紊乱患者，有可能出现腹痛。③据报道偶有腹胀和恶心。④罕有过敏性反应，如皮疹、荨麻疹和水肿。特例报道有过敏性休克	①停药后24~48小时腹泻即可消失，随后可减少剂量继续治疗。需长期使用遵医嘱。②腹痛、腹胀、恶心严重或不能耐受者应更换治疗药物。③过敏立即停药，对症处理
硫酸镁	①稀释不充分，溶液浓度过高，可引起脱水。②胃肠道有溃疡、破损之处，易造成镁离子大量的吸收而引起中毒	①充分稀释，保证液体摄入。②禁用于肠道出血患者，慎用于消化道溃疡患者

续表

药品名称	ADR	防治策略
刺激性泻药		
酚酞片	①偶见皮炎、药疹、瘙痒、灼痛及肠炎、出血倾向等。 ②罕见过敏反应。 ③药物过量或长期滥用时可造成电解质紊乱,诱发心律失常、神志不清、肌痉挛以及倦怠无力等症状	①过敏应立即停药,对症处理。 ②短期、间断使用,避免超量或者长期用药
比沙可啶肠溶片	①偶见明显的腹部绞痛。 ②可引起过度腹泻。 ③可出现尿色异常和低钾血症	①腹部绞痛停药后即消失。 ②短期间断使用,不宜长期使用(不超过 7 天)
比沙可啶栓	直肠给药有时有刺激性、引起直肠炎或过度腹泻	短期、间断使用,避免超量或者长期用药
蒽醌类泻药	①可见腹痛和腹泻。 ②长期(至少 4~9 个月)使用蒽醌类缓泻药的患者可见结肠黏膜上的黑色素沉着(称为结肠黑变病)。 ③与泻药性结肠炎的发生有关,可见于长期(多年)滥用泻药的患者(尤其是妇女)	①短期、间断服用,避免超量或者长期用药。 ②结肠黑变病是良性的,停用缓泻药即可逆转
润滑性泻药 / 粪便软化剂		
开塞露(含甘油) 甘油灌肠剂	国内说明书尚未见有不良反应报道,但容易产生依赖。 (国外报道可引起腹部绞痛、直肠刺激、里急后重)	①短期对症治疗,不可长期滥用。 ②拔开后的注药导管开口应光滑,以免擦伤肛门或直肠。 ③甘油灌肠剂冬季宜用 40℃温水预热后使用
液状石蜡	①干扰脂溶性维生素吸收。 ②有吸入肺部的危险。 ③曾有报道在全身性吸收液状石蜡后在肝、脾或肠系膜淋巴结内发生异物肉芽肿或液状石蜡瘤	①不超过临床剂量,避免久服。 ②有吞咽异常者不宜口服给药。服用后保持直立位至少 2 小时以减少脂肪性肺炎的危险
多库酯钠片	有些患者可能会有腹胀、腹痛、食欲缺乏、恶心、腹泻、肛门胀痛、口干、失眠、头痛、皮疹	连续使用不宜超过 1 周
促动力剂		
普芦卡必利片	①很常见:恶心、腹泻、腹痛、头痛。 ②常见:呕吐、消化不良、直肠出血、胃肠胀气、肠鸣音异常、头晕、尿频、疲劳。 ③少见:食欲减退、震颤、心悸、发热、全身乏力	用药期间,特别是在用药第 1 天,注意可引起头晕和疲乏,可能对驾驶及操控机器产生影响

药品名称	ADR	防治策略
莫沙必利片	①主要表现为腹泻、腹痛、口干、皮疹及倦怠、头晕等。 ②偶见嗜酸性粒细胞增多、甘油三酯（TG）升高及GPT、GOT、碱性磷酸酶（AKP）、γ-谷氨酰转肽酶（γ-GTP）升高	①老年人注意观察，发生不良反应时应减少剂量（如：7.5mg/d）并采取相应措施。 ②患者出现伴有GOT，GPT，γ-GTP等上升的肝功能障碍或黄疸时应立即停药
益生菌		
地衣芽孢杆菌活菌胶囊	偶见大便干结、腹胀。大剂量服用可发生便秘	避免超剂量服用
双歧杆菌三联活菌胶囊	未发现明显不良反应	
枯草杆菌肠球菌二联活菌肠溶胶囊	偶可见恶心、头痛、头晕、心慌	停药可恢复

3. 患者教育

(1)生活方式调整：①膳食，增加纤维素和水分的摄入，推荐摄入膳食纤维20~35g/d、至少饮水1.5~2.0L/d。②适度运动，一般推荐运动量为30~60min/d，至少2次/周，尤其对久病卧床、运动少的老年患者更有益。③建立良好的排便习惯，结肠活动在晨醒和餐后最为活跃，建议患者在晨起或餐后2小时内尝试排便，排便时集中注意力，减少外界因素的干扰，只有建立良好的排便习惯，才能真正完全解决便秘问题。

(2)用药规范与注意事项：见表4-3-7。

表4-3-7　用药规范与注意事项

药品名称	服药规范	注意事项
容积性泻药		
欧车前亲水胶	餐后半小时（qd服药应于早餐后）200ml凉水或温水，搅拌均匀，尽快喝下，如混合液太稠，补加适量水搅匀后服	①足量的水送服，服后多饮水，有助于增强疗效，以防肠梗阻和食管阻塞。 ②对老年人、体弱、肠道狭窄、胃肠动力不足者应认真监护。 ③与其他药物同服时最好间隔2小时。 ④首次服用欧车前亲水胶时，注意可能发生过敏反应。 ⑤聚卡波非钙片禁用于高钙血症、肾结石、肾功能不全患者。慎用于服用活性维生素D、地高辛、易患高钙血症、胃酸缺乏或胃部切除术后,透析或轻度肾功能不全患者。 ⑥小麦过敏者服用小麦纤维素颗粒可能产生过敏
聚卡波非钙片	饭后用足量水送服。一般疗程不超过2周	
小麦纤维素颗粒	一次3.5g（一次1包），一天2~4次；至少1周，之后逐渐减量至每日2次或1次，每日清晨都应服药。可加入食物或饮料中服用。每次用200ml左右的液体一起服用可达最佳效果	

续表

药品名称	服药规范	注意事项
渗透性泻药		
乳果糖口服溶液	宜在早餐时一次服用。如2天后仍未有明显效果，可考虑加量。治疗便秘可加量至60ml（含乳果糖40g)/d	①一些患者不喜欢有甜味的药物，用水稀释或用果汁送服可遮蔽药物的味道。②乳果糖在治疗便秘剂量(20g/d)条件下，不会对糖尿病患者带来任何问题；治疗肝性昏迷或昏迷前期的剂量较高，糖尿病患者应慎用。③100ml溶液中含乳糖≤6g，乳糖酶缺乏症患者应注意
聚乙二醇4000散	每袋内容物溶于一杯水中后服用	①含有山梨糖醇，果糖不耐受患者禁用。②可以用于糖尿病或需要无乳糖饮食的患者。③最好与其他药物间隔较长一段时间服用（至少2小时）。④不要长期使用，儿童(≥8岁)应为短期治疗，疗程最好不超过3个月
硫酸镁	每次口服5~20g，一般为清晨空腹服，同时饮100~400ml水，也可用水溶解后服用	①充分稀释，大量饮水以加强导泻作用，防止脱水。②慎用于肾功能不全、儿童及老年人。③偶尔使用效果比较好，防止滥用
刺激性泻药		
酚酞片	睡前顿服	①短期、间断使用，避免超量或者长期用药。②长期应用可使血糖升高、血钾降低；可引起对药物的依赖性。③与碳酸氢钠及氧化镁等碱性药并用，能引起粪便变色
比沙可啶肠溶片	整片吞服，可睡前服药	①有较强刺激性，应避免吸入或与眼、皮肤黏膜接触。②为避免胃肠道刺激，应用肠溶片在服药时不得咀嚼或压碎。③进餐1小时内不宜服用本品，服药前后1~2小时不得服牛奶或抗酸药
比沙可啶栓	直肠给药	①使用3天无效应就医。②用药后较短时间内排便，药品可能未完全溶解而随粪便排出，但不影响疗效
蒽醌类泻药	按具体制剂说明书服药	①蒽醌类泻药存在于大黄、番泻叶、鼠李、芦荟等植物，及麻仁丸、木香理气片、苁蓉润肠口服液、当归龙荟片、通便宁片等中成药以及相关保健品中。②应短期、间断服用
润滑性泻药/粪便软化剂		
开塞露（含甘油）	将容器顶端盖拔开，涂以少许，缓慢插入肛门，然后将药液挤入直肠内	①拔开后的注药导管开口应光滑，以免擦伤肛门或直肠。②对儿童、年老体弱者、大便嵌塞者较为适宜。③短期对症治疗，不可长期滥用，以免产生依赖

续表

药品名称	服药规范	注意事项
甘油灌肠剂	取下包装盖帽,让少量药液流出滋润管口,患者侧卧位插入肛门内(小儿插入3~7cm,成人插入6~10cm)。用力挤压容器,将药液缓慢注入直肠内,注完后,将注入管缓缓拔出,然后用清洁棉球按住肛门1~2分钟,通常5~15分钟即可排便	①用于年老体弱便秘者较好。 ②严重心力衰竭患者使用遵医嘱。 ③冬季宜用40℃温水预热后使用
液状石蜡	一次15~30ml,睡前服用	①有吞咽异常者不宜口服给药。 ②服用后保持直立位至少2小时以减少脂肪性肺炎的危险。 ③不可超量,避免久服。 ④不与多库酯钠同时服用
多库酯钠片	100~300mg/d,首次排便之前服用高剂量,维持阶段服用较低剂量	①作用温和、起效缓慢,不宜用于肠镜手术前清洁肠道的患者或需要立即通便的患者。 ②连续用药一般不超过1周。 ③不与液状石蜡同时服用
促动力剂		
普芦卡必利片	可在一天中任何时间服用,餐前餐后均可	①大于65岁的老年患者起始剂量为1mg,如有需要,可增加至2mg。 ②每日剂量超过2mg时,可能不会增加疗效。 ③治疗4周后无效,应该对患者进行重新评估。 ④有效性和安全性仅在慢性功能性便秘治疗中得到证明,不建议用于疾病继发的便秘和药物相关性便秘。慎用于有心律失常或缺血性心血管病病史的患者
莫沙必利片	通常饭前口服(有些制剂品种指明饭后也可)	①用药2周症状未改善时,应停药就医,不可盲目延长疗程。 ②加强对老年人不良反应的监测
益生菌		
地衣芽孢杆菌活菌胶囊	饭后口服,首次加倍。对吞咽困难者,服用时可打开胶囊,将药粉加入少量温开水或奶液混合后服用	①溶解时水温不宜超过40℃。 ②与抗菌药物合用需间隔2~3小时。 ③铋剂、鞣酸、药用炭、酊剂等能抑制、吸附或杀灭活菌,故应错时分开服用。 ④活菌胶囊勿置于高温处,有些品种的活菌制剂(如双歧杆菌三联活菌制剂)需要2~8℃冷藏保存
双歧杆菌三联活菌胶囊	重症加倍,饭后半小时温水服用,可将胶囊内药粉用温开水或温牛奶冲服	
枯草杆菌肠球菌二联活菌肠溶胶囊	整粒吞服,饭后服药	

（六）特殊人群用药

1. 肾功能不全患者用药 肾功能不全患者的用药剂量,见表4-3-8。

表 4-3-8 肾功能不全患者的用药剂量

药物	肾功能不全（Ccr,ml/min）
容积性泻药	
欧车前亲水胶	无须调整剂量
聚卡波非钙片	轻度肾功能不全者慎用,中重度肾功能不全者禁用
小麦纤维素颗粒	无须调整
渗透性泻药	
乳果糖口服溶液	尿毒症禁用
聚乙二醇4000散	无须调整
硫酸镁	慎用,用量应酌减
刺激性泻药	
酚酞片	少量代谢物经肾排泄
比沙可啶肠溶片	少于5%被吸收,与葡糖醛酸结合后经尿液排出
比沙可啶栓	
蒽醌类泻药	在小肠很少被吸收,在结肠活化后被不同程度地吸收,然后排入胆汁、唾液、乳汁和尿液中
润滑性泻药/粪便软化剂	
开塞露（含甘油）	直肠给药,吸收很少
甘油灌肠剂	
液状石蜡	无参考
多库酯钠片	口服基本不吸收
促动力剂	
普芦卡必利片	轻中度无须调整,重度肾功能不全减量为1mg qd
莫沙必利片	无参考
益生菌	
地衣芽孢杆菌活菌胶囊	无须调整
双歧杆菌三联活菌胶囊	无须调整
枯草杆菌肠球菌二联活菌肠溶胶囊	无须调整

2. 肝功能不全患者用药　肝功能评级采用 Child-Pugh 评分(可参见表 3-1-8),肝功能不全的患者用药剂量,见表 4-3-9。

表 4-3-9　肝功能不全的患者用药剂量

药物	肝功能不全
容积性泻药	
欧车前亲水胶	无须调整
聚卡波非钙片	无须调整
小麦纤维素颗粒	无须调整
渗透性泻药	
乳果糖口服溶液	无须调整
聚乙二醇 4000 散	无须调整
硫酸镁	无须调整
刺激性泻药	
酚酞片	口服约 15% 被吸收,部分代谢物经胆汁排泄,有肝肠循环
比沙可啶肠溶片	少于 5% 被吸收,部分代谢物可经胆汁排泄
比沙可啶栓	
蒽醌类泻药	在小肠很少被吸收,在结肠活化后被不同程度地吸收,然后排入胆汁、唾液、乳汁和尿液中
润滑性泻药 / 粪便软化剂	
开塞露(含甘油)	直肠给药,吸收很少
甘油灌肠剂	
液状石蜡	无参考
多库酯钠片	口服基本不吸收
促动力剂	
普芦卡必利片	轻中度无须调整,重度肝功能不全减量为 1mg qd
莫沙必利片	无参考
益生菌	
地衣芽孢杆菌活菌胶囊	无须调整
双歧杆菌三联活菌胶囊	无须调整
枯草杆菌肠球菌二联活菌肠溶胶囊	无须调整

3. 妊娠期妇女用药 FDA 药品说明书中关于便秘药物在妊娠期使用的信息:

(1)乳果糖:动物实验未见对胚胎的不良影响;口服吸收很少,必要时孕妇短期应用安全/低危,但不良反应可能限制其应用(未找 FDA 到说明书,引用 Drugs.com)。

(2)聚乙二醇:此药口服吸收少,可能不会导致胎儿畸形。但在充分的妊娠期安全性研究之前,应避免使用聚乙二醇,除非其他方法疗效不佳(未找到 FDA 说明书,引用 Drugs.com)。

(3)比沙可啶:孕妇用药的数据有限,不作为孕妇便秘的首选,不推荐长期使用,可短期使用(未找到 FDA 说明书,引用 Drugs.com)。

(4)番泻叶:不作为孕妇便秘的首选,不推荐长期使用,可短期使用(未找到 FDA 说明书,引用 Drugs.com)。

(5)普芦卡必利:动物实验未见对胚胎的不良影响;目前已知的病例报告未发现服药导致流产、重大先天缺陷或不良的母婴结局。

妊娠期妇女用药参考,见表 4-3-10。

表 4-3-10 妊娠期妇女用药参考

药物		FDA 妊娠分级[*]	国内说明书
容积性泻药	欧车前亲水胶	B	可用(指南[#])
	聚卡波非钙片		安全性未确立,慎用
	小麦纤维素颗粒	B	适用
渗透性泻药	乳果糖口服溶液	B	适用
	聚乙二醇 4000 散		慎用
	硫酸镁		禁用
刺激性泻药	酚酞片	C	禁用
	比沙可啶肠溶片	B	慎用
	比沙可啶栓	B	禁用
	蒽醌类泻药	番泻叶苷 A 和 B 的妊娠分级为 C	参照各制剂说明书,通常禁用
润滑性泻药/粪便软化剂	开塞露(含甘油)		尚不明确(通常认为可用)
	甘油灌肠剂		尚不明确
	液状石蜡		尚不明确
	多库酯钠片		慎用
促动力剂	普芦卡必利片		不建议使用,育龄期女性使用应避孕
	莫沙必利片		预期治疗获益大于风险时才可使用(无孕妇用药安全性的相关研究)

续表

药物		FDA 妊娠分级 [*]	国内说明书
益生菌	地衣芽孢杆菌活菌胶囊		尚不明确
	双歧杆菌三联活菌胶囊		尚不明确
	枯草杆菌肠球菌二联活菌肠溶胶囊		尚不明确

注:[*] 美国 FDA2015 年 6 月前将影响胎儿的药物分为 A、B、C、D、X 五类,之后改为使用新的"妊娠哺乳期规则",但并未覆盖非处方药物和部分药品,且临床上妊娠分级仍有参考价值,故本书中予以保留,FDA 药品说明书中关于妊娠期用药的详细描述见上文。B 级:动物研究显示无风险,但人体研究不足或动物研究提示的某些危险不支持人体研究。C 级:动物研究提示风险,但人体研究不足或无人体 / 动物研究。

[#] 通便药在妇产科合理应用专家共识(2014 年)。

4. 哺乳期妇女用药

哺乳期妇女用药参考,见表 4-3-11。

表 4-3-11 哺乳期妇女用药参考

药物		国内说明书
容积性泻药	欧车前亲水胶	可用(指南 [*])
	聚卡波非钙片	安全性未确立,慎用
	小麦纤维素颗粒	适用
渗透性泻药	乳果糖口服溶液	适用
	聚乙二醇 4000 散	适用
	硫酸镁	禁用
刺激性泻药	酚酞片	禁用
	比沙可啶肠溶片	用药期间不宜哺乳
	比沙可啶栓	
	蒽醌类泻药	参照各制剂说明书,通常为禁用
润滑性泻药 / 粪便软化剂	开塞露(含甘油)	尚不明确
	甘油灌肠剂	
	液状石蜡	尚不明确
	多库酯钠片	慎用
促动力剂	普芦卡必利片	不建议使用
	莫沙必利片	避免服用,服药停止哺乳
益生菌	地衣芽孢杆菌活菌胶囊	尚不明确
	双歧杆菌三联活菌胶囊	尚不明确
	枯草杆菌肠球菌二联活菌肠溶胶囊	尚不明确

注:[*] 通便药在妇产科合理应用专家共识(2014 年)。

参 考 文 献

［1］ 中华医学会消化病学分会胃肠动力学组,功能性胃肠病协作组.中国慢性便秘专家共识意见(2019,广州).中华消化杂志,2019,39(9):577-598.

［2］ 中华医学会消化病学分会胃肠动力学组,中华医学会外科学分会结直肠肛门外科学组.中国慢性便秘诊治指南(2013,武汉).中华消化杂志,2013,33(5):291-297.

［3］ 中华医学会老年医学分会,中华老年医学杂志编辑委员会.老年人慢性便秘的评估与处理专家共识.中华老年医学杂志,2017,36(4):371-381.

［4］ LEMBO A,CAMILLERI M.Chronic constipation.N Engl J Med,2003,349(14):1360-1368.

［5］ DROSSMAN D A.The functional gastrointestinal disorders and the Rome Ⅲ process.Gastroenterology,2006,130(5):1377-1390.

［6］ 国家药典委员会.中华人民共和国药典临床用药须知.2015年版.北京:中国医药科技出版社,2017.

［7］ BRUNTON L.Goodman and Gilman's the Pharmacological Basis of Therapeutics.12th ed.New York:McGraw-Hill Education,2011:1324-1335.

［8］ 妇产科通便药合理应用专家委员会.通便药在妇产科合理应用专家共识.中华医学杂志,2014,94(46):3619-3622.

［9］ MARIE A.CHISHOLM-BURNS.消化系统疾病治疗原理与实践.2版.刘丽利译.北京:人民军医出版社,2013:55-75.

第五章 | 内分泌系统疾病

第一节 2型糖尿病

2型糖尿病临床治疗流程图:

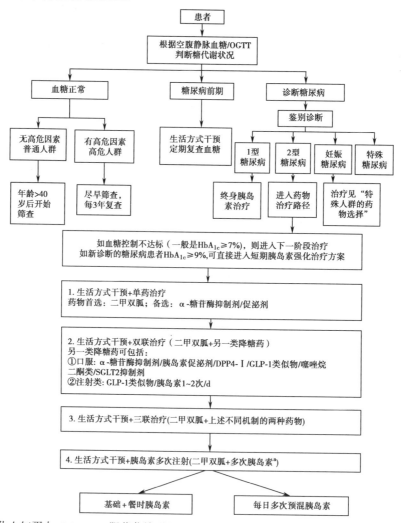

注:HbA$_{1c}$,糖化血红蛋白;OGTT,口服葡萄糖耐量试验;[a] 二甲双胍为单药治疗首选,在胰岛素多次注射时,对于肥胖患者可考虑加用二甲双胍。

一、2 型糖尿病概述

(一) 糖尿病诊断

1. 判断糖代谢状况　根据空腹静脉血糖或口服葡萄糖耐量试验(OGTT)糖负荷后 2 小时血糖判断(指血不能作为判断标准),详见表 5-1-1。

表 5-1-1　糖代谢状态分类(WHO　1999)

糖代谢分类	静脉血浆葡萄糖 /(mmol/L)	
	空腹血糖	糖负荷后 2 小时血糖
正常血糖	<6.1	<7.8
空腹血糖受损(IFG)	6.1 ~ <7.0	<7.8
糖耐量减低(IGT)	<7.0	7.8 ~ <11.1
糖尿病	≥ 7.0	≥ 11.1

注:IFG 和 IGT 统称为糖调节受损,也称糖尿病前期。

2. 糖尿病诊断标准　见表 5-1-2。

表 5-1-2　糖尿病诊断标准

诊断标准	静脉血浆葡萄糖水平 /(mmol/L)
(1)典型糖尿病症状(多饮、多尿、多食、体重下降)加上随机血糖监测	≥ 11.1
或加上	
(2)空腹血糖监测	≥ 7.0
或加上	
(3)葡萄糖负荷后 2 小时血糖检测	≥ 11.1
无糖尿病症状者,需改日重复检查	

注:空腹状态指至少 8 小时没有进食热量;随机血糖指不考虑上次用餐时间,一天中任何时间的血糖,不能用于诊断空腹血糖受损或糖耐量异常。以上 3 条满足任何一条可诊断为糖尿病。

(二) 糖尿病分型

1 型和 2 型糖尿病鉴别往往是多因素综合判断,详见表 5-1-3。

表 5-1-3　1 型和 2 型糖尿病特点

	1 型糖尿病（T1DM）	2 型糖尿病（T2DM）
起病	急性起病,症状明显	缓慢起病,症状不明显
临床特点	体重下降	肥胖
	多尿	较强的 2 型糖尿病家族史
	烦渴,多饮	有高发病率种族
		黑棘皮病
		多囊卵巢综合征
酮症	常见	通常没有
C 肽	低 / 缺乏	正常 / 升高
抗体		
ICA	阳性	阴性
GADA	阳性	阴性
IA-2A	阳性	阴性
治疗	胰岛素	生活方式、口服降糖药或胰岛素
相关的自身免疫性疾病	并存概率高	并存概率低

注:ICA,胰岛细胞抗体;GADA,谷氨酸脱羟酶抗体;IA-2A,人胰岛细胞抗原 2 抗体。

（三）糖尿病筛查

1. 成人高危因素　在成年人（>18 岁）中,具有下列任何 1 个及以上的糖尿病危险因素者:

（1）年龄 ≥ 40 岁。

（2）有糖调节受损史。

（3）超重（BMI ≥ 24kg/m²）或肥胖（BMI ≥ 28kg/m²）和 / 或中心型肥胖（男性腰围 ≥ 90cm,女性腰围 ≥ 85cm）。

（4）静坐生活方式。

（5）一级亲属中有 2 型糖尿病家族史。

（6）有巨大儿（出生体重 ≥ 4kg）生产史或妊娠糖尿病病史的妇女。

（7）高血压［收缩压 ≥ 140mmHg 和 / 或舒张压 ≥ 90mmHg（1mmHg=0.133Pa）］,或正在接受降压治疗。

（8）血脂异常［高密度脂蛋白胆固醇（HDL-C）≤ 0.91mmol/L（≤ 35mg/dl）、甘油三酯 ≥ 2.22mmol/L（≥ 200mg/dl）］,或正在接受调脂治疗。

（9）动脉粥样硬化性心脑血管疾病患者。

（10）有一过性类固醇糖尿病病史者。

（11）多囊卵巢综合征（PCOS）患者。

（12）长期接受抗精神病药物和 / 或抗抑郁药物治疗的患者。

对于成年人的糖尿病高危人群,不论年龄大小,宜及早开始进行糖尿病筛查。首次筛查结果正常者,宜每 3 年至少重复筛查 1 次。

2. 青少年高危因素　在儿童和青少年(≤ 18 岁)中,超重(BMI> 相应年龄值、性别的第 85 百分位)或肥胖(BMI> 相应年龄、性别的第 95 百分位)且合并下列任何一个危险因素者:

(1)一级或二级亲属中有 2 型糖尿病家族史。

(2)存在与胰岛素抵抗相关的临床状态(如黑棘皮病、高血压、血脂异常、PCOS)。

(3)母亲怀孕时有糖尿病病史或被诊断为妊娠糖尿病。

对于儿童和青少年的糖尿病高危人群,宜从 10 岁开始,但青春期提前的个体则推荐从青春期开始。首次筛查结果正常者,宜每 3 年至少重复筛查一次。

二、2 型糖尿病的药物治疗与药学监护

(一)糖尿病控制目标

糖尿病治疗的近期目标是通过控制高血糖和相关代谢紊乱来消除糖尿病症状和防止出现急性代谢并发症;远期目标是通过良好的代谢控制达到预防慢性并发症(包括微血管病变和大血管病变),提高糖尿病患者的生活质量和延长寿命。

其中慢性并发症的发生与很多因素相关,包括遗传、年龄、性别、血糖控制水平、病程及其他心血管危险因素,因此对糖尿病患者需关注综合控制目标。

对血糖的控制目标需要个体化,需考虑的因素主要有患者年龄、预期寿命、糖尿病病程长短、并发症、低血糖发生风险(与治疗方案、自身胰岛功能有关)等。

1. 综合控制目标　详见表 5-1-4。

表 5-1-4　中国 2 型糖尿病综合控制目标

指标	目标值
血糖 /(mmol/L)[a]	
空腹	4.4~7.0
非空腹	10.0
糖化血红蛋白 /%	<7.0
血压 /mmHg	<130/80
总胆固醇 /(mmol/L)	<4.5
高密度脂蛋白胆固醇 /(mmol/L)	
男性	>1.0
女性	>1.3
甘油三酯 /(mmol/L)	<1.7
低密度脂蛋白胆固醇 /(mmol/L)	
未合并冠心病	<2.6
合并冠心病	<1.8
体重指标 /(kg/m²)	<24.0

续表

指标	目标值
尿白蛋白/肌酐比值/[mg/mmol(mg/g)]	
男性	<2.5(22.0)
女性	<3.5(31.0)
尿白蛋白排泄率/[μg/min(mg/d)]	<20.0(30.0)
主动有氧活动/(min/w)	≥150

注:^a 毛细血管血糖。

2. **糖化血红蛋白(HbA$_{1c}$)** 个体化目标 HbA$_{1c}$ 是评价长期血糖控制的金指标。一般的控制目标为 HbA$_{1c}$ 在 7% 以下;而对于年轻无低血糖风险的患者可以控制得更严格;随着患者年龄增大、低血糖风险增高、并发症增多,需要放宽降糖目标,以免出现低血糖。对于预期寿命小于 5 年或低血糖风险极高的患者,糖化血红蛋白目标可放宽至 9% 以下。具体不同人群建议控制的个体化目标见表 5-1-5,HbA$_{1c}$ 对应的血糖值参见表 5-1-6。

表 5-1-5 成人 2 型糖尿病 HbA1c 控制目标建议

HbA$_{1c}^a$	适用人群
<6%	妊娠期合并糖尿病尽量控制在此标准
<6.5%	病程较短、预期寿命较长、无并发症、未合并心血管疾病的 T2DM 患者;糖尿病患者计划妊娠
<7%	一般 T2DM 控制目标
<7.5%	健康^b 老年患者,预期寿命 >10 年的患者
<8%	复杂或中等程度的健康老年患者,复杂或合并 CVD、合并其他严重并发症;高龄(>80 岁)、中等长度预期寿命,严重低血糖史、低血糖风险较高;高治疗负担
<8.5%	非常复杂/健康状况较差的老年患者,有限的预期寿命(如恶性肿瘤预期生存期 <5 年),治疗获益不确定

注:^aHbA$_{1c}$ 达标的前提是保证安全性且具有可行性,更低的 HbA$_{1c}$ 治疗目标可适用于没有反复或严重低血糖,或没有治疗负担的个体;^b 老年患者的健康状况包括患者并存的慢性疾病、日常活动能力、认知功能状态。

不推荐更宽松的超过 8.5% 的 HbA$_{1c}$ 控制目标,因为患者会更频繁地暴露于高血糖的状态,导致急性并发症,如尿糖、脱水、高血糖高渗状态、伤口不愈合的发生风险增加。

表 5-1-6 糖化血红蛋白水平与平均血糖水平对照表

HbA$_{1c}$/%	平均静脉血糖/(mmol/L)	平均空腹血糖/(mmol/L)	平均餐前血糖/(mmol/L)	平均餐后血糖/(mmol/L)	平均睡前血糖/(mmol/L)
6	7.0				
5.5~6.5		6.8	6.5	8.0	7.5

续表

HbA$_{1c}$/%	平均静脉血糖 /（mmol/L）	平均空腹血糖 /（mmol/L）	平均餐前血糖 /（mmol/L）	平均餐后血糖 /（mmol/L）	平均睡前血糖 /（mmol/L）
6.5~6.99		7.9	7.7	9.1	8.5
7	8.6				
7~7.49		8.4	8.4	9.8	9.8
7.5~7.99		9.3	8.6	10.5	9.7
8	10.2				
8~8.5		9.9	9.9	11.4	12.3
9	11.8				
10	13.4				
11	14.9				
12	16.5				

（二）治疗原则

1. 生活方式干预贯穿始终。

2. 在不出现低血糖的基础上，将血糖尽量控制到目标范围。

3. 治疗方案的选择需要个体化，需结合临床经验和患者意愿。

（三）非药物治疗

1. **生活方式**　血糖的控制需要饮食、运动、自我监测、患者教育、药物 5 方面一起配合，称为"五驾马车"。生活方式的干预需要贯穿糖尿病前期到终身治疗，具体建议见下文"药学监护"。

2. **代谢手术（减重手术）**　肥胖是 T2DM 的常见伴发疾病，且与 T2DM 的发病以及心血管疾病发生的风险增加显著相关。生活方式的干预（饮食、运动）在有些患者中依从性不佳，或对长期减重的效果并不理想。此外，有些降糖药物（如口服促泌剂、噻唑烷二酮类、胰岛素）还会增加体重。代谢手术治疗可明显改善肥胖伴 T2DM 患者的血糖控制。

（1）适应证：18~60 岁，一般状况良好，手术风险低，经生活方式干预及药物治疗难以控制的 T2DM 或伴发疾病（HbA$_{1c}$>7%）并符合以下条件的 T2DM 患者，可考虑代谢手术治疗。

1）可选适应证：BMI ≥ 32.5kg/m^2，有或无合并症的 T2DM。

2）慎选适应证：27.5 ≤ BMI ≤ 32.5kg/m^2，且有 T2DM 尤其存在其他心血管风险因素时，慎选。

3）暂不推荐：25 ≤ BMI ≤ 27.5kg/m^2，合并 T2DM，并有向心性肥胖，且至少有高甘油三酯、低 HDL-C 水平、高血压中的两项。

（2）减重手术的管理

1）术前：进行筛选和评估。

2）手术治疗：在二级及二级以上综合性医疗单位开展代谢手术。

3)术后:限制总热量,采用渐进式的阶段饮食;注意饮食禁忌;保证蛋白质的摄入,每天至少60~120g 蛋白质;补充水分、维生素、微量营养素;坚持运动,每天至少 30 分钟。术后终身随访。

(四) T2DM 药物治疗

1. 我国 T2DM 药物治疗路径　图 5-1-1 所示为 T2DM 药物治疗路径(2017),图 5-1-2 为胰岛素治疗路径。

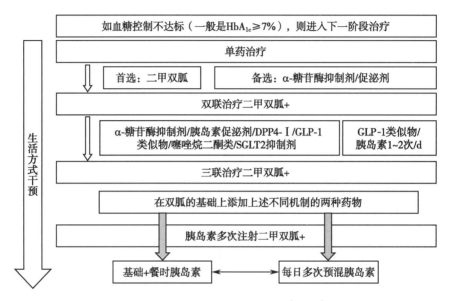

图 5-1-1　T2DM 药物治疗路径(2017)

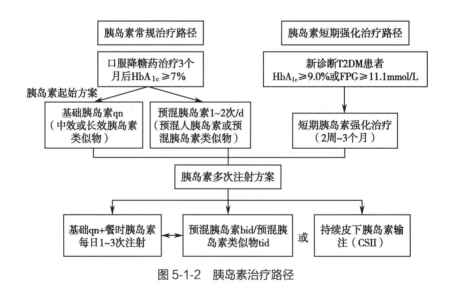

图 5-1-2　胰岛素治疗路径

2. 药物治疗宗旨

(1)运动、饮食的改善是糖尿病治疗的基础,应贯彻糖尿病患者的终身治疗。

(2)血糖监测也应贯彻糖尿病患者的终身治疗,对不同的患者治疗方案应个体化。

(3)通常某一阶段治疗 3 个月 HbA$_{1c}$仍不能达标,则进入下一阶段治疗。通常联用 3 种

口服药仍不能使 HbA_{1c} 达标,则需要联用胰岛素治疗。

(4)在某些血糖过高的情况下,可直接跳过某些阶段,进入更高的治疗阶段。

(5)在选择口服药物时,应首先考虑药物禁忌证,然后考虑患者病情、安全性、降糖特点和降糖强度选择药物。

3. 降糖方案的选择

(1)对于新诊断未治疗的患者:可先尝试生活方式干预,3 个月后不达标启动药物治疗。①若 HbA_{1c}<7.5% 或 HbA_{1c} 高于控制目标的值在 1% 以内:可启动单药治疗,首选双胍,备选 α- 糖苷酶抑制剂、口服促泌剂、DPP-4 抑制剂;②若 HbA_{1c} ≥ 7.5% 或 HbA_{1c} 高于控制目标的值在 1% 以上:可直接启动双药联合治疗;③ HbA_{1c} ≥ 9% 或 FPG ≥ 11.1 的新诊断的患者:推荐先短期胰岛素强化治疗 2 周 ~3 个月,其后续治疗需根据患者血糖情况和胰岛功能,由临床医生确定。HbA_{1c} ≥ 9% 不伴有糖尿病典型症状的患者,可考虑启动双药或三药联合治疗。

(2)对于任何阶段的患者

1)出现三多一少典型症状的患者:推荐联合应用胰岛素治疗。

2)出现严重代谢紊乱的患者:应用胰岛素强化治疗至代谢紊乱纠正。

(3)对于其他已开始药物治疗的患者:若 HbA_{1c} 不达标,考虑进入下一阶段治疗路径前,应先评估患者生活方式及用药依从性;考虑是否需要调整药物剂量。若需短时间内纠正高血糖,如 HbA_{1c} ≥ 9% 或 FPG ≥ 11.1,也可直接启动胰岛素治疗。

(4)非胰岛素降糖药的选择:选择降糖药物时应考虑药物禁忌证、适用人群、患者血糖特点、并发症、降糖强度以及经济性,参见表 5-1-7。

表 5-1-7　降糖药物特点

药物类别	常用药品名称	降糖强度	禁忌证	适用人群	备注
双胍类	二甲双胍	1%~1.5%	eGFR<45ml/(min·$1.73m^2$);严重心、肺疾病,严重感染、大手术、缺氧,代谢性酸中毒,酗酒,接受碘造影剂时暂停本品,维生素 B_{12}、叶酸缺乏未纠正	空腹 / 全天血糖高,胰岛素抵抗,体重偏大	无禁忌者首选,可贯穿糖尿病患者终身。可减少体重
α- 糖苷酶抑制剂	阿卡波糖、伏格列波糖、米格列醇	0.5%~0.8%	消化和吸收障碍者,疝气、肠梗阻、肠溃疡,严重肾功能损害	餐后血糖高,餐前易低血糖,血糖波动大,主食量大	中国应用相当广泛,地位仅次于双胍类药物
磺脲类促泌剂	格列美脲、格列齐特、格列喹酮、格列吡嗪、格列本脲	1%~1.5%	磺胺过敏者禁用磺脲类,严重肝、肾功能损害,T1DM,酮症酸中毒	胰岛功能轻度受损;短效促泌剂适合餐后血糖高,中长效适合空腹 / 全天血糖高	有低血糖风险,会增加体重,可能增加心血管风险

续表

药物类别	常用药品名称	降糖强度	禁忌证	适用人群	备注
非磺脲类促泌剂	瑞格列奈、那格列奈	0.5%~1.5%	严重肝、肾功能损害，T1DM，酮症酸中毒	胰岛功能轻度受损、餐后血糖高、磺脲类继发性失效、进餐时间不易掌握	有低血糖风险，会轻度增加体重
DPP-4抑制剂	利格列汀、西格列汀、维格列汀、阿格列汀、沙格列汀	0.4%~0.9%	胰腺炎病史慎用	全天/餐后血糖高，二甲双胍不耐受或单药控制不佳	整体安全性上较好
GLP-1类似物	艾塞那肽、利拉鲁肽	0.8%~1.5%	严重胃肠道疾病、胰腺炎史、甲状腺髓样癌史慎用	超重或肥胖，或伴ASCVD风险者，且单药治疗不佳	FDA证实利拉鲁肽可带来心血管获益，且批准用于减肥
噻唑烷二酮类	罗格列酮、吡格列酮	0.7%~1.0%	心功能Ⅲ和Ⅳ级、有症状的心力衰竭、膀胱癌禁用吡格列酮	严重胰岛素抵抗	因增加心血管风险和骨折风险，目前临床应用谨慎
SGLT2抑制剂	恩格列净、达格列净、卡格列净	0.5%~1%	重度肾损害，半年内反复发生泌尿、生殖感染者，手术/应激状态	心衰患者，或伴慢性肾功能不全者	增加泌尿系、生殖系统感染。有心血管获益和肾脏保护的优点。
速效胰岛素	门冬胰岛素、赖脯胰岛素	无绝对上限	禁忌：无绝对禁忌，过敏者避免使用或经脱敏疗法，低血糖发生时禁用。 适用于：自身胰岛素分泌不足、消瘦、不适宜口服降糖的患者	餐后血糖高且用短效胰岛素时易发生低血糖者，进餐时间不易掌握者	价格较短效胰岛素高
短效胰岛素(R)	生物合成人胰岛素、重组人胰岛素			餐后血糖高	
中效胰岛素(N)	精蛋白锌重组赖脯胰岛素、中性低精蛋白锌人胰岛素			空腹血糖高	
长效胰岛素	地特胰岛素、甘精胰岛素、德谷胰岛素			空腹血糖高且用中效胰岛素易发生低血糖者	价格较中效胰岛素高
预混胰岛素	预混人胰岛素、预混胰岛素类似物			空腹、餐后血糖均高，起始胰岛素治疗者，低血糖风险较低者	T2DM患者胰岛功能很差几乎不分泌胰岛素时及T1DM，不应使用预混胰岛素

　　注：①同一作用机制的药物不同时使用，磺脲类促泌剂与非磺脲类促泌剂不同时使用，DPP-4抑制剂与GLP-1类似物不能同时使用，通常口服促泌剂与餐时胰岛素也不同时使用。②胰岛素和磺脲类促泌剂低血糖风险最高，其次是非磺脲类促泌剂，其他药物单用时基本不增加低血糖风险。③噻唑烷二酮类不良反应较多，临床上使用较为谨慎。

（5）胰岛素方案的选择及剂量计算

1）基础胰岛素的添加时机：当单药或双药联合治疗血糖不能达标时，尤其空腹血糖较高者，可加用基础胰岛素 1 次。基础胰岛素可与上述任一种非胰岛素药物合用。

起始基础胰岛素剂量：可在原有口服药基础上联用基础胰岛素（中效胰岛素或长效胰岛素类似物），同时考虑是否需停用或减少胰岛素促泌剂；当 HbA_{1c}<8% 时，起始剂量为 0.1~0.2U/（kg·d）；肥胖患者或当 HbA_{1c}>8% 时，起始剂量可为 0.2~0.3U/（kg·d）。

2）预混胰岛素的使用时机：当单药或双药联合治疗血糖不能达标时，尤其餐后血糖较高者，可晚餐前加用一次预混胰岛素，或早、晚餐前加用 2 次预混胰岛素。预混胰岛素不宜与 DPP-4 抑制剂、GLP-1 类似物、口服促泌剂合用。

预混胰岛素剂量：每日 1 次预混起始剂量为 0.2U/（kg·d），晚餐前注射；每日两次起始剂量为 0.2~0.4U/（kg·d），按 1:1 比例分配到早餐前和晚餐前，每日注射 2 次时需停用口服促泌剂。

3）胰岛素强化治疗（多次胰岛素治疗）的时机：① 1 型糖尿病患者在发病时通常就需要选择多次胰岛素治疗方案。② 2 型糖尿病在病程任何阶段出现严重代谢紊乱时；或当添加了 1 次基础胰岛素或 2 次预混胰岛素后血糖仍不能达标或出现反复低血糖时，可能胰岛功能太差，需长期使用胰岛素强化治疗。③当新发糖尿病患者 HbA_{1c}>9% 时，可短期胰岛素强化治疗 2 周 ~3 个月；治疗目标为空腹血糖 3.9~7.2mmol/L，非空腹血糖 ≤ 10.0mmol/L。

强化治疗方案：①基础 + 餐时胰岛素每日 1~3 次：此前未使用过胰岛素的 T2DM 患者一日总量 = 体重 × （0.5~1.0U），其中 40%~60% 为基础胰岛素，余下部分按 1/3、1/3、1/3 或 1/5、2/5、2/5 分配给三餐前；若患者空腹血糖较高，也可按早 > 晚 > 中给予。对于需短时间内纠正高血糖的患者，可根据 0.3~0.5U/（kg·d）估算起始胰岛素总量，其中 50% 为基础胰岛素，50% 为餐时胰岛素，三餐平均分配。②胰岛素泵方案：尤其适用于 T1DM 和 T2DM 采用多次胰岛素注射方案血糖波动仍很大的患者；还适用于频发低血糖者，作息时间不规律者，胃轻瘫或进食时间长者等。胰岛素泵的价格较为昂贵，需经过培训掌握正确使用方法。

若此前已起始胰岛素方案，剂量调整见下文"胰岛素方案之间的相互转换"。

（6）胰岛素治疗的剂量调整：通常 3 天左右调整一次，根据早餐前空腹血糖（FBG）调整睡前基础胰岛素用量，根据午餐前、晚餐前和睡前血糖水平调整对应的三餐前胰岛素用量，每次调整 1~4U，直至血糖达标。血糖未达标时应每天监测 5 次以上，直至达标。如果血糖水平整体偏高，可先调整基础胰岛素剂量，对于需尽快解除高血糖状态的情况，则可同时调整基础和餐时的剂量。T1DM 的剂量调整应在专业医师指导下进行。

1）基础胰岛素剂量调整：根据空腹血糖（FBG）水平每次调整 1~4U。若 FBG>10mmol/L，每日胰岛素总量（TDD）增加 20%；若 FBG 为 7.8~10mmol/L，TDD 增加 10%；若 FBG 为 6.1~7.8mmol/L，TDD 增加 1U。如果出现低血糖，随机血糖（BG）<3.9mmol/L 时 TDD 减少 10%~20%；BG<2.2mmol/L 时 TDD 减少 20%~40%。

2）餐时胰岛素剂量调整：若餐后 2 小时血糖或下一餐餐前血糖 >10mmol/L，增加该餐餐时胰岛素 10% 或 1~2U。

3）预混胰岛素剂量调整：预混胰岛素治疗应根据 FBG 和晚餐前血糖水平分别调整晚餐前和早餐前用量，每次调整 1~4U 直至血糖达标。如果空腹/餐前血糖 >10mmol/L，增加 TDD 10%。

4）如果出现低血糖，随机血糖（BG）<3.9mmol/L 时将 TDD 基础胰岛素或餐时胰岛素剂量减少 10%~20%；如出现需他人协助的严重低血糖或随机血糖 <2.2mmol/L，则减少 20%~40% 胰岛素剂量。

（7）胰岛素方案之间的相互转换

1）预混←→基础胰岛素：①从预混胰岛素治疗转换为基础胰岛素时，可依据血糖水平，按照原预混胰岛素总剂量的 60%~80% 起始基础胰岛素治疗。如 $HbA_{1c} \leq 8\%$ 时，甘精胰岛素起始剂量 = 原预混胰岛素总量 ×0.6；$HbA_{1c} > 8\%$ 时，甘精胰岛素推荐起始剂量 = 原预混胰岛素总量 ×0.8。②基础胰岛素转换为预混胰岛素：基础胰岛素总量 = 预混胰岛素类似物总量，再将预混胰岛素按 1：1 分配至早、晚餐前。若之前基础胰岛素联合了促泌剂，转换为预混胰岛素每日 2 次后勿忘停用促泌剂，预混胰岛素可能需要根据个体化原则适当增加剂量。

2）预混←→基础 + 餐时胰岛素：①对于之前使用预混胰岛素的患者，可按照原先预混胰岛素剂量的 40%~50% 作为基础胰岛素，剩余量作为餐时胰岛素，三餐平均分配；对于需短时间内纠正高血糖的患者，可根据 0.3~0.5U/（kg·d）估算起始胰岛素总量，其中 50% 为基础胰岛素，50% 为餐时胰岛素，三餐平均分配。②基础 + 餐时转换为预混胰岛素：原方案一日胰岛素总量减少 20%~30%，作为预混胰岛素总剂量，再按 1：1 原则平均分配至早、晚餐前。

3）基础←→基础 + 餐时胰岛素：①基础转化为强化治疗（基础 + 餐时）：对于口服降糖药联合基础胰岛素治疗的患者，基础胰岛素可维持原剂量，主餐/早餐前给予餐时胰岛素 4~6U；根据下一餐前血糖值，每次调整 1~2U 或 10%~15% 直至达到下次餐前血糖目标。之后根据 HbA_{1c} 结果，如需要可逐渐增加至 2~3 次餐时胰岛素治疗。②基础 + 餐时转换为基础 + 口服药方案：一般基础胰岛素起始剂量 = 胰岛素强化治疗中基础胰岛素的量，口服降糖药根据情况选择。

（五）糖尿病并发症的处理

1. 急性并发症

（1）低血糖

1）可表现为交感神经兴奋（如心悸、焦虑、出汗、饥饿感等）和中枢神经系统症状（如神志改变、认知障碍、抽搐和昏迷）。

糖尿病患者血糖低于 ≤ 3.9mmol/L，即需要补充葡萄糖或含糖食物。

糖尿病患者应常规随身备用碳水化合物类食品，一旦发生低血糖，立即食用。

使用胰岛素的患者出现低血糖时，应积极寻找原因，方能调整胰岛素治疗方案和用量。

2）常见低血糖原因：胰岛素或促泌剂增加剂量；未按时进食，或进食过少；运动量增加；酒精摄入，尤其是空腹饮酒。

3）低血糖处理：低血糖处理流程见图 5-1-3。

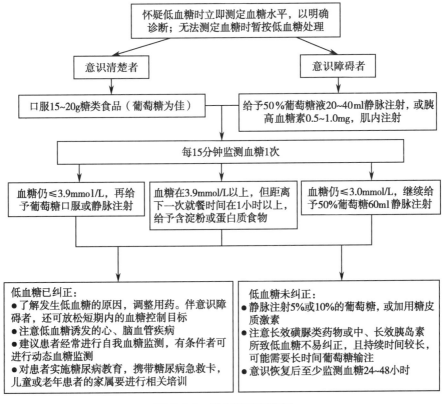

图 5-1-3 低血糖处理流程

（2）酮症酸中毒：主要表现有多尿、烦渴多饮和乏力症状加重，失代偿阶段出现食欲减退、恶心、呕吐，常伴头痛、烦躁、嗜睡等症状，呼吸深快，呼气中有烂苹果味（丙酮气味）。

治疗方案如下。①补液（通路 1）：糖盐 / 糖 + 胰岛素 + 钾，速度应先快后慢，一般 3~5L。②胰岛素（通路 2）：一般采用小剂量胰岛素静脉滴注治疗方案，开始以 0.1U/（kg·h），如在第 1 小时内血糖下降不明显且脱水已基本纠正，胰岛素剂量可加倍。每 1~2 小时测定血糖。当血糖降至 13.9mmol/L 时，胰岛素剂量减至 0.05~0.10U/（kg·h）。③纠正电解质紊乱和酸中毒：当血钾升至 3.5mmol/L 时，再开始胰岛素治疗；治疗前已有低钾血症，尿量 ≥ 40ml/h 时，在胰岛素及补液治疗同时必须补钾；尿量正常，血钾低于 5.2mmol/L 即可静脉补钾。血 pH<6.9 时，应考虑适当补碱（碳酸氢钠），直到上升至 7.0 以上。④祛除原因。

2. 慢性并发症

（1）心脑血管疾病的防治

1）调脂治疗：降低 LDL-C 作为首要目标，非 HDL-C 作为次要目标；起始应用低、中强度他汀类，根据个体情况调整剂量，若胆固醇水平仍不达标，可与其他调脂药物联合使用；若 LDL-C 基线值较高难以达标，可考虑将 LDL-C 降低至少 50% 作为替代目标；若极高危患者 LDL-C 基线值已在目标值内，可将 LDL-C 降低 30% 左右。糖尿病合并血脂异常危险分层，见表 5-1-8。

表 5-1-8 糖尿病合并血脂异常危险分层

危险等级	定义	LDL-C 目标 /mmol/L	非 HDL-C 目标 /mmol/L
极高危	有明确 ASCVD 病史	<1.8	<2.6
高危	无 ASCVD 病史,年龄 ≥ 40 岁或糖尿病病史 >10 年,合并一项或多项 ASCVD 危险因素	<2.6	<3.4
中危	无 ASCVD 病史或相关危险因素,年龄 <40 岁或糖尿病病史 <10 年	<3.4	<4.1

2)抗血小板治疗:阿司匹林作为 T2DM 心血管疾病的一级预防措施。

3)降压治疗:①目标 <130/80mmHg;②老年或伴严重冠心病的糖尿病患者,可采取相对宽松的降压目标;③ >120/80mmHg 时启动生活方式干预;④ ≥ 140/90mmHg 时考虑开始药物降压治疗;⑤ ≥ 160/100mmHg 或者高于目标值 20/10mmHg 时应立即启动药物治疗,且可采取联合治疗。

推荐以 ACEI 和 ARB 为基础的联合降压治疗方案,可联合钙拮抗剂、小剂量利尿药、选择性 β 受体拮抗剂。

(2)视网膜病变:糖尿病视网膜病变是 20~74 岁成人新发失明病例中的常见原因,2 型糖尿病也是其他眼部疾病早发的高危人群,这些眼病包括白内障、青光眼、视网膜血管阻塞、缺血性视神经病变等。

糖尿病视网膜病变的治疗:①良好地控制血糖、血压、血脂可预防或延缓糖尿病视网膜病变的进展;②应立即到眼科专科就诊;③激光光凝治疗能减少黄斑水肿、部分重度糖尿病视网膜病变患者失明的风险;④抗血管内皮生长因子(VEGF)可用于治疗糖尿病性黄斑水肿,但治疗结果并不理想;⑤视网膜病变不是使用阿司匹林的禁忌证,该治疗不会增加视网膜出血的风险;⑥非诺贝特可减缓糖尿病视网膜病变进展、减少激光治疗需求。

(3)糖尿病肾病:糖尿病患者中有 20%~40% 发生糖尿病肾病,早期糖尿病肾病的特征是微量白蛋白尿,逐步进展至大量白蛋白尿和血清肌酐水平上升,最终发生肾衰竭。微量白蛋白尿与严重的肾脏病变一样,均为心血管疾病和肾衰竭的危险因素。

糖尿病肾病的治疗:①生活方式的改变,患者应注意低蛋白饮食,根据《中国 2 型糖尿病防治指南(2017 年版)》,每日蛋白摄入量约 0.8g/kg,开始透析者蛋白摄入量适当增加。②控制血糖,糖尿病肾病早期阶段通过严格控制血糖和血压,可防止或延缓糖尿病肾病的发展。在控制血糖时应选择从肾脏排泄较少的药物,严重肾功能不全时应采用胰岛素治疗,且宜选择短效胰岛素,以减少低血糖的发生。③控制血压、血脂。④控制蛋白尿:肾素 - 血管紧张素系统抑制剂(ACEI 或 ARB)能减少尿白蛋白,在肾病早期阶段无论有无高血压,均应使用该类药物;当血肌酐 >265.2μmol/L(3mg/dl)时,患者应避免使用此类药物。⑤透析治疗和移植:当肾小球滤过率降至 15~20ml/min 或血肌酐超过 442μmol/L(5mg/dl)时,应积极准备透析治疗。

(4)周围神经病变:糖尿病周围神经病变是糖尿病最常见的慢性并发症之一,糖尿病病程 10 年以上常有明显的临床糖尿病神经病变。由于缺乏统一的诊断标准和监测方法,其患病率在 10%~96%。

糖尿病周围神经病变的治疗:①良好控制血糖,纠正血脂异常,控制高血压。②加强足部护理,以降低足部溃疡的发生。③神经修复,主要通过增强神经细胞内核酸、蛋白质以及磷脂的合成,刺激轴突再生、促进神经修复,常用药有甲钴胺、生长因子等。④抗氧化应激,常用药如硫辛酸。⑤改善微循环,常用药如前列腺素 E_1、贝前列素钠、西洛他唑、己酮可可碱、胰激肽原酶、钙拮抗剂和活血化瘀的中药等。⑥改善代谢紊乱,如醛糖还原酶抑制剂依帕司他。⑦对症治疗,治疗痛性糖尿病神经病变的药物有,抗惊厥药(丙戊酸钠、卡马西平等)、抗抑郁药(度洛西汀、西酞普兰等)、阿片类药物(曲马多和羟考酮)和辣椒素等。⑧其他:如神经营养,包括神经营养因子、肌醇、神经节苷脂和亚麻酸。

(六) 药学监护

1. 疗效监护

(1)血糖监测:包括自我监测方案(SMBG),需要根据患者病情、治疗目标、治疗方案来决定监测方案,参见表 5-1-9;HbA_{1c} 建议每 3~4 个月监测一次,达到目标后可每 6 个月监测一次,对于糖尿病前期患者,建议每年复查 HbA_{1c}。

表 5-1-9 血糖自我监测方案

治疗方案	HbA_{1c} 未达标	HbA_{1c} 已达标
生活方式干预	每周测一天血糖(餐前、餐后),结合饮食、运动测血糖*	每 2~3 周测一次全天血糖(供参考)
口服药降糖	可参考右边	每周 3 天,2 次 /d(隔日测某一餐的餐前、餐后血糖,早、午、晚餐每周循环测一次)
基础胰岛素	每周 3 天,每天空腹 1 次。复诊前一天空腹、三餐后、睡前	每周 3 次,空腹、早餐后、晚餐后各一次
预混胰岛素	每周 3 天,每天 2 次(空腹、晚餐前)	每周 3 次,空腹、早餐后、晚餐后各一次
短期强化胰岛素	每周 3 天,每天 5~7 次	每天 2 次,每天测某一餐的餐前、餐后,早、午、晚每 3 天交替
多次胰岛素	≥ 5 次 /d,每天	2~4 次 /d,每天(空腹、晚餐前后、睡前)

注:* 在实际情况中,可结合患者病情和需求调整监测方案;复诊前 1~2 天均应测量空腹、三餐后、睡前血糖。

(2)其他并发症检查

1)糖尿病肾病:T2DM 自确诊糖尿病后应每年做肾脏病变的筛查,包括最基本的尿常规、微量尿蛋白、血肌酐。

2)糖尿病视网膜病变:T2DM 在确诊后应尽快进行首次眼底检查和其他方面的眼科检查。此后无糖尿病视网膜病变患者推荐 1~2 年在眼科复查一次;轻度病变患者每年复查一次;重度病变患者每 3~6 个月复查一次;妊娠期妇女还应增加检查频率。

3)周围神经病变:全部糖尿病患者应每年进行一次筛查及病情评价;对于糖尿病病程较长或合并眼底病变、肾病等微血管病变的患者,应每 3~6 个月复查。

2. 安全性监护

各类降糖药主要不良反应及防治建议,见表 5-1-10。

表 5-1-10　各类降糖药主要不良反应及防治建议

分类	主要不良反应	防治建议
磺脲类	低血糖	留意低血糖症状,规律饮食、运动,按要求监测血糖。若出现低血糖应立即处理并寻找原因,必要时就诊调整剂量
	体重增加	加强饮食、运动的生活方式管理
非磺酰脲类促胰岛素分泌药(格列奈类)	低血糖	留意低血糖症状,规律饮食、运动,按要求监测血糖。若出现低血糖应立即处理并寻找原因,必要时就诊调整剂量
双胍类	常见胃肠道反应	随餐服用,从小剂量开始使用,通常 1~2 周后可缓解,耐受后逐渐加量;或可考虑换用缓释片、肠溶片
	严重不良反应:乳酸性酸中毒	应告知患者乳酸性酸中毒的危险、症状等,若出现过度呼气、肌痛、嗜睡应立即停药就诊;应注意此药的禁忌证,如肾功能障碍,严重心、肺疾病,酮症酸中毒,酗酒等;正常使用时乳酸性酸中毒罕见
	长期服用可能引起维生素 B_{12} 缺乏	长期服用者若发生贫血,应排除维生素 B_{12} 缺乏,若缺乏应适量补充
α- 糖苷酶抑制剂	腹胀、排气	从小剂量开始使用,耐受后逐渐加量,通常服用 1~2 周后症状可缓解;可考虑换用伏格列波糖
噻唑烷二酮类	膀胱癌	既往有膀胱癌病史或存在不明原因肉眼血尿的患者禁用吡格列酮
	骨折	女性患者使用前应评估和维持骨骼健康
	充血性心力衰竭和心肌缺血	有症状的心力衰竭患者避免使用,Ⅲ级和Ⅳ级心力衰竭患者禁用,使用时应严密监测患者心力衰竭的症状和体征(包括体重增加、呼吸困难、水肿);出现 ASCVD 患者不推荐使用
GLP-1 肠促胰素类似物	胃肠道不适	通常在治疗数天或数周内减轻,不必停药
	胰腺炎	因果关系不明,有胰腺炎病史的患者慎用
	免疫原性	患者可能产生抗体,利拉鲁肽抗体不影响药效,产生艾塞那肽抗体的患者中部分人对药物应答反应减弱
	过敏反应(如皮疹、心悸、低血压等)	若发生过敏应停止使用
DPP-4 抑制剂	相对不良反应较少	阿格列汀和西格列汀可能增加心力衰竭风险,心力衰竭患者避免使用
SGLT2 抑制剂	泌尿系感染	有慢性或复发性泌尿系感染病史者慎用
	肾损伤	用药前评价肾功能;若经口摄入减少或存在液体丢失时,应暂停本品;若出现急性肾损伤应停药治疗;若出现轻度肌酐清除率下降,应更频繁监测肾功能
	低血压	尤其对于老年人、使用利尿药者,使用前评估血容量,纠正低血容量,使用后监测低血压症状及体征

续表

分类	主要不良反应	防治建议
SGLT-2 抑制剂	酮症酸中毒	告知患者酮症酸中毒的危险性及症状,对于有酮症酸中毒易感因素的患者(如手术、应激状态、酗酒、胰岛素分泌不足、长期禁食),应慎用或暂停本品;用于 T1DM 时应更加谨慎;调整胰岛素剂量时应慎重,避免胰岛素不足。
	LDL-C 升高	根据需要进行监测和治疗
胰岛素	低血糖	留意低血糖症状,规律饮食、运动,加强血糖监测。若出现低血糖应立即处理并寻找原因,必要时就诊调整剂量
	增加体重	加强饮食、运动的生活方式管理
	过敏反应	鱼虾过敏者可能对精蛋白过敏,某些患者可能对针头过敏,某些患者可能对乙醇过敏,发生过敏后应考虑换用其他胰岛素(如胰岛素类似物),若仍然过敏且必须使用胰岛素的患者可考虑胰岛素脱敏疗法

3. 患者教育

(1)饮食总原则:控制总热量,均衡饮食,少量多餐,饮食规律。

1)超重 / 肥胖患者减重的目标是 3~6 个月减轻体重的 5%~10%。BMI 达到或接近 $24kg/m^2$。

2)每日饮食总热量至少减少 400~500kcal(1kcal=4.184kJ);膳食中糖类所提供的能量应占总能量的 50%~60%。脂肪提供的能量不超过饮食总能量的 30%,减少反式脂肪酸摄入,宜选择单不饱和脂肪酸。蛋白质的摄入量占供能比的 10%~15%,多选择优质蛋白。eGFR 下降患者,实施低蛋白饮食 $[0.6g/(kg\cdot d)]$。

3)低血糖指数食物有利于血糖控制。

4)戒烟限酒。应警惕酒精可能诱发的低血糖,避免空腹饮酒。女性每天饮酒的酒精量不超过 15g,男性不超过 25g。每周不超过 2 次。

5)食盐摄入量限制在 6g/d 以内,合并高血压患者应在 5g/d 以内。

6)长期服用二甲双胍者应防止维生素 B_{12} 缺乏。

(2)运动

1)规律运动 8 周以上可将 2 型糖尿病患者的 HbA_{1c} 降低 0.66%。

2)空腹血糖 >16.7mmol/L,及一些严重 / 急性并发症时禁忌运动;血压超过 180/120mmHg 时不宜运动;有低血糖发作时不宜运动。

3)有氧运动:每周至少 150 分钟中等强度运动(如快走、打太极拳、骑车、乒乓球、羽毛球)。

4)抗阻运动:如无禁忌证,每周最好进行 2 次抗阻运动,锻炼肌肉力量和耐力。

5)运动间隔不宜超过 3 天。

6)运动前后要加强血糖监测,随身携带糖块。

(3)药物服用时间及注意事项

口服药服用时间及注意事项,见表 5-1-11。胰岛素使用时间及保存,见表 5-1-12。

表 5-1-11 口服药服用时间及注意事项

分类	主要药理作用	通用名	用法用量	服用时间	注意事项
磺脲类	促进胰岛素分泌	格列本脲片	1.25~2.5mg,tid;最大剂量 15mg/d	餐前半小时	低血糖风险很大,慎用
		格列齐特普通片	80~240mg/d,1~2 次/d	餐前半小时	
		格列齐特缓释剂型	30~120mg/d,1 次/d	和早餐同时服用	可沿刻痕掰半片,不能嚼碎或碾碎
		格列吡嗪普通片	2.5~20mg/d,最大剂量 30mg/d,2~3 次/d	餐前半小时	
		格列吡嗪控释片	5~10mg/d,1 次/d	和早餐同时服用	整片吞服,不能嚼碎、分开或碾碎
		格列喹酮片	一般剂量 15~120mg/d,最大剂量 180mg/d,分为 1~3 次服用	餐前半小时	
		格列美脲片	起始剂量 1mg/d,最大剂量 6mg/d,一般 1 次/d	早餐前即刻或早餐中服用	如不吃早餐,建议在第一次正餐之前即刻服用
非磺酰脲类促胰岛素分泌药(格列奈类)	刺激胰岛 β 细胞分泌胰岛素	瑞格列奈片	初始剂量 0.5~1mg/次,tid;最大剂量 4mg/次,16mg/d	餐前即刻服或餐前 30 分钟内服用,一般餐前 15 分钟内服用	不进餐不服药
		那格列奈片	常用剂量 60~120mg,tid	餐前 15 分钟内服用	
双胍类	增加肌肉、脂肪等外周组织对葡萄糖的摄取,抑制肝糖原输出	二甲双胍普通剂型	推荐起始剂量 1g/d,最大剂量 2g/d(格华止为 2.55g/d),1~3 次/d	随餐服用,餐中或餐后	
		二甲双胍肠溶剂型	一般 1~1.5g/d,最大剂量 2g/d,2~3 次/d	餐前半小时服用	
		二甲双胍缓释剂型	常用起始剂量 0.5g/d,最大剂量 2g/d,1~2 次/d	推荐每日 1 次时随晚餐服用,每日 2 次时可随早、晚餐服用	

续表

分类	主要药理作用	通用名	用法用量	服用时间	注意事项
α-糖苷酶抑制剂	延缓糖类的降解,减慢肠道葡萄糖的吸收速度	阿卡波糖片	推荐起始剂量50mg tid;平均0.1g tid;个别最大剂量0.2g tid	餐前吞服或餐中随第一口主食嚼服	如不吃主食则不服药
		伏格列波糖片	一般剂量0.2mg tid;最大剂量0.3mg tid	餐前口服,服药后即刻进餐	
		米格列醇片	推荐起始剂量25mg tid;最大剂量100mg tid	随第一口主食服用	
噻唑烷二酮类	为胰岛素增敏剂,增加胰岛素在外周组织和肝脏的效应,增强胰岛素受体的效应	马来酸罗格列酮片	4~8mg/d,1~2次/d	空腹或进餐时服用	服用2周后方可见血糖降低,2~3个月后可见疗效
		盐酸吡格列酮片	15~45mg qd;Ⅰ级和Ⅱ级心力衰竭患者起始剂量应为15mg qd		
GLP-1肠促胰素类似物	增强葡萄糖依赖性胰岛素分泌,并具有其他抗高血糖作用	艾塞那肽注射液	每次5μg或10μg,2次/d,皮下注射	早、晚餐(或2顿主餐)餐前60分钟皮下注射,给药间隔>6小时	不应餐后给药
		利拉鲁肽注射液	起始0.6mg,治疗剂量1.2mg或1.8mg,qd	任一固定时间给药,皮下注射	
DPP-4抑制剂	升高胰高血糖素样肽-1浓度,增强葡萄糖依赖性胰岛素分泌,降低循环中高血糖素水平	利格列汀片	5mg qd	任一固定时间服用	服用时间不受进餐影响
		维格列汀片	50mg bid	早晚各给药一次	
		西格列汀片	100mg qd	任一固定时间服用	
		阿格列汀片	25mg qd	任一固定时间服用	
		沙格列汀片	5mg qd	任一固定时间服用	
SGLT2抑制剂	减少肾脏的葡萄糖重吸收,降低肾糖阈,促进葡萄糖从尿液排出	恩格列净片	10~25mg qd	任一固定时间服用	恩格列净、达格列净服用时间不受进餐影响
		卡格列净片	100~300mg qd	每日第一餐前服用	
		达格列净片	5~10mg qd	任一固定时间服用	

表 5-1-12 胰岛素使用时间及保存

分类	通用名	胰岛素类型	注射时间	保存条件*
超短效	赖脯胰岛素注射液	胰岛素类似物	注射后 15 分钟内进餐	正在使用可在 <25℃ 28 天
	门冬胰岛素注射液	胰岛素类似物	注射后 10 分钟内进餐	使用中不超过 30℃ 存放 4 周
短效	胰岛素注射液	动物胰岛素	注射后 30 分钟内进餐	使用中 <25℃ 28 天
	重组人胰岛素注射液	人胰岛素		
	生物合成人胰岛素注射液	人胰岛素		
中效	中性低精蛋白锌人胰岛素	人胰岛素	如果进食,则在注射后 45~60 分钟	使用中 <25℃ 4 周
	精蛋白锌重组人胰岛素注射液	人胰岛素		
超长效	甘精胰岛素注射液	胰岛素类似物	与进食无关,每日相同时间	使用中 <25℃ 4 周
	德谷胰岛素	胰岛素类似物	与进食无关,每日相同时间	使用中不超过 30℃ 存放 8 周
	地特胰岛素	胰岛素类似物	与进食无关,每日相同时间	使用中不超过 30℃ 存放 6 周
预混	预混人胰岛素	人胰岛素	注射后 15~30 分钟内进餐	在使用可在不超过 30℃存放 6 周
	精蛋白锌重组赖脯胰岛素混合注射液 25	胰岛素类似物	紧临餐前注射,必要时餐后立即注射	正在使用可在不超过 30℃存放 4 周
	门冬胰岛素 30 注射液	胰岛素类似物	紧临餐前注射,必要时餐后立即注射	

注:*冷藏于 2~8℃冰箱中,不可冷冻;正在使用。

详细的胰岛素注射技术宣教见附录 8,包括胰岛素笔注射步骤、注射部位的选择及轮换、捏皮及进针角度的选择、胰岛素保存。

（七）特殊人群的药物选择

1. 肾功能不全患者中降糖药剂量调整　见表 5-1-13。

表 5-1-13 降糖药在肾功能不全患者中的剂量调整

分类	通用名	无须调整剂量 eGFR/ [ml/(min·1.73m²)]	减量 eGFR/ [ml/(min·1.73m²)]	慎用 eGFR/ [ml/(min·1.73m²)]	禁用 eGFR/ [ml/(min·1.73m²)]
双胍类	二甲双胍	≥ 60	45~59	—	<45
磺脲类	格列本脲	≥ 60	—	—	<59
	格列吡嗪	≥ 60	30~59	—	<30

续表

分类	通用名	无须调整剂量 eGFR/[ml/(min·1.73m²)]	减量 eGFR/[ml/(min·1.73m²)]	慎用 eGFR/[ml/(min·1.73m²)]	禁用 eGFR/[ml/(min·1.73m²)]
	格列齐特	≥60	45~59	30~44	<30
	格列喹酮	≥30	—	15~29	<15
	格列美脲	≥60	45~59	—	<45
格列奈类	瑞格列奈	全程	—	—	—
	那格列奈	全程	—	—	—
α-糖苷酶抑制剂	阿卡波糖	≥30	—	—	<30
	伏格列波糖	≥30	—	<30	—
	米格列醇	≥60	—	血肌酐 >2mg/dl (176.8μmol/L)	<30
DPP-4抑制剂	西格列汀	≥50	30~49 减半至 50mg/d	<30 剂量降至 25mg/d	—
	沙格列汀	≥50	30~49 减半至 2.5mg/d	—	<30
	维格列汀	≥50	<50 减半至 50mg/d	—	—
	利格列汀	全程	—	—	—
	阿格列汀	≥60	30~59 减半至 12.5mg/d	<30 减为 6.25mg/d	—
GLP-1类似物	利拉鲁肽	≥45	—	30~45	<30
	艾塞那肽	≥50	—	30~50	<30
TZDs	罗格列酮	全程	—	—	—
	吡格列酮	全程	—	—	—
SGLT2抑制剂	恩格列净	≥45	—	—	<45
	达格列净	≥60	—	—	<60
	卡格列净	≥60	45~60 最大 100mg/d	—	<45

2. 肝功能异常患者非胰岛素降糖药物应用原则

(1)二甲双胍:肝功能不全避免使用,有可能增加乳酸性酸中毒风险。

(2)磺脲类药物:严重肝功能不全禁用;服用后若出现转氨酶升高、黄疸,应及时停药。

(3)非磺脲类促泌剂:①那格列奈,对轻度至中度肝病患者不需调整药物剂量,严重肝病患者慎用。②瑞格列奈,肝功能损伤患者应慎用,重度肝功能异常患者禁用。

(4)α-葡萄糖苷酶抑制剂:中至重度肝功能不全避免使用;服用α-葡萄糖苷酶抑制剂后,若出现转氨酶升高,应考虑停药。

(5)胰岛素增敏剂:如患者有活动性肝病的证据或 GPT 水平超过正常上限 2.5 倍,则不推荐。

(6)DPP-4 抑制剂:①沙格列汀,轻、中度肝功能受损者无须进行剂量调整,中度肝功能受损者需谨慎,不推荐用于严重肝功能受损的患者。②维格列汀,开始给药前 GPT 或 GOT>正常值上限 3 倍禁用。③利格列汀,肝功能受损者不需调整剂量。④阿格列汀、西格列汀,轻、中度肝功能受损者无须调整剂量,目前尚无严重肝功能受损患者的临床用药经验。

(7)GLP-1 类似物:①利拉鲁肽,不需要调整剂量,但经验有限,肝功能不全患者慎用;②艾塞那肽,未进行相关研究,该药主要经肾脏清除,因此预计肝功能不全不影响药物的血药浓度。

(8)SGLT2 抑制剂:恩格列净、达格列净、卡格列净不需调整剂量,因经验有限重度肝功能不全患者避免使用。

3. 妊娠期和哺乳期妇女

(1)妊娠期可选药物:妊娠期改善血糖主要依靠胰岛素和改变生活方式。可使用的口服药物国外批准的有二甲双胍(B 级),而国内未经批准,一般不使用口服降糖药。可使用的胰岛素有:动物胰岛素、人胰岛素注射液(如诺和灵 R、N、30R、50R,优泌林 R、N、70/30),人胰岛素优于动物胰岛素,胰岛素类似物可用门冬胰岛素(如诺和锐)、赖脯胰岛素(如优泌乐),而甘精胰岛素(如来得时)、地特胰岛素(如诺和平),目前尚未批准在妊娠期使用。

(2)FDA 药品说明书中关于降糖药物在妊娠妇女中使用的信息如下:

1)妊娠期糖尿病控制不佳可增加孕妇发生糖尿病酮症酸中毒、先兆子痫、自发性流产、早产、死产和分娩并发症的风险,增加胎儿重大先天缺陷、死胎和巨大儿相关疾病的风险。在妊娠前即患有糖尿病且 HbA_{1c}>7% 的孕妇中,重大先天缺陷的背景风险预估为 6%~10%,在 HbA_{1c}>10% 的孕妇中,该风险高为 20%~25%。因此大多数专家建议妊娠期间使用胰岛素以使血糖水平尽可能接近正常。

2)磺脲类促泌剂:上市后经验并不能证实任何与此类药物相关的重大出生缺陷、流产或产妇不良结局的风险。然而妊娠期使用磺脲类药物的孕妇,其新生儿可能会增加重症监护、低血糖的风险。如果需要在怀孕期间使用磺脲类促泌剂,则至少应在预产期之前两周停用。

3)GLP-1 类似物:根据动物繁殖研究,利拉鲁肽、艾塞那肽可能会给胎儿带来风险,只有在明确需要时才可以在妊娠期间使用这类药物。动物实验发现,利拉鲁肽的暴露与胎崽体重下降、畸形发生率增加有关;艾塞那肽暴露,影响胎崽生长发育,导致新生小鼠死亡率增加。

4)SGLT2 抑制剂:在动物实验中观察到对胎崽肾脏的不良影响,可引起肾盂和肾小管扩张,因此在妊娠中期和晚期不推荐使用本药。其中动物研究中观察到的肾脏不良影响,恩格列净是可逆的,达格列净是不完全可逆的,卡格列净是不可逆的。在人类孕妇中使用本类药物的数据有限。

5)其余糖尿病药物,二甲双胍、非磺脲类促泌剂、α- 糖苷酶抑制剂、噻唑烷二酮类以及DPP-4 抑制剂,目前数据有限,在现有的动物实验中没有证据表明这些药物会损害生育能力或对胎儿造成伤害。

(3)妊娠糖尿病诊断标准:OGTT 空腹 ≥ 5.1mmol/L,餐后 1 小时 ≥ 10mmol/L,餐后 2 小时 ≥ 8.5mmol/L,1 个及以上符合即可诊断。

(4)妊娠期间控制血糖注意事项

1)准备妊娠期间:餐前血糖控制在 3.9~6.5mmol/L,餐后血糖在 8.5mmol/L 以下,HbA$_{1c}$ 控制在 7.0% 以下(用胰岛素治疗者),在避免低血糖的情况下尽量控制在 6.5% 以下;严格将血压控制在 130/80mmHg 以下。停用 ACEI 和 ARB,改为甲基多巴或钙拮抗剂;停用他汀类及贝特类调脂药物;戒烟。

2)妊娠期间:血糖控制的目标是空腹、餐前或睡前血糖 3.3~5.3mmol/L,餐后 1 小时 ≤ 7.8mmol/L;或餐后 2 小时血糖 ≤ 6.7mmol/L;HbA$_{1c}$ 尽可能控制在 6.0% 以下。

尽可能选择低升糖指数的碳水化合物。应实行少量多餐制,每日分 5~6 餐。避免使用口服降糖药,通过饮食治疗血糖不能控制时,使用胰岛素治疗。人胰岛素优于动物胰岛素。胰岛素类似物——赖脯胰岛素、门冬胰岛素和地特胰岛素在妊娠期使用是安全、有效的。

3)分娩后:分娩后胰岛素的需要量会明显减少,应注意血糖监测,控制目标同普通成人。

(5)哺乳期可选药物:根据现有研究,口服降糖药中只有二甲双胍在哺乳期妇女中使用相对安全,但根据说明书也应慎用。其他口服降糖药在哺乳期间应避免使用或暂停哺乳。

所有胰岛素均可在哺乳期妇女中安全使用,因胰岛素属于肽类,经口摄入后会在消化道中降解为氨基酸,不会对婴幼儿代谢产生影响。哺乳期妇女可能需要调整胰岛素剂量。

4. 儿童和青少年 全年龄可使用的胰岛素有:生物合成人胰岛素注射液、重组人胰岛素注射液(如诺和灵 R、N、30R、50R,优泌林 R、N、70/30)。

门冬胰岛素(诺和锐)可用于 2 岁以上儿童。

门冬胰岛素 30(诺和锐 30)可用于 10 岁以上儿童。

赖脯胰岛素 25(优泌乐 25)通常用于 12 岁以上儿童。

甘精胰岛素(来得时)由于经验有限,暂不用于儿童。

地特胰岛素(诺和平)可用于 6 岁以上儿童。

预混胰岛素因比例固定,无调节比例的灵活性,在青少年中控制代谢指标效果较差。

口服降糖药中仅二甲双胍有可用于 10 岁以上儿童的依据。

5. 围手术期患者

(1)术前

1)择期手术:术前空腹血糖水平应控制在 7.8mmol/L 以下,餐后血糖控制在 10.0mmol/L 以下。小手术的术前当晚及手术当天应停用口服降糖药,接受大中手术则应在术前 3 天停用口服降糖药,均改为胰岛素治疗。

2)若 HbA$_{1c}$>9% 或 FPG>10.0mmol/L,或随机血糖 >13.9mmol/L 的非急诊手术,应予推迟。

3)急诊手术:评估血糖水平,有无酸碱、水、电解质平衡紊乱,及时纠正。

4)应当综合评估风险,合理选择手术时机,可适当放宽术前血糖目标上限至空腹 ≤ 10mmol/L,随机或餐后 2 小时血糖 ≤ 12mmol/L。

(2)术中:大中型手术术中需静脉应用胰岛素,血糖控制的目标为 5.0~11.0mmol/L。术中可输注 5% 葡萄糖溶液 100~125ml/h,以防止低血糖。葡萄糖 - 胰岛素 - 钾联合输入是代替分别输入胰岛素和葡萄糖的简单方法,需根据血糖变化及时调整葡萄糖与胰岛素的比例。①血糖正常时,葡萄糖和胰岛素比例为 4∶1~5∶1;②血糖偏高但 <13.9mmol/L 时,葡萄糖和胰岛素比例为 3∶1;③血糖超过 13.9mmol/L,葡萄糖和胰岛素比例可达 2∶1;④如果超过 16.7mmol/L,暂时不要输葡萄糖,换用生理盐水加胰岛素。

（3）术后：在患者恢复正常饮食以前仍予胰岛素静脉输注，恢复正常饮食后可予胰岛素皮下注射。将血糖控制在空腹在 7.8mmol/L 以下，餐后 7.8~10.0mmol/L 比较安全。整形手术对伤口愈合要求高，血糖目标降低至 6~8mmol/L 有利于减少术后伤口感染。器官移植手术术后可能出现糖耐量减低，对血糖控制应更严格。脑血管疾病患者对低血糖耐受差，血糖目标值可适当放宽至 ≤ 12mmol/L。高龄、有严重合并症、频繁发作低血糖的患者，血糖目标值也可适当放宽。原则上血糖最高不宜超过 13.9mmol/L。

6. 使用激素的患者

（1）糖皮质激素促进肝脏糖异生与糖原分解，增加肝糖输出，以及减少骨骼肌和脂肪组织对葡萄糖的利用，因此降低胰岛素敏感性；另一方面，糖皮质激素通过直接作用，使胰岛 B 细胞功能受损，导致代偿胰岛素抵抗分泌足够量的胰岛素能力受损，因而出现高血糖。

长期使用糖皮质激素治疗的患者，发生糖尿病的风险增加 36%~131%，与糖皮质激素使用剂量和时间呈正相关关系。

在停用糖皮质激素后，血糖可恢复正常。但也有部分患者出现永久性高血糖。

（2）特点：早上 8 时服用激素，午餐后、晚餐后血糖高。所以给餐时胰岛素时，一般剂量是早 > 晚 > 中，用激素后是晚 > 中 > 早。

（3）降糖：糖皮质激素所致糖尿病首选胰岛素治疗。对于早上一次顿服糖皮质激素的患者，可给予早餐前中效胰岛素。一日多次服用糖皮质激素的患者可使用预混胰岛素或一日多次注射短效胰岛素加基础胰岛素。对于血糖轻度或中度升高（随机血糖 12.2mmol/L 以下）的患者，可使用口服降糖药。

参 考 文 献

［1］中华医学会糖尿病学分会.中国 2 型糖尿病防治指南（2017 年版）.中华糖尿病杂志,2018,10(1):4-67.

［2］ARASZKIEWICZ A,BANDURSK A,STANKIEWICZ E,et al.2018 Guidelines on the management of diabetic patients.Journal of Diabetes Poland,2018,7(1):1-88.

［3］中华医学会内分泌分会.中国成人 2 型糖尿病 HbA1c 控制目标的专家共识.中华内分泌代谢杂志,2011,27(5):371-374.

［4］American Diabetes Association.Introduction:standards of medical care in diabetes-2018.Diabetes care,2018,41(Suppl 1):S1-S2.

［5］GARBERA J,ABRAHAMSON M J,BARZILAY J I,et al.Consensus statement by the American association of clinical endocrinologists and American college of endocrinology on the comprehensive type 2 diabetes management algorithm-2018 executive summary.Endocr Pract,2018,24(1):91-120.

［6］纪立农,陈莉明,郭晓蕙,等.中国慢性疾病防治基层医生诊疗手册（糖尿病分册）2015 年版.中国糖尿病杂志,2015,23(8):673-701.

［7］纪立农,陆菊明,朱大龙,等.成人 2 型糖尿病基础胰岛素临床应用中国专家指导建议.中国糖尿病杂志,2017,25(1):2-9.

［8］WU T,BETTY B,DOWNIE M,et al.Practical guidance on the use of premix insulin analogs in initiating,intensifying or switching insulin regimens in type 2 diabetes.Diabetes Therapy,2015,6(3):273-287.

［9］中华医学会糖尿病学分会.中国血糖监测临床应用指南（2015 年版）.中华糖尿病杂志,2015,7(10):603-613.

［10］纪立农,郭晓蕙,黄金,等.中国糖尿病药物注射技术指南（2016 年版）.中华糖尿病杂志,2017,9(2):79-105.

第二节　甲状腺功能异常常见疾病

甲状腺功能异常常见疾病临床治疗流程图：

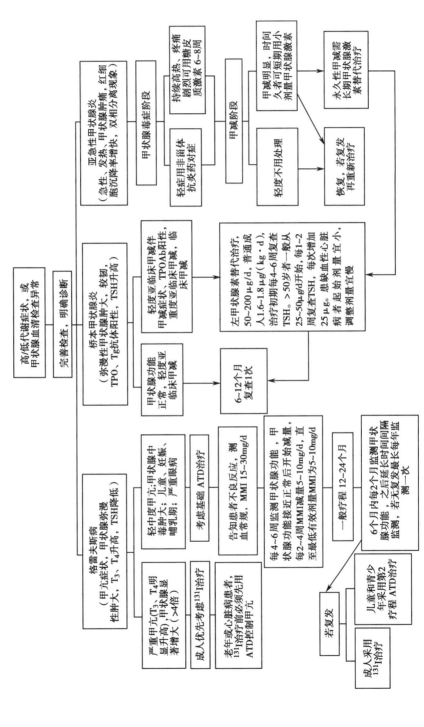

注：T₃：三碘甲腺原氨酸；T₄：甲状腺素；TSH：血清促甲状腺素；TPO：抗甲状腺过氧化物酶；Tg：甲状腺球蛋白；ATD：抗甲状腺药物；MMI：甲巯咪唑。

一、甲状腺功能异常常见疾病概述

以血液循环中甲状腺激素含量异常为判断标准,临床上可分为甲状腺功能减退和甲状腺毒症,甲状腺毒症又分为甲状腺功能亢进型(自身产生过多的甲状腺激素引起)和非甲状腺功能亢进型(包括炎症破坏导致甲状腺滤泡内储存的甲状腺激素过量释放进入循环,和外源性甲状腺激素引起)。

同一种甲状腺疾病在不同时期可能表现为不同的甲状腺激素水平,不同甲状腺疾病也可能表现出相同的甲状腺激素水平,但治疗方案却不一样,因此在临床明确诊断非常重要。此章节将常见的 3 种甲状腺功能异常的内科疾病一起介绍给大家,分别是格雷夫斯病、桥本甲状腺炎、亚急性甲状腺炎。

(一) 甲状腺相关功能和抗体

1. 甲状腺基本功能   甲状腺可促进机体代谢、维持正常的生长发育,是机体维持组织正常功能所必需的。甲状腺能够合成、贮存、释放两种重要的代谢性激素:三碘甲腺原氨酸(T_3)和甲状腺素(T_4)。T_3 的活性比 T_4 高 4 倍多,但在血清中浓度比 T_4 低;甲状腺每天产生的 T_3 近 80% 是由 T_4 脱碘转化而来。循环中 T_4 有 99% 以上与血浆蛋白结合,仅有一小部分是游离状态,T_4 半衰期较长(7 天),T_3 血浆蛋白结合力低于 T_4,因此 T_3 作用更快,半衰期较短(1.5 天)。

2. 甲状腺素的合成   甲状腺激素合成和储存是在甲状腺球蛋白(Tg)氨基酸残基上进行的,合成和释放过程包括:碘化物被甲状腺摄取,在过氧化物酶(TPO)作用下,碘化物与甲状腺球蛋白酪氨酸残基合成并释放 T_3、T_4 到血液中,在外周组织和甲状腺中 T_4 转化成 T_3。甲状腺激素的合成和释放由一种负反馈机制控制(甲状腺,下丘脑 - 垂体轴,碘吸收自调节)。循环中甲状腺素低水平引起促甲状腺激素释放激素(TRF)释放,然后引起垂体分泌促甲状腺激素(TSH),TSH 水平升高可刺激甲状腺碘吸收和甲状腺激素的合成。循环中的激素水平升高又会抑制 TRF 和 TSH 的分泌。如图 5-2-1 所示。

3. 甲状腺疾病相关抗体   格雷夫斯病、桥本甲状腺炎都属于自身免疫性甲状腺疾病(autoimmune thyroidism disease, AITD),对甲状腺疾病的初诊患者,检测甲状腺自身抗体不仅有助于诊断,而且对指导治疗和预测免疫缓解也有非常重要的意义。一般实验室检查涉及 3 个抗体,分别是 TSH 受体抗体(TRAb)、甲状腺球蛋白抗体(TgAb)和甲状腺过氧化物酶抗体(TPOAb)。如图 5-2-1。

(1)TRAb 其主要包含 2 个抗体,一个是 TSH 受体刺激阻断性抗体(TSBAb),另一个是 TSH 受体刺激性抗体(TSAb)。TSBAb 会与 TSH 受体(TSHR)结合,占据了 TSH 的结合位点,使 TSH 无法与 TSHR 结合,所以产生抑制效应,甲状腺细胞萎缩,甲状腺激素产生减少;TSBAb 是自身免疫甲状腺炎导致甲状腺功能减退(简称为甲减)的原因之一。而 TSAb 与 TSH 受体结合,激活腺苷酸环化酶信号系统,甲状腺细胞增生肥大,甲状腺激素合成、分泌增加,是格雷夫斯病发生、发展的主要原因。TSAb 和 TSBAb 二者对甲状腺的作用和刺激的影响程度取决于以上两种抗体的相对浓度和生物活性。但在临床实验室检查时,往往只能直接检测 TRAb 的水平,需要结合患者临床症状和其他检查判断是何种抗体占据主要。在格雷夫斯病的治疗期间,监测 TRAb 是否转阴或降低对判断疗效和预后有重要意义。

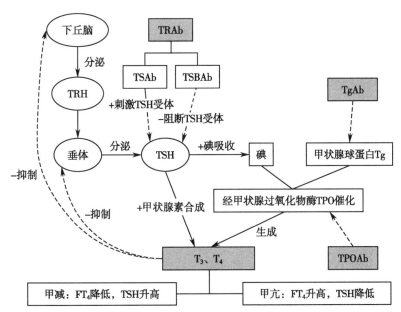

注：TRH：促甲状腺激素释放激素；TSH：血清促甲状腺素；T₃：三碘甲腺原氨酸；T₄：甲状腺素；TPOAb：抗甲状腺过氧化物酶抗体；TgAb：甲状腺球蛋白抗体；TRAb：促甲状腺素受体抗体；TSAb：TSH 受体刺激性抗体；TSBAb：TSH 受体刺激阻断性抗体。

图 5-2-1　甲状腺素合成示意图

（2）TPOAb 是甲状腺微粒体抗体（TMAb）主要成分。TPOAb 对于甲状腺细胞具有细胞毒性作用，引起甲状腺功能低下。在大多数 AITD 的诊断中，TPOAb 比 TgAb 具有更高的临床价值，是诊断 AITD 的首选指标。绝大部分桥本甲状腺炎患者具有高滴度 TPOAb，大部分的格雷夫斯病患者 TPOAb 滴度升高。

（3）TgAb 是一组针对甲状腺球蛋白（Tg）不同抗原决定簇的多克隆抗体。在正常情况下，Tg 位于甲状腺滤泡腔内，不与机体免疫系统相接触；在某些情况下，Tg 暴露给免疫系统则成为自身抗原，诱导产生相应的自身抗体 TgAb。大部分自身免疫性甲状腺炎患者中可发现 TgAb 浓度升高；在格雷夫斯病患者中测得 TgAb 阳性且滴度较高时，提示抗甲状腺药物治疗效果不佳且停药后易复发。甲状腺癌与 TgAb 呈一定的相关性，该值的升高是肿瘤恶化的一种标志。

（4）相关注意事项：甲状腺抗体的特异性不强，在部分健康人群中也可检测到低到中等水平的 TPOAb 和 / 或 TgAb，因此在评价其意义时应当慎重。抗体水平在健康人与患者之间，在甲状腺不同病种之间常常存在重叠，临床诊断不能完全依赖抗体水平，而应结合病史、临床表现、甲状腺功能、超声及细胞学检查，综合分析和判断。

（二）格雷夫斯病概述

1. 定义及流行病学　甲状腺毒症（thyrotoxicosis）是指血液循环中甲状腺激素过多，引起以神经、循环、消化等系统兴奋性增高和代谢亢进为主要表现的一组临床综合征。其中由于甲状腺腺体本身功能亢进，合成和分泌甲状腺激素增加所导致的甲状腺毒症称为甲状腺功能亢进症（hyperthyroidism，简称甲亢）。

　　甲亢中以格雷夫斯病最为常见,占所有甲亢的85%左右。格雷夫斯病(简称GD)是一种伴甲状腺激素(TH)分泌增多的器官特异性自身免疫疾病,多数患者同时有甲状腺肿大与高代谢症,故称为毒性弥漫性甲状腺肿。

　　2. 临床表现与症状　　GD的临床表现主要是由血液循环中甲状腺激素过多引起的高代谢表现,其症状和体征的严重程度与病史长短、激素升高的程度和患者年龄等因素相关。症状主要有:易激动、烦躁、失眠、心悸、乏力、怕热、多汗、消瘦、食欲亢进、大便次数增多或腹泻、女性月经稀少。少数老年患者高代谢的症状不典型,相反会表现为乏力、心悸、厌食、抑郁、嗜睡、体重明显减少,称之为"淡漠型甲亢"(apathetic hyperthyroidism)。还可能伴发肌肉进行性无力、萎缩的甲亢性肌病。

　　格雷夫斯病大多数患者有程度不等的甲状腺肿大。甲状腺肿为弥漫性,质地中等(病史较久或食用含碘食物较多者可坚韧),无压痛。心血管系统表现有心率增快、心脏扩大、心律失常、心房纤颤、脉压增大等。少数病例下肢胫骨前皮肤可见黏液性水肿。

　　甲亢的眼部表现分为两类:一类为单纯性突眼,其病因与甲状腺毒症所致的交感神经兴奋性增高有关;另一类为浸润性突眼,也称为格雷夫斯眼病(Graves ophthalmopathy,GO),其病因与眶周组织的自身免疫炎症反应有关。

　　3. 实验室检查

　　(1)血清TSH和甲状腺激素:sTSH是国际上公认的诊断甲亢的首选指标,可作为单一指标进行甲亢筛查。一般甲亢患者TSH<0.1mU/L。但垂体性甲亢TSH不降低或升高。临床有影响甲状腺激素结合蛋白的因素存在时应测定FT_3、FT_4,如妊娠、服用雌激素、肝病、肾病、低蛋白血症、使用糖皮质激素等。其余没有影响甲状腺激素结合蛋白的因素时也可测定TT_3、TT_4,TT_3、TT_4指标稳定,可重复性好。

　　(2)甲状腺自身抗体:甲状腺刺激抗体(TSAb)是格雷夫斯病的致病性抗体,该抗体阳性说明甲亢病因是格雷夫斯病。一般均把TRAb阳性视为TSAb阳性。TSAb也被作为判断格雷夫斯病预后和抗甲状腺药物停药的指标。甲状腺过氧化物酶抗体(TPOAb)和甲状腺球蛋白抗体(TgAb)的阳性率在格雷夫斯病患者中显著升高,是自身免疫病因的佐证。

　　(3)甲状腺摄^{131}I功能试验:甲状腺本身功能亢进时,^{131}I摄取率增高,摄取高峰前移(如格雷夫斯病,多结节性甲状腺肿伴甲亢等);破坏性甲状腺毒症时(如亚急性甲状腺炎、安静型甲状腺炎、产后甲状腺炎等)^{131}I摄取率降低。甲状腺^{131}I摄取率目前已不作为甲亢诊断的常规指标,但对甲状腺毒症的原因仍有鉴别意义。另外,采取^{131}I治疗甲亢时,计算^{131}I放射剂量需要做本试验。

　　4. 诊断

　　(1)格雷夫斯病的诊断标准:①临床甲亢症状和体征;②甲状腺弥漫性肿大(触诊和B超证实),少数病例可无甲状腺肿大;③血清TSH浓度降低,甲状腺激素浓度升高;④眼球突出和其他浸润性眼征;⑤胫前黏液性水肿;⑥甲状腺TSH受体抗体(TRAb或TSAb)阳性。以上标准中,①②③项为诊断必备条件,④⑤⑥项为诊断辅助条件。临床也存在格雷夫斯病引起的亚临床甲亢。

　　(2)鉴别诊断:尤其要注意有甲状腺毒症表现而^{131}I摄取率降低者是破坏性甲状腺毒症(如桥本甲状腺炎早期、亚急性甲状腺炎早期);少数Graves甲亢可以和桥本甲状腺炎并存,可称为桥本甲亢(Hashitoxicosis),血清TgAb和TPOAb高滴度,甲状腺穿刺活检可见两种病变同时存在。

(三) 桥本甲状腺炎概述

1. **概念**　桥本甲状腺炎 (Hashimoto thyroiditis, HT) 是自身免疫性甲状腺炎 (AIT) 的一个类型,根据首次报道的日本学者名字命名为桥本甲状腺炎,又称慢性淋巴细胞性甲状腺炎 (chronic lymphocytic thyroiditis)。

AIT 是导致原发性甲减的三大原因之一 (另两个原因是甲状腺手术和甲亢 ^{131}I 治疗),原发性甲减占到全部甲减的 99%。根据 2010 年我国十城市甲状腺疾病患病率调查,以 TSH>4.2mU/L 为诊断切点,甲减的患病率为 17.8%,其中亚临床甲减患病率为 16.7%,临床甲减患病率为 1.1%。

按照 AIT 出现甲减的病例计算,AIT 患病率占人群的 1%~2%,女性患病率高于男性,是男性的 15~20 倍,随年龄增长患病率升高,高发年龄在 30~50 岁。

2. **临床表现与症状**　HT 起病隐匿,进展缓慢,早期的临床表现常不典型。甲状腺肿大呈弥漫性,质地多坚韧,常有咽部不适,有时有颈部压迫感,偶有局部疼痛与触痛。随病程延长,甲状腺组织破坏出现甲减,患者表现为怕冷、心动过缓、便秘甚至黏液性水肿等典型低代谢症状及体征。

HT 可同时伴有其他自身免疫性疾病,如 1 型糖尿病、甲状旁腺功能减退症、桥本脑病等。

HT 与格雷夫斯病也可并存,称为桥本甲状腺毒症,血清中存在 TSAb 和 TPOAb,组织学兼有 HT 和 GD 两种表现。临床上表现为甲亢和甲减症状交替出现。

3. **实验室检查**

(1) 甲状腺自身抗体 TgAb 和 TPOAb 滴度明显升高是本病特征之一,尤其在出现甲减症状之前,抗体阳性是诊断本病唯一依据。文献报道本病 TgAb 阳性率 80%,TPOAb 阳性率为 97%。

(2) 血清甲状腺素和 TSH 根据甲状腺破坏程度可分为 3 期:①早期仅有甲状腺自身抗体阳性,甲状腺功能正常,也有部分患者因甲状腺滤泡细胞破坏,甲状腺激素释放入血而表现为甲亢。②以后发展为亚临床甲减,TSH 升高,而游离 T_4 正常。③最后表现为临床甲减,TSH 升高,游离 T_4 减低。

(3) 甲状腺超声 HT 显示甲状腺肿,回声不均。

(4) 甲状腺摄碘率早期可以正常,甲状腺滤泡细胞破坏后降低。伴格雷夫斯病时也可增高。不用于 HT 的诊断。

(5) 穿刺细胞学检查很少用于本病诊断,但有确诊价值,可见淋巴细胞浸润。

4. **诊断**　凡是弥漫性甲状腺肿大,质地较韧,特别是伴峡部锥体叶肿大,均应怀疑 HT;血清 TPOAb 和 TgAb 阳性,诊断可成立。伴临床甲减、亚临床甲减可进一步支持诊断。细胞学检查有确诊价值。

(四) 亚急性甲状腺炎概述

1. **概念**　亚急性甲状腺炎 (subacute thyroiditis) 呈自限性,是最常见的甲状腺疼痛。多由甲状腺的病毒感染引起,以短暂疼痛的破坏性甲状腺组织伴全身炎症反应为特征。持续甲减的发生率一般报道小于 10%。男女发病比例为 1:4,30~50 岁女性为发病高峰。亚急性甲状腺炎病程通常可分为 3 个阶段:甲状腺毒症阶段、甲减阶段、甲状腺功能恢复阶段;

本病病程长短不一,一般为 2~3 个月,可长达半年至 2 年不等,多数自动缓解,无后遗症,2%~4% 有复发。

2. 临床表现与症状 常在病毒感染后 1~3 周发病,临床表现与症状可见:

(1)主要见上呼吸道前驱症状,咽痛伴体温不同程度升高,起病 3~4 天达高峰;可伴有颈部淋巴结肿大。

(2)可见甲状腺区特征性疼痛,常可放射至同侧耳、咽喉、胸背部等处;少数患者声音嘶哑、吞咽困难。

(3)甲状腺肿大弥漫或不对称轻、中度增大,质地较硬,触痛明显,甲状腺肿痛常先累及一叶后扩展到另一叶(随着炎症的扩散)。

(4)亚急性甲状腺炎的临床表现在不同阶段会有所变化:

1)甲状腺毒症阶段:发病初期 50%~75% 的患者体重减轻、怕热、心动过速等,历时 3~8 周。

2)甲减阶段:约 25% 的患者在甲状腺激素合成功能尚未恢复之前进入功能减退阶段,出现水肿、怕冷、便秘等低代谢症状。

3)甲状腺功能恢复阶段:症状逐渐减轻或消失,多数患者短时间(数周至数个月)恢复正常功能,仅少数成为永久性甲减。

3. 实验室检查

(1)红细胞沉降率(ESR)病程早期增快,>50mm/h 时利于支持本病诊断。

(2)甲状腺毒症期由于滤泡细胞破坏,T_3、T_4 释放入血,呈现 T_3、T_4 浓度升高,而甲状腺摄碘率降低(常 <2%)的"双相分离现象"。血清 T_3/T_4 比值常 <20。甲减阶段:随着甲状腺滤泡上皮细胞破坏加重,储存的激素殆尽,出现一过性甲减,血清 T_3、T_4 浓度降低,TSH 水平升高。恢复阶段:当炎症消退,滤泡上皮细胞恢复,甲状腺激素水平和摄碘率逐渐升高恢复正常。

(3)抗体 TPOAb、TgAb 阴性或水平很低。

(4)其他早期白细胞计数可增高;Tg 水平明显增高,与甲状腺破坏程度一致,恢复很慢。

4. 诊断 根据急性起病、发热等全身症状及甲状腺疼痛、肿大且质硬,结合 ESR 显著增快,血清甲状腺激素升高与摄碘率降低的双相分离现象,可诊断本病。

二、甲状腺功能异常常见疾病的药物治疗与药学监护

(一)格雷夫斯病的药物治疗与药学监护

针对甲亢的治疗主要采用以下 3 种方式:①抗甲状腺药物;② ^{131}I 治疗;③甲状腺次全切除术。3 种疗法各有利弊。抗甲状腺药物治疗可以保留甲状腺产生激素的功能,但是疗程长、治愈率低,复发率高;^{131}I 和甲状腺次全切除都是通过破坏甲状腺组织来减少甲状腺激素的合成和分泌,疗程短,治愈率高,复发率低,但是甲减的发生率显著增高。

1. 一般治疗 注意休息,补充足够热量和营养,包括糖、蛋白质和 B 族维生素。

2. 对症治疗 失眠可给予苯二氮䓬类镇静药(如地西泮)。心悸明显者可给予 β 受体拮抗剂,如普萘洛尔 10~20mg,每日 3 次,或美托洛尔 25~50mg,每日 2 次;哮喘和慢性阻塞性肺疾病者禁用;甲亢妊娠患者慎用;心脏传导阻滞和充血性心力衰竭者禁用,但是严重心动过速导致的心力衰竭可以使用。

3. 非药物治疗

(1) ^{131}I 治疗总有效率达 95%，临床治愈率 85% 以上，复发率小于 1%。第 1 次 ^{131}I 治疗后 3~6 个月，部分患者如病情需要可做第 2 次 ^{131}I 治疗。^{131}I 在体内主要蓄积在甲状腺内，对甲状腺以外的脏器如心脏、肝、血液系统等不造成急性辐射损伤。

该治疗方法使用逐渐增多，在治疗甲亢的有效性、防治甲亢复发方面明显优于抗甲状腺药物治疗，但治疗后甲减的发生率明显增加，需要个体化剂量的甲状腺激素终身替代治疗。

1) 适用人群：①成人格雷夫斯甲亢伴甲状腺肿大Ⅱ度以上；②抗甲状腺药物(antithyroid drug, ATD)治疗失败或过敏；③甲亢手术后复发；④甲亢性心脏病或甲亢伴其他病因的心脏病；⑤甲亢合并白细胞和/或血小板减少或全血细胞减少；⑥老年甲亢；⑦甲亢合并糖尿病；⑧毒性多结节性甲状腺肿；⑨自主功能性甲状腺结节合并甲亢。

2) 禁用人群：妊娠和哺乳期妇女。

3) 并发症：甲减是 ^{131}I 治疗甲亢难以避免的结果，选择 ^{131}I 治疗主要是要权衡甲亢与甲减后果的利弊关系。发生甲减后，可以用左甲状腺素($L-T_4$)替代治疗，可使患者的甲状腺功能维持正常，患者可以正常生活、工作和学习，育龄期妇女可以妊娠和分娩。

(2) 甲状腺次全切除术手术治疗的治愈率 95% 左右。复发率为 0.6%~9.8%。目前使用相对较少，妊娠中期药物治疗不佳、有压迫症状、怀疑有恶性病变时推荐。

1) 适用人群：①中、重度甲亢长期药物治疗无效或效果不佳。②停药后复发，甲状腺较大。③结节性甲状腺肿伴甲亢。④对周围脏器有压迫或胸骨后甲状腺肿。⑤疑似与甲状腺癌并存者。⑥儿童甲亢用抗甲状腺药物治疗效果差者。⑦妊娠期甲亢药物控制不佳者，可以在妊娠中期(第 13~24 周)进行手术治疗。⑧ 2016 年版美国 ATA《甲亢和其他病因导致的甲状腺毒症诊治指南》还提到，手术治疗适用于未来 6 个月计划妊娠，或者 TRAb 水平非常高的患者。

2) 手术治疗一定要在患者的甲亢病情被控制的情况下进行。

3) 手术并发症：①永久性甲减。国外文献报道的发生率是 4%~30%，一项国外内科医生随访研究显示：随访 10 年永久性甲减的发生率是 43%。解释术后甲减发生的原因除了手术损伤以外，格雷夫斯病本身的自身免疫损伤也是致甲减的因素。②甲状旁腺功能减退症：分为一过性甲状旁腺功能减退症和永久性甲状旁腺功能减退症。前者是由于甲状旁腺部分损伤或供应血管损伤所致，一般在术后 1~7 天内恢复；后者的发生率为 0~3.6%，需要终身治疗。③喉返神经损伤，发生率为 0~3.4%。如果损伤是单侧性的，患者出现构音困难。症状可以在术后数周内恢复，可能遗留声音嘶哑；如果损伤是双侧性的，患者可以出现气道阻塞，需要紧急处理。近年来随着 ^{131}I 应用的增多，手术治疗者较以前减少。

4. 抗甲状腺药物治疗

(1) 适用人群主要药物有甲巯咪唑(MMI)、丙硫氧嘧啶(PTU)。抗甲状腺药物治疗格雷夫斯病的缓解率为 30%~70%，平均 50%。适用于病情轻，甲状腺轻中度肿大的甲亢患者。年龄在 20 岁以下、妊娠甲亢、年老体弱或合并严重心、肝、肾疾病不能耐受手术者均宜采用药物治疗。

除了妊娠早期、甲状腺危象以及对 MMI 治疗过敏或不敏感同时又拒绝 ^{131}I 治疗或手术治疗者选用 PTU 治疗外，对于任何选择抗甲状腺药物治疗的患者均推荐选用 MMI 治疗。

(2) 不同治疗阶段用药剂量表 5-2-1 为抗甲状腺药物参考剂量。

表 5-2-1　抗甲状腺药物参考剂量

药品名称	起始剂量	维持剂量
甲巯咪唑（MMI）	一般 20~40mg/d，分 1~2 次	2.5~10mg/d，qd
丙硫氧嘧啶（PTU）	一般 75~300mg/d，等时分 3 次服用	25~150mg/d，qd

注：此为说明书中推荐一般剂量。

1）起始剂量：《中国甲状腺疾病诊治指南》中 MMI 30~45mg/d，MMI 半衰期长，可以每天单次服用；或 PTU 300~450mg/d，分 3 次口服。近年来提倡 MMI 小量服用法，即 MMI 15~30mg/d，治疗效果与 40mg/d 相同。

2016 年版美国 ATA《甲亢和其他病因导致的甲状腺毒症诊治指南》给出了一个较为详细、具体的起始 MMI 剂量指导：如果 FT_4 是正常上限的 1~1.5 倍，起始给予 5~10mg；如果 FT_4 是正常上限的 1.5~2 倍，给予 10~20mg；如果 FT_4 是正常上限的 2~3 倍，给予 30~40mg。这只是粗略的指导方针，实际应用应结合患者的具体情况而定。

2）减量阶段：当症状消失，血中甲状腺激素水平接近正常后逐渐减量。由于 T_4 的血浆半衰期为 7 天，加之甲状腺内储存的甲状腺激素释放约需要 2 周时间，所以 ATD 开始发挥作用多在 4 周以后。减量时每 2~4 周减药一次，每次 MMI 减量 5~10mg/d（PTU 50~100mg/d）。

3）维持剂量：减至最低有效剂量时维持治疗，MMI 为 5~10mg/d，PTU 为 50~100mg/d，总疗程一般为 1~2 年。起始剂量、减量速度、维持剂量和总疗程均有个体差异，需要根据临床实际掌握。

4）在治疗过程中出现甲状腺功能低下或甲状腺明显增大时可酌情加用左甲状腺素（50~100μg）或甲状腺片。

5）停药后：停药时甲状腺明显缩小及 TSAb 阴性者，停药后复发率低；停药时甲状腺仍肿大或 TSAb 阳性者，停药后复发率高。复发多发生在停药后 3~6 个月内。

（3）甲巯咪唑和丙硫氧嘧啶的对比见表 5-2-2。

表 5-2-2　抗甲状腺药物对比

特性	甲巯咪唑（MMI）	丙硫氧嘧啶（PTU）
相对效力	10~50	1
吸收	基本完全	基本完全
蛋白结合率	可忽略的	80%~90%
半衰期 /h	4~6	1~2
分布容积 /L	40	20
作用时间 /h	>24	12~24
肝功能不全时	代谢减少	不变
肾功能不全时	不变	不变
透过胎盘	低	极低
乳汁中浓度	低	极低
抑制 T_4 向 T_3 转化	无	可抑制
给药频次	1~2 次 /d	2~3 次 /d

MMI 在使甲状腺功能恢复的时间上、对 TPO 活性的抑制、对 TRAb 滴度的降低等多方面都优于 PTU。安全性方面,之前普遍认为 MMI 通常引发淤胆型肝毒性;而 PTU 会引起致命的急性重型肝炎,严重者需要肝移植治疗,因此患者通常首选 MMI 治疗。不过更新的一些亚洲研究证据显示,PTU 并没有比 MMI 更易产生肝毒性,并且 MMI 造成的急性肝细胞损伤与 PTU 同样常见。

对于妊娠期妇女,由于 PTU 更少透过胎盘,前 3 个月倾向于选择 PTU 治疗。由于 PTU 可抑制 T_4 向 T_3 的转化,所以 PTU 更适合于甲状腺危象的治疗。

5. 甲状腺危象的治疗

(1)甲状腺危象,也称为甲亢危象,表现为所有甲亢症状的急骤加重和恶化,主要是大量甲状腺激素突然释放入血所致,多发生于较重甲亢未予治疗或治疗不充分的患者。常见诱因有感染、手术、创伤、精神刺激等。甲状腺危象的诊断主要依靠临床表现综合判断。临床高度怀疑本症及有危象前兆者应按甲状腺危象处理。甲状腺危象的死亡率为 20% 以上。

(2)处理措施:丙硫氧嘧啶(PTU)、碘化钾溶液和地塞米松三者同时给予严重的甲状腺毒症患者,可以使其血清 T_4 的水平在 24~48 小时内恢复正常。详见图 5-2-2。

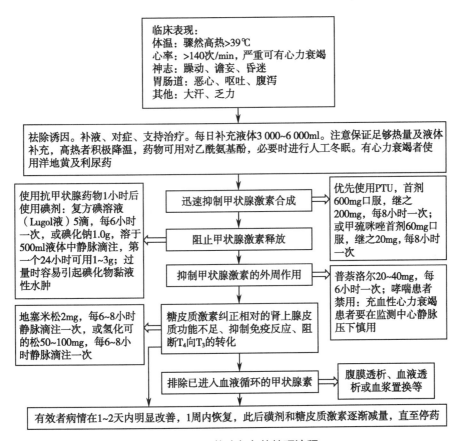

图 5-2-2 甲状腺危象的处理流程

对于 PTU 和碘剂都过敏的患者可使用碳酸锂,临时控制他们的甲状腺毒症,剂量是 300~500mg,每 8 小时 1 次。

6. 格雷夫斯眼病的治疗

(1)概念:格雷夫斯眼病(Graves' ophthalmopathy,GO)也称为浸润性突眼、甲状腺相关性眼病(TAO)或 Graves 眶病(Graves' orbitopathy)。患者自诉眼内异物感、胀痛、畏光、流泪、复视、斜视、视力下降;检查见突眼(眼球凸出度超过正常值上限 4mm),眼睑肿胀,结膜充血水肿,眼球活动受限,严重者眼球固定,眼睑闭合不全、角膜外露而形成角膜溃疡、全眼炎,甚至失明。

(2)治疗:GO 的治疗首先要区分病情程度。根据 EUGOGO 报道:轻度 GO 占 40%、中度 GO 占 33%、重度 GO 占 27%。

1)轻度 GO:病程一般呈自限性,不需要强化治疗。治疗以局部和控制甲亢为主。①畏光:戴有色眼镜;②角膜异物感:人工泪液;③保护角膜:夜间结膜遮盖;④眶周水肿:抬高床头;⑤轻度复视:棱镜矫正;⑥强制性戒烟,吸烟可以加重本病,应当戒烟;⑦控制甲亢是基础性治疗。因为甲亢或甲减可以促进 GO 进展;⑧应当告知患者轻度 GO 是稳定的,一般不发展为中度和重度 GO。

2)中度和重度 GO:在上述治疗基础上强化治疗。治疗的效果要取决于疾病的活动程度。对于处于活动期的病例,治疗可以奏效,例如疾病急性期或新近发生的炎症、眼外肌障碍等。相反,对于长期病例、慢性突眼、稳定的复视治疗则效果不佳,往往需要做眼科康复手术的矫正。视神经受累是本病最严重的表现,可以导致失明,需要静脉滴注糖皮质激素和眶减压手术的急诊治疗。

7. 药学监护

(1)疗效监护:为避免药物过量,治疗中应当监测甲状腺激素(T_4、T_3)的水平,但是不能用 TSH 作为治疗目标,因为 TSH 的变化滞后于甲状腺激素水平 4~6 周。开始治疗或调整剂量后 4~6 周检查甲状腺功能。当症状消失,血中甲状腺激素水平接近正常后逐渐减量,减量时每 2~4 周减药 1 次;维持剂量阶段患者甲状腺功能正常情况下,可以 3 个月复查一次。

(2)安全性监护:抗甲状腺药物的不良反应是皮疹、皮肤瘙痒、白细胞减少症、粒细胞减少症、中毒性肝病和血管炎等。MMI 的不良反应是剂量依赖性的,因此建议用小剂量起始治疗(15~30mg/d)。PTU 的不良反应则是非剂量依赖性的。两药的交叉反应发生率为 50%。当其中一种药物引起严重的不良反应,特别是粒细胞缺乏和肝功能损害时,不要换用另外一种药物继续治疗。不良反应多于用药 3 个月内发生,开始药物治疗后,2~3 个月内应每 2~3 周监测药物不良反应。见表 5-2-3。

表 5-2-3　抗甲状腺药物主要不良反应

不良反应	防治建议
白细胞减少($<4.0 \times 10^9/L$)	通常不需要停药,减少抗甲状腺药物剂量,加用一般的升白药物,如维生素 B_4、鲨肝醇等。注意甲亢在病情尚未控制时也可以引起白细胞减少,所以应在用药前常规检查白细胞计数作为对照
皮疹和瘙痒的发生率为 10%	用抗组胺药物多可纠正。如皮疹严重应停药,以免发生剥脱性皮炎

续表

不良反应	防治建议
关节疼痛	应当停药,否则会发展为"ATD 关节炎综合征",即严重的一过性游走性多关节炎
粒细胞缺乏症(外周血中性粒细胞绝对计数 $<0.5 \times 10^9$/L),此不良反应严重,发生率约 0.3%,详见下文	治疗中出现发热、咽痛均要立即检查白细胞,以及时发现粒细胞缺乏的发生。建议在治疗中应定期检查白细胞,若中性粒细胞 $<1.5 \times 10^9$/L 应当立即停药。粒细胞集落刺激因子、糖皮质激素可用于粒细胞缺乏症
中毒性肝病,发生率为 0.1%~0.2%,表现为变态反应性肝炎,转氨酶显著上升,详见下文	用药前检查基础的肝功能,以区别是否是药物的副作用。用药后发现转氨酶升高应立即停药
血管炎,罕见,PTU 可诱发 33% 格雷夫斯病患者产生抗中性粒细胞胞质抗体(ANCA)阳性	停药后多数病例可以恢复。少数严重病例需要大剂量糖皮质激素、环磷酰胺或血液透析治疗。有条件者在使用 PTU 治疗前应检查 ANCA,对长期使用 PTU 治疗者定期监测尿常规和 ANCA

1)粒细胞缺乏症(外周血中性粒细胞绝对计数 $<0.5 \times 10^9$/L)是 ATD 的严重并发症,服用 MMI 和 PTU 发生的概率相等,为 0.3% 左右。老年患者发生本症的危险性增加。多数病例发生在 ATD 最初治疗的 2~3 个月或再次用药的 1~2 个月内,但也可发生在服药的任何时间。患者的主要临床表现是发热、咽痛、全身不适等,严重者出现败血症,死亡率较高。治疗中出现发热、咽痛均要立即检查白细胞,以及时发现粒细胞缺乏的发生。建议在治疗过程中应定期检查白细胞,若中性粒细胞 $<1.5 \times 10^9$/L 应立即停药。粒细胞集落刺激因子(G-CSF)可以促进骨髓恢复,但是对骨髓造血功能损伤严重的病例效果不佳。在一些情况下,糖皮质激素在粒细胞缺乏症时也可以使用。PTU 和 MMI 都可以引起本症,二者有交叉反应。

2)中毒性肝病的发生率为 0.1%~0.2%,多在用药后 3 周发生。表现为变态反应性肝炎,转氨酶显著上升,肝组织活检可见片状肝细胞坏死。死亡率高达 25%~30%。PTU 引起的中毒性肝病与 PTU 引起的转氨酶升高很难鉴别。PTU 可以引起 20%~30% 的患者转氨酶升高,升高幅度为正常值的 1.1~1.6 倍。另外甲亢本身也有转氨酶增高,在用药前检查基础的肝功能,以区别是否是药物所致。还有一种罕见的 MMI 导致的胆汁淤积性肝病。肝脏活体检查肝细胞结构存在异常,小胆管内可见胆汁淤积,外周有轻度炎症,停药后本症可以完全恢复。

3)血管炎的副作用罕见,由 PTU 引起的多于 MMI。血清学检查符合药物性狼疮。抗中性粒细胞胞质抗体(ANCA)阳性的血管炎主要发生在亚洲患者,与服用 PTU 有关。ANCA阳性的血管炎多见于中年女性,临床表现为急性肾功能异常、关节炎、皮肤溃疡、血管炎性皮疹、鼻窦炎、咯血等。停药后多数病例可以恢复。少数严重病例需要大剂量糖皮质激素、环磷酰胺或血液透析治疗。近年来的临床观察发现,PTU 可诱发 33% 格雷夫斯病患者产生ANCA。正常人群和未治疗的格雷夫斯病患者 4%~5%ANCA 阳性。多数患者无血管炎的临床表现。故有条件者在使用 PTU 治疗前应检查 ANCA,对长期使用 PTU 治疗者定期监测尿常规和 ANCA。

(3)患者教育

1)对于未开始治疗的患者或其家属,应充分说明格雷夫斯病的 3 种治疗方式各自的优缺点(表 5-2-4)。

表 5-2-4 3种格雷夫斯病治疗方法优缺点比较

治疗方法	优点	缺点
抗甲状腺药	无辐射危害。 无手术及麻醉风险。 不会引起永久性甲减。 可门诊治疗	复发风险高(>50%)。 需频繁监测。 常见轻微不良反应。 罕见致死性不良反应
放射性核素治疗	治疗甲亢疗效明确。 无手术及麻醉风险。 可门诊治疗,操作速度快。 最快控制甲亢的方法。 花费低。 不良反应轻微、少见、短暂。 可1年内使甲状腺体积正常	潜在的辐射危害。 加重突眼。 需遵守辐射规程。 甲状腺肿体积越大疗效越低。 可能需要再次治疗。 大多数发展为终身甲减
甲状腺切除术	治疗甲亢疗效明确。 无辐射危害。 快速改善甲状腺功能异常。 可明确甲状腺组织学 对压迫性症状患者最有效	花费较多。 住院治疗。 存在麻醉风险。 甲状旁腺功能减退(1%~2%)。 喉部神经损伤(1%~2%)。 失血、感染、瘢痕风险。 多数会导致甲减

2)抗甲状腺药物服用时间:抗甲状腺药物应等时间间隔服用,以保证药物在体内的血药浓度比较稳定(表5-2-5)。

表 5-2-5 抗甲状腺药物服用时间

药品名称	服用时间	注意事项
MMI	治疗初期:每天1~2次,等时间间隔服用 维持剂量:每天1次,早餐后服用	含碘食物或药物会影响甲状腺对抗甲状腺药物的反应,对此应遵医嘱
PTU	治疗初期:每日3次,宜每8小时服用 维持剂量:可在早餐前一次服用	

3)关于含碘饮食

①碘的参考摄入量:人体碘的80%~90%来自食物,10%~20%通过饮水获得,5%的碘来自空气。因此食物中的碘是人体碘的主要来源。

世界卫生组织(WHO)推荐了人群碘摄入量标准:

0~5岁儿童为90μg/d。

6~12岁儿童为120μg/d。

12岁儿童及成人为150μg/d。

孕妇和哺乳期妇女为250μg/d。

而根据 2018 年《中国居民补碘指南》,我国营养学会对碘的推荐摄入量见表 5-2-6。

表 5-2-6　中国居民膳食碘参考摄入量(μg/d)

人群	推荐摄入量	可耐受最高摄入量
0 岁～	85	–
0.5 岁～	115	–
1 岁～	90	–
4 岁～	90	200
7 岁	90	300
11 岁	110	400
14 岁	120	500
18 岁以上成人	120	600
孕妇	230	600
哺乳妇女	240	600

按常见的加碘盐计算,我国碘盐的碘含量不小于 20mg/kg,控制盐的摄入量在每天 6g,这样光从盐中就可以摄入 120μg 的碘,加上其他食物中所含的碘,基本可以满足每天对碘的需求。

长期缺碘会引起智力、体能发育迟缓,甲状腺肿大;碘过量则同样会影响甲状腺功能,既可导致甲亢,也可导致甲减,尤其是会增加自身免疫性甲状腺疾病的患病率。

妊娠期和哺乳期女性对碘的需求高于普通人群,孕期缺碘会出现早产、流产和先天畸形。胎儿和婴幼儿缺碘会影响大脑的正常发育,所以必须及时补充适量的碘。

②评估碘摄入量

a. 可根据表 5-2-6 中推荐的摄入量水平评估。当个体摄入量达到"推荐摄入量"水平时,发生碘缺乏的可能变得很小;当摄入量增加超过"可耐受最高摄入量"时,个体出现毒副作用的概率增加。一般认为,在"推荐摄入量"和"可耐受最高摄入量"之间,是一个安全摄入范围,在这一范围内,发生碘缺乏和中毒的风险都很小。

b. 评价个体碘营养的指标还包括甲状腺容积和血清碘等。碘缺乏和碘过量均可引起甲状腺肿,通过 B 超法测量甲状腺容积,可以判定个体是否出现甲状腺肿。血清碘可以反映近期碘营养情况,可通过专门的实验室检查评价碘缺乏或碘过量。

③食物碘含量:海洋生物的碘含量很高,如海带、紫菜、鲜带鱼、蚶干、蛤干、干贝、淡菜、海参、海蜇、龙虾等;海带碘含量最高,其次为海贝类及鲜海鱼。陆地食品则以蛋、奶碘含量最高,其次为肉类,淡水鱼的碘含量低于肉类,植物的碘含量是最低的,特别是水果和蔬菜。腌腊制品(市场上的腊鱼、腊肉、榨菜、豆豉、火锅底料)等碘含量也很高。详见表 5-2-7。

表 5-2-7 常见食物碘含量(μg/100g)

食品名称	碘含量	食品名称	碘含量	食品名称	碘含量
海带(干)	36 240	鹌鹑蛋	37.6	橘	5.3
裙带菜(干)	15 878	鸡蛋	27.2	菠萝	4.1
紫菜(干)	4 323	松花蛋	6.8	香蕉	2.5
海带(鲜)	113.9	鸭蛋	5	橙	0.9
鸡精	766.5	消毒牛奶	1.9	梨	0.7
贻贝(淡菜)	346	酸奶	0.9	小米	3.7
海杂鱼(咸)	295.9	可乐	68.4	小麦粉	2.9
虾皮	264.5	杏仁露	5.3	大米	2.3
虾米、虾仁	82.5	豆腐干	46.2	马铃薯	1.2
草鱼	6.4	黄豆	9.7	小白菜	10
平鱼	7.7	红小豆	7.8	青椒	9.6
小香肠(广式)	91.6	豆腐	7.7	番茄	2.5
鸡肉	12.4	松子仁	12.3	藕	2.4
牛肉(瘦)	10.4	核桃	10.4	洋葱	1.2
羊肉(瘦)	7.7	开心果	10.3	茄子	1.1
猪肉(瘦)	1.7	花生米	2.7	黄瓜	0.2

注:不同地区不同食物的碘含量相差很大

④格雷夫斯病患者饮食注意事项:应"忌碘饮食",高碘食物或药物的摄入会使甲亢病情加重,治疗期间避免服用含碘制剂或摄入高碘食物,同时应食用非碘盐。当甲亢症状缓解后,可以低碘饮食,碘的摄入量宜在 20~100μg/d。

十字花蔬菜指萝卜、白菜、西蓝花等,此类蔬菜中含有一类抗氧化物质——硫苷,会竞争性抑制甲状腺吸收碘,导致甲状腺素水平降低,甲亢患者可以适当吃多一点。

甲亢治疗后,若患者甲状腺仍较肿大,仍需要忌碘饮食。若甲亢治愈后,甲状腺明显缩小并接近正常时,忌碘"禁令"可逐渐解除,但仍应避免含碘高的食物,以免复发。若为经 [131]I 治疗或手术切除后导致甲减的患者,可在补充甲状腺素的同时正常饮食。

4)含碘药物

①外用制剂(消毒用):碘酊、聚维酮碘。

②注射剂(造影用):碘化油、血管造影剂和 CT 造影剂。

③碘剂(甲状腺疾病用药):饱和碘化钾溶液、复方碘溶液。

④其他含碘口服制剂:卵磷脂络合碘、胺碘酮、复方碘含片、含碘维生素等。

若需使用上述含碘药物,需告知医生病情,不可自行使用。

5)若行 [131]I 治疗的患者应强调戒烟,其加重突眼病情在吸烟者中更明显。

8. 特殊人群用药选择

（1）格雷夫斯病主要相关药物在特殊人群中的使用见表5-2-8，包括抗甲状腺药物及β受体拮抗剂。

表 5-2-8　格雷夫斯病主要相关药物在特殊人群中的使用

药品	肾功能不全患者	肝功能不全患者	妊娠期妇女[a]	哺乳期妇女	儿童
甲巯咪唑	无须调整	尽量小剂量给药，严密监测	D级，若病情需要则孕中晚期选用	禁用	首选，按儿童剂量使用
丙硫氧嘧啶	GFR20~50ml/min 时无须调整；GFR10~20ml/min 时用75% 常规剂量，GFR<10ml/min 时用 50% 常规剂量，根据监测结果调整剂量	减少给药剂量	D级，若病情需要孕早期首选	避免使用，若使用应在哺乳后服药	慎用
左甲状腺素	无须调整	无调整依据	可能需增加剂量	未发现影响，慎用	减量或按体表面积使用
普萘洛尔	GFR<10ml/min 时从较小剂量开始使用，根据临床反应调整剂量	肝功能不全时会增加暴露量，慎用	C级，根据需要可用于甲亢的高代谢症状	可以使用，但须监测婴儿心率、发绀等症状	按儿童剂量使用
美托洛尔	GFR<20ml/min 时从较小剂量开始使用	无调整依据，建议小剂量开始使用	C级，根据临床需要权衡利弊	可以考虑使用	建议使用普萘洛尔
阿替洛尔	Ccr15~35ml/min 时最大剂量50mg/d；Ccr< 15ml/min 时最大剂量 25mg/d	无调整依据，基本不经肝代谢	D级，避免使用	避免使用	使用普萘洛尔

注：[a] 注：美国 FDA2015 年 6 月前将影响胎儿的药物分为 A、B、C、D、X 五类，之后改为使用新的"妊娠哺乳期规则"，但并未覆盖非处方药物和部分药品，且临床上妊娠分级仍有参考价值，故本书中予以保留，FDA 药品说明书中关于妊娠期用药的详细描述见下文。

（2）妊娠期妇女

1）诊断方面：妊娠期甲状腺激素结合球蛋白（thyroxine binding globulin，TBG）增高，引起血清 TT_4 和 TT_3 增高，所以妊娠期甲亢的诊断应依赖血清 FT_4、FT_3 和 TSH。

2）妊娠前有甲亢者：如果患者甲亢未控制，建议不要妊娠；如果患者正在接受抗甲状腺药物（ATD）治疗，血清 TT_4、TT_3 达到正常范围，停 ATD 或者应用 ATD 的最小剂量，可以妊娠。^{131}I 治疗达 4~6 个月以后可妊娠。若计划 6 个月内妊娠应考虑手术治疗。

3）妊娠期间发现甲亢的治疗选择：如果患者为妊娠期间发现甲亢，选择继续妊娠，通常首选抗甲状腺药物治疗，妊娠中期可选择甲状腺手术治疗，妊娠期间禁用 ^{131}I 治疗。有效地控制甲亢可以明显改善妊娠的不良结果。妊娠期间,禁忌应用抗甲状腺药物联合甲状腺激素治疗。

在孕早期首选 PTU 抗甲状腺治疗,但随着妊娠进展到中、晚期,国内外指南均建议 ATD 治疗应更换为 MMI。需警惕更换药物所带来的暂时性甲状腺功能异常,如症状严重,还可考虑运用 β 受体拮抗剂(普萘洛尔或美托洛尔,而非阿替洛尔)以缓解甲亢症状。

4)FDA 药品说明书中关于格雷夫斯病主要治疗药物用于妊娠期妇女的信息:

①格雷夫斯病未经治疗或治疗不充分的孕妇发生母亲心力衰竭、自然流产、早产、死产和胎儿或新生儿甲状腺功能亢进等不良事件的风险增加。在许多孕妇中,甲状腺功能障碍会随着孕期增加而减弱;因此,可能会逐渐减少抗甲状腺药物的剂量;甚至有时在分娩前 2~3 周可停止使用抗甲状腺药物。

②抗甲状腺药:由于甲巯咪唑可能引起罕见的胎儿畸形,因此在妊娠的前三个月应首选丙硫氧嘧啶。考虑到丙硫氧嘧啶对母体肝脏的潜在毒性,妊娠中期和晚期最好将丙硫氧嘧啶换成甲巯咪唑。抗甲状腺药可透过胎盘,可能诱发胎儿甲状腺肿和克汀病,因此应在怀孕期间给予足量但不过量的抗甲状腺药。

③β 受体拮抗剂:怀孕期间服用此类药物的母亲所生的婴儿可能有低血压、低血糖、心动过缓和呼吸抑制的风险,婴儿出生时应进行监测。在动物实验中,普萘洛尔在大鼠上观察到使用该药与减少产仔数及新生儿死亡相关;美托洛尔目前没有足够证据;孕妇服用阿替洛尔会对胎儿造成伤害,可能造成早产。

(3)儿童甲亢的治疗

1)治疗方式的选择:可考虑使用 MMI 作为 ATD 治疗,以及 ^{131}I 治疗或手术切除。^{131}I 治疗不能用于 5 岁以下儿童。具体治疗措施要由临床医生考虑患者具体情况决定。目前大多数儿童可能会选择 MMI 作为格雷夫斯病的一线治疗,疗程 1 年或更长。

2)ATD 治疗剂量:小儿使用 MMI 的开始剂量通常为每天 0.2~0.5mg/kg(说明书上为 0.4mg/kg),一次或分两次口服;若儿童体重较大超过成人剂量,则按照成人常规剂量给药(MMI 15mg/d)。美国 ATA《甲亢和其他病因导致的甲状腺毒症诊治指南》建议 MMI 的初始剂量:婴儿为 1.25mg/d,1~5 岁儿童 MMI 剂量为 2.5~5mg/d,5~10 岁儿童 5~10mg/d,10~18 岁儿童及青少年 10~20mg/d(同成人剂量)。病情严重者,剂量可加倍。维持量按病情决定,用药过程中酌情加用甲状腺素替代治疗,避免出现甲状腺功能减退。开始药物治疗后,2~3 个月内应每 2~3 周监测药物不良反应。

3)β 受体拮抗剂的使用:症状严重时可考虑使用。当心率 <90 次 /min 时停用。

①普萘洛尔用于甲状腺毒症:新生儿最初一次 0.25~0.5mg/kg,每 6~8 小时一次;1 月龄至 18 岁,一次 0.25~0.5mg/kg,偶尔需要 1mg/kg,每 8 小时一次。单次剂量最大 40mg。或可参考国外文献,婴幼儿及儿童剂量:口服 0.5~2mg/(kg·d),每 8 小时服用一次;最大剂量:40mg/ 剂;青少年剂量同成人。

②普萘洛尔用于甲状腺危象:证据有限,可参考。婴幼儿及儿童剂量:口服 1~4mg/(kg·d),每 12 小时服用一次。青少年口服 20 ~40mg,每 4 ~ 6 小时;最高剂量为每 4 小时服用 60~80mg。

(二)桥本甲状腺炎的治疗

1. 治疗目标 甲减的症状和体征消失,血清 TSH 和 TT_4、FT_4 水平维持在正常范围。

2. 治疗药物选择

（1）亚临床甲减

1）轻度亚临床甲减，TSH 5~10mU/L，占亚临床甲减的90%；如果伴甲减症状、TPOAb阳性、血脂异常或动脉粥样硬化性疾病，应予左甲状腺素替代治疗。

2）重度亚临床甲减，TSH ≥ 10mU/L，主张给予左甲状腺素替代治疗。治疗的目标和方法与临床甲减一致。

（2）临床甲减左甲状腺素（L-T$_4$）是甲减的主要替代治疗药物。一般需要终身替代，也有桥本甲状腺炎所致甲减自发缓解的报道。正常人甲状腺每天约分泌85μg的T$_4$，在外周组织转换为活性代谢产物T$_3$。目前不推荐应用L-T$_3$、甲状腺片作为甲减的常规替代治疗药物。

左甲状腺素片剂的胃肠道吸收率可达到70%~80%。左甲状腺素片剂半衰期约7天，每日1次给药，便可以获得稳定的血清T$_4$和T$_3$水平。左甲状腺素的治疗剂量取决于患者的病情、年龄、体重，需要个体化。详见表5-2-9。

表5-2-9　左甲状腺素用于甲状腺功能减退的一般剂量

药品名称	一般剂量
左甲状腺素（L-T$_4$）	成年患者：50~200μg/d，平均125μg/d；按体重计算的剂量是1.6~1.8μg/(kg·d)
	儿童需要较高的剂量，约2.0μg/(kg·d)
	老年患者则需要较低的剂量，约1.0μg/(kg·d)
	妊娠时的替代剂量较一般成人需要增加30%~50%

起始的剂量和达到完全替代剂量所需时间要根据年龄、体重和心脏功能状态确定。<50岁、既往无心脏病病史患者可以尽快达到完全替代剂量，4~6周；>50岁患者服用左甲状腺素前要常规检查心脏功能状态，一般从25~50μg/d开始，每天1次口服，每1~2周复查，每次增加25μg，直至达到治疗目标。患缺血性心脏病者起始剂量宜小，调整剂量宜慢，防止诱发和加重心脏病。

（3）甲状腺肿的治疗对于没有甲减者，左甲状腺素可能具有减小甲状腺肿的作用，对年轻患者效果明显。甲状腺肿大显著、疼痛、有气管压迫，经内科治疗无效者，可以考虑手术切除。术后往往发生甲减，需要甲状腺激素长期替代治疗。

（4）桥本甲状腺炎合并甲亢时，可用小剂量抗甲状腺药物治疗，服药时间不宜过长；或仅用β受体拮抗剂对症治疗即可。

3. 药学监护

（1）疗效监护：补充甲状腺激素，重新建立下丘脑-垂体-甲状腺轴的平衡一般需要4~6周的时间，所以治疗初期，每间隔4~6周测定血清TSH及FT$_4$。根据TSH及FT$_4$水平调整左甲状腺素剂量，直至达到治疗目标。治疗达标后，至少需要每6~12个月复查1次上述指标。

（2）安全性监护

1）左甲状腺素药物过量：如果服用左甲状腺素超出个体耐受剂量或过量服用，可出现心悸、头痛、兴奋、失眠、肌无力、震颤、出汗等甲状腺功能亢进症状，一旦发生需要立即停药，至少1周后再从小剂量开始使用。

2）相互作用：有些药物和食物会影响T$_4$的吸收和代谢，如肠道吸收不良及氢氧化铝、碳酸钙、考来烯胺、硫糖铝、硫酸亚铁、食物纤维添加剂等均可影响小肠对左甲状腺素的吸收；苯巴比妥、苯妥英钠、卡马西平、利福平、异烟肼、洛伐他汀、胺碘酮、舍曲林、氯喹等药物可以加速左甲状腺素的清除。甲减患者同时服用这些药物时，需要增加左甲状腺素用量。

（3）患者教育

1）左甲状腺素服药时间：服药方法首选早饭前 1 小时，与其他药物和某些食物的服用间隔应当在 4 小时以上。如果不能早餐前 1 小时服用，睡前服药也可选择。

2）含碘饮食：碘摄入的需要量及评估方法，含碘高的食物及药物，参见"格雷夫斯病的患者教育"。碘摄入量是影响桥本甲状腺炎发生发展的重要环境因素。研究发现，高浓度的碘环境会诱发甲状腺自身组织的损伤，加速甲状腺细胞的凋亡。所以，桥本病患者应限碘饮食。

对处于桥本甲状腺肿的第一阶段、还没发展到甲减阶段的患者来说，要限制碘的摄入，宜使用无碘盐，碘摄入量最好在 $20\sim100\mu g/d$。对完全发展为甲状腺功能减退后并开始用甲状腺激素替代治疗的患者来说，碘的摄入量大小对于甲状腺已经没有多大影响，可以正常饮食。

3）除含碘食物外，为了保证药效，吃药前后半小时最好不要吃豆浆、豆腐一类的食物。卷心菜、白萝卜、花菜、包菜、西蓝花等十字花科食物所含的一种抗氧化物质会竞争性抑制甲状腺吸收碘，导致甲状腺素水平降低，进而导致促甲状腺素升高，促使甲状腺肿大或结节增大，所以甲减患者不宜长期过量进食十字花科食物，特别是生吃。

4. 特殊人群用药

（1）左甲状腺素在特殊人群中的用药见表 5-2-10。

表 5-2-10　左甲状腺素在特殊人群中的用药

药品	肾功能不全患者	肝功能不全患者	妊娠期妇女	哺乳期妇女	儿童
左甲状腺素	无须调整	无调整依据	可能需增加剂量，见下文	尚未发现影响，慎用	减量或按体表面积使用，见下文

（2）妊娠期妇女

1）药物种类选择：妊娠期甲减不宜使用 L-T_3 或甲状腺片，应使用左甲状腺素替代治疗。

2）FDA 药品说明书中关于左甲状腺素用于妊娠期妇女的信息：

FDA 妊娠分级为 A 级。在孕妇中使用口服左甲状腺素已有很长时间的经验，未见孕妇使用该药而导致胎儿畸形、流产或其他不良母婴结局发生率增加的报道。

3）妊娠期控制目标：妊娠期需要采用特异性的参考值范围，见表 5-2-11：

表 5-2-11　妊娠期血清 TSH 参考值范围

妊娠阶段	血清 TSH 参考值范围
妊娠早期（1~12 周）	0.1~2.5mU/L，更严格的目标是达到 0.1~1.5mU/L
妊娠中期（13~27 周）	0.2~3.0mU/L
妊娠晚期（28~40 周）	0.3~3.0mU/L
血清 FT_3/FT_4 处于妊娠特异正常范围	

4）甲减妇女计划妊娠：已患临床甲减妇女计划妊娠，需要将血清 TSH 控制到 <2.5mU/L 水平后妊娠。妊娠后根据 TSH 水平调整左甲状腺素剂量，初期增加原有剂量的 25%~30%。

5）妊娠期间发现甲减：妊娠期诊断临床甲减或 TPOAb 阳性的亚临床甲减，应使用左甲状腺素治疗，足量起始或尽快达到治疗剂量。左甲状腺素的起始剂量高于非妊娠期妇女，为 2.0~2.4μg/(kg·d)，或 50μg/d；TSH>8~10mU/L，左甲状腺素的起始剂量 75μg/d；TSH>10mU/L，左甲状腺素的起始剂量 100μg/d。血清 TSH 和 FT_4/TT_4 应在妊娠前半期（1~20 周）每 4 周监测一次，TSH 平稳可以延长至每 6 周一次，在妊娠 26~32 周至少应监测一次甲状腺功能。

6）产后：临床甲减孕妇产后左甲状腺素剂量应降至孕前水平，妊娠期诊断的亚临床甲减患者产后可以停用左甲状腺素，并均需在产后 6 周复查血清 TSH 水平及抗体以调整左甲状腺素剂量。

（3）哺乳期妇女：产后哺乳的甲减和亚临床甲减患者可以服用左甲状腺素，根据一般人群 TSH 和 FT_4 参考范围调整左甲状腺素剂量。

（4）儿童：儿童由于对 T_4 的清除比成人快，因此需要较高的剂量；根据美国和欧洲指南（参考文献 12、13），对甲减儿童可参考如下剂量替代治疗：

1~3 个月：10~15mg/(kg·d)，qd，病情严重可加量至高剂量 12~17mg/(kg·d)；治疗应在 2~4 周使 TSH 达标，合适的剂量确定后一年内应每 1~2 个月监测血清 TSH 和甲状腺素，随年龄增长监测频率可减少。

3~6 个月：8~10mg/(kg·d)，qd。

6~12 个月：6~8mg/(kg·d)，qd。

1~5 岁：5~6mg/(kg·d)，qd。

6~12 岁：4~5mg/(kg·d)，qd。

>12 岁：2~3mg/(kg·d)，qd。

维持剂量 100~150μg/m²。

对于亚临床甲减的儿童，若 TSH 在 5~10mU/L，不推荐药物治疗；若 TSH>10mU/L 且伴随甲减症状和临床表现，可以考虑左甲状腺素替代治疗。

（三）亚急性甲状腺炎的治疗

1. **治疗目标** 本病为自限性疾病，早期治疗以减轻炎症反应及缓解疼痛为目的。

2. **治疗药物选择** 亚急性甲状腺炎常用药物，见表 5-2-12。

表 5-2-12 亚急性甲状腺炎常用药物

药物类别	适用情况	药品名称	用法用量
NSAIDs	轻症	布洛芬（普通剂型）	0.3g，2~3 次/d 口服
		双氯芬酸钠（肠溶片）	25mg，3 次/d 口服
糖皮质激素	疼痛剧烈、体温持续显著升高，NSAIDs 治疗无效者	泼尼松	初始 20~40mg/d，根据症状、体征、红细胞沉降率变化缓慢减量
β 受体拮抗剂	甲状腺毒症明显者，可使用此类药改善心悸、多汗、手抖等症状	普萘洛尔（首选）	10~40mg，3~4 次/d
		美托洛尔	12.5~100mg，2 次/d
		阿替洛尔	25~100mg，2 次/d

续表

药物类别	适用情况	药品名称	用法用量
甲状腺激素 抗甲状腺药	甲减阶段明显、持续时间久者 不使用	左甲状腺素钠	50~100μg/d

（1）非甾体抗炎药：轻症可用非甾体抗炎药，如布洛芬 0.3g，每日 2~3 次口服；双氯芬酸钠肠溶片，25mg，每日 3 次口服。

（2）糖皮质激素：疼痛剧烈、体温持续显著升高，非甾体抗炎药治疗无效者，可使用糖皮质激素迅速缓解疼痛、减轻甲状腺毒症症状。初始泼尼松 20~40mg/d，维持 1~2 周，根据症状、体征、红细胞沉降率变化缓慢减量，一般日剂量以每周递减 5~10mg 的方式缓慢减量，直到完全停药，总疗程 6~8 周。停药或减量过程中若出现反复，可延缓减量或适当加量。

（3）β 受体拮抗剂：甲状腺毒症明显者，可使用 β 受体拮抗剂改善心悸、多汗、手抖等症状，如普萘洛尔 10~40mg，每日 3~4 次；美托洛尔 12.5~100mg，每日 2 次；阿替洛尔 25~100mg，每日 2 次。普萘洛尔能够抑制 T_4 向 T_3 的转化，更有效控制甲亢症状，若无哮喘等禁忌，应首选普萘洛尔。

（4）抗甲状腺药：本病虽然会出现血清 T_3、T_4 升高，但并无甲状腺功能亢进，故不使用抗甲状腺药物治疗。

（5）甲状腺激素：在甲减阶段，若甲减明显、持续时间久者，可使用甲状腺激素，但由于 TSH 降低不利于甲状腺细胞恢复，故宜短期、小量使用甲状腺素；左甲状腺素常用剂量为 50~100μg/d，甲状腺功能恢复正常后逐渐减量、停用。永久性甲减需长期替代治疗。

3. 药学监护

（1）疗效监护：可根据症状、红细胞沉降率、甲状腺肿大情况及血清 T_3、T_4 判断疾病是否缓解，是否可减少糖皮质激素剂量。每 2~4 周监测 TSH 和 FT_4。

（2）安全性监护：亚急性甲状腺炎常用药物的不良反应，见表 5-2-13。

表 5-2-13　亚急性甲状腺炎常用药物的不良反应

药品类别	不良反应	防治建议
NSAIDs	增加心血管风险	使用前评估患者心血管风险，对于高危患者避免使用
	消化道溃疡	使用前评估患者胃肠道风险，对于消化道风险高者，可选择 COX-2 高选择性抑制剂，或者加用质子泵抑制剂、胃黏膜保护剂
	肝功能损害、肾功能损害、粒细胞减少	用药后 1 周左右应注意监测患者的肝功能、肾功能、血象
	恶心、呕吐、腹泻、头痛等	若不良反应轻微可继续使用，避免空腹服用
糖皮质激素	停药反应和反跳现象	突然停药可能出现，应缓慢减量
	感染、代谢紊乱、体重增加、出血倾向、血压异常、骨质疏松、股骨头坏死	与用药品种、剂量、疗程、剂型及用法等明显相关，避免长期大量使用

（3）患者教育疾病初期，患者应注意休息，避免劳累过度，多饮水，保持情绪稳定。亚急性甲状腺炎为自限性疾病，预防主要是加强体育锻炼，增强体质。亚急性甲状腺炎患者对碘的摄入量没有特殊要求。关于服药注意事项见表 5-2-14。

表 5-2-14　亚急性甲状腺炎常用药物的服药注意事项

药品种类	服药时间	注意事项
左甲状腺素	首选早饭前 1 小时，也可选择睡前服药	–
β 受体拮抗剂	通常对进餐无特殊要求	–
NSAIDs	饭后服用	若为缓释或肠溶剂型不要掰开服用
糖皮质激素	对进餐无特殊要求	应缓慢减量

4. 特殊人群用药

（1）亚急性甲状腺炎常用药物在特殊人群中的使用，见表 5-2-15：

表 5-2-15　亚急性甲状腺炎主要常用药物在特殊人群中的使用

药品	肾功能不全患者	肝功能不全患者	妊娠期妇女	哺乳期妇女	儿童
左甲状腺素、普萘洛尔、美托洛尔、阿替洛尔的相关内容见表 5-2-8					
布洛芬	GFR 10~50ml/min 时剂量不用调整，但避免使用；GFR <10ml/min 且未透析时禁用	严重肝功能不全禁用，肝功能恶化时禁用	孕早期避免使用，孕晚期禁用	L1 级，可以哺乳	按儿童剂量使用
泼尼松	一般不用调整剂量	需经肝脏活化，若严重肝功能不全时建议使用泼尼松龙	避免使用	禁止哺乳	可以使用，不要长期使用

（2）FDA 药品说明书中关于亚急性甲状腺炎主要治疗药物用于妊娠期妇女的信息：

非甾体抗炎药：在妊娠晚期使用非甾体类抗炎药，会增加胎儿动脉导管早闭的风险。因此孕周 30 周后（妊娠晚期）的孕妇避免使用非甾体类抗炎药，包括布洛芬。

泼尼松：FDA 妊娠分级为 D 级。已证实糖皮质激素用于孕鼠可引起致畸作用；在人类孕妇中还没有充分的研究。怀孕期间若使用泼尼松，应充分权衡利弊。

参 考 文 献

［1］中华医学会内分泌学分会《中国甲状腺疾病诊治指南》编写组 . 中国甲状腺疾病诊治指南——甲状腺功能亢进症 . 中华内科杂志 , 2007, 46 (10): 876-882.

［2］ROSS D S, BURCH H B, COOPER D S. 2016 American thyroid association guidelines for diagnosis and management of hyperthyroidism and other causes of thyrotoxicosis. Thyroid, 2016, 26 (10): 1343-1421.

［3］WANG M T, LEE W J, HUANG T Y. Antithyroid drug-related hepatotoxicity in hyperthyroidism patients: a population-based cohort study. Br J Clin Pharmacol, 2014, 78 (3): 619-629.

［4］ASHLEY C, CURRIE A, UK Renal Pharmacy Group. The renal drug handbook. Oxon: Radcliffe Publishing

Ltd, 2004.

［5］ 胡仪吉，金有豫. 中国国家处方集 (化学药品与生物制品卷儿童版2013). 北京：人民军医出版社，2013.

［6］ KLIEGMAN R M, STANTON B F, ST. GEMELL J W. Nelson textbook of pediatrics. 20th ed. Philadelphia: Saunders Elsevier, 2016.

［7］ CAMERON P, JELINEK G, EVERITT I, et al. Textbook of paediatric emergency medicine. 2nd ed. London: Churchill Livingstone Elsevier, 2012.

［8］ 杨月欣，王光亚，潘兴昌，等. 中国食物成分表. 2 版. 北京：北京大学医学出版社，2009.

［9］ 中华医学会内分泌学分会，成人甲状腺功能减退症诊治指南. 中华内分泌代谢杂志，2017, 33 (2): 167-180.

［10］ 中华医学会内分泌学分会. 中国甲状腺疾病诊治指南——甲状腺炎. 中华内科杂志，2008, 47 (9): 784-788.

［11］ YU X H, CHEN Y Y, SHAN Z Y, et al. The pattern of thyroid function of subclinical hypothyroid women with levothyroxine treatment during pregnancy. Endocrine, 2013, 44 (3): 710-715.

［12］ JONKLAAS J, BIANCO A C, BAUER A J, et al. Guidelines for the treatment of hypothyroidism: prepared by the american thyroid association task force on thyroid hormone replacement. Thyroid, 2014, 24 (12): 1670-1751.

［13］ LÉGER J, OLIVIERI A, DONALDSON M, et al. European society for paediatric endocrinology consensus guidelines on screening, diagnosis, and management of congenital hypothyroidism. Horm Res Paediatr, 2014, 81 (2): 80-103.

［14］ 中华医学会地方病学分会，中国营养学会，中华医学会内分泌学分会. 中国居民补碘指南 [2019-12-1]. http://www.nhc.gov.cn/jkj/s5874/201805/ccd8349e53f54413a8a94c1898ef4bcb.shtml.

第三节　痛风和高尿酸血症

血尿酸升高的临床治疗流程图：

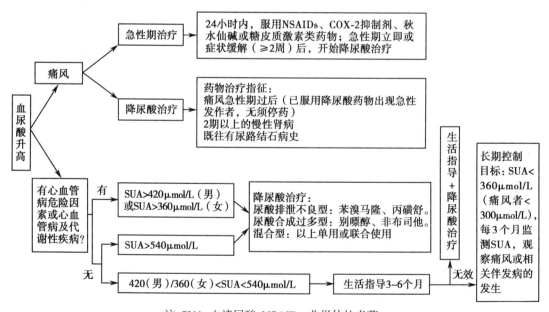

注：SUA：血清尿酸；NSAIDs：非甾体抗炎药。

一、痛风和高尿酸血症概述

(一) 定义

1. 痛风 (gout)　痛风是一种单钠尿酸盐 (monosodium urate, MSU) 沉积所致的晶体相关性关节病, 与嘌呤代谢紊乱和 / 或尿酸排泄减少所致的高尿酸血症直接相关。当血尿酸的饱和浓度超过约 420μmol/L 时, 尿酸盐即可沉积在组织中, 造成痛风组织学改变, 有 5%~12% 的高尿酸血症可发展为痛风。

2. 高尿酸血症 (hyperuricemia, HUA)　高尿酸血症是指在正常嘌呤饮食状态下, 非同日 2 次空腹血尿酸水平: 男性 >420μmol/L (7mg/dl), 女性 >360μmol/L (6mg/dl), 与痛风密切相关, 是糖尿病、代谢综合征、血脂异常、慢性肾病和脑卒中等疾病发生的独立危险因素。

(二) 诊断 / 分类

1. 痛风　当前国内外有多个痛风分类标准, 2015 年美国风湿病学会和欧洲抗风湿病联盟更新的痛风分类标准较其他标准更加科学、系统与全面 (表 5-3-1)。该标准适用于至少发作过 1 次外周关节肿胀、疼痛或牙痛的痛风疑似患者, 需强调的是, 只有存在外周关节或滑囊肿痛的患者才可用此标准进行进一步分类, 因此限定了该分类标准只适用于有或曾有痛风发作症状的患者, 不包括无症状的高尿酸血症患者和有 MSU 晶体沉积但无临床症状的患者。该标准包含 3 方面, 8 个条目, 共计 23 分, 得分 ≥ 8 分时可诊断为痛风。对已在发作关节液、滑囊或痛风石中找到尿酸盐结晶者, 可直接诊断为痛风。

表 5-3-1　2015 年美国风湿病学会 / 欧洲抗风湿联盟痛风分类标准

适用标准 (符合准入标准方可应用本标准): 存在至少 1 次外周关节或滑囊的肿胀、疼痛或压痛
确定标准 (金标准, 无须进行分类诊断): 偏光显微镜镜检证实 (曾) 有症状关节或滑囊或痛风石中存在尿酸钠晶体
分类标准 (符合准入标准但不符合确定标准时): 累计 ≥ 8 分可诊断痛风

临床特点	评分
受累关节分布: 曾有急性症状发作* 的关节 / 滑囊部位 (单或寡关节炎)	
• 踝关节或足部 (非第一跖趾关节) 关节受累	1
• 第一跖趾关节受累	2
受累关节急性发作时症状: ①皮肤发红 (患者主诉或医生查体); ②触痛或压痛; ③活动障碍	
• 符合上述 1 个特点	1
• 符合上述 2 个特点	2
• 符合上述 3 个特点	3
典型的急性发作: ①疼痛达峰 <24 小时; ②症状缓解 ≤ 14 日; ③发作间期完全缓解; 符合上述 ≥ 2 项 (无论是否抗炎治疗)	
• 首次发作	1
• 反复发作	2

续表

临床特点	评分
痛风石证据:皮下灰白色结节,表面皮肤薄,血供丰富。典型部位:关节、耳郭、鹰嘴滑囊、手指、肌腱(如跟腱)	
• 没有痛风石	0
• 存在痛风石	4
实验室检查:	
(1)血尿酸水平:非降尿酸治疗中、距离发作>4周时检测,可重复检测;以最高值为准	
• <4mg/dl;<240μmol/L	-4
• 4~<6mg/dl;240~<360μmol/L	0
• 6~<8mg/dl;360~<480μmol/L	2
• 8~<10mg/dl;480~<600μmol/L	3
• ≥10mg/dl;≥600μmol/L	4
(2)关节液分析:由有经验的医生对有症状的关节或滑囊进行穿刺及偏光显微镜镜检	
• 未做检查	0
• 尿酸钠晶体阴性	-2
影像学特征:(曾)有症状的关节或滑囊处尿酸钠晶体的影像学证据——关节超声"双轨征"[**],或双能CT的尿酸钠晶体沉积[***]	
• 无(两种方式)或未做检查	0
• 存在(任一方式)	4
痛风相关关节破坏的影像学证据:手/足X线存在至少一处骨侵蚀[****](皮质破坏,边缘硬化或边缘突出)	
• 无或未做检查	0
• 存在	4

注:[*]急性症状发作,外周关节或滑囊发作肿胀、疼痛和/或触痛。

[**]双轨征,透明软骨表面的不规则强回声,且与超声探头角度无关,如在改变超声探头角度后"双轨征"消失则为假阳性。

[***]双能CT尿酸钠晶体沉积,通过80kV和140kV两个能量进行扫描,采用特定软件进行物质分解算法,将关节及关节周围的MSU晶体标上绿色伪色,需鉴别甲床、亚毫米、皮肤,运动、射线硬化和血管伪影与尿酸钠沉积的区别。

[****]骨侵蚀需除外远端趾间关节和"鸥翼征"。

2. 高尿酸血症　正常饮食下,非同日两次空腹,男性>420μmol/L(7mg/dl),女性>360μmol/L(6mg/dl)。血液系统肿瘤、慢性肾功能不全、先天性代谢异常、中毒、药物等因素可引起血尿酸水平升高。年龄<25岁、具有痛风家族史的HUA患者需排查遗传性嘌呤代谢异常疾病。

(三)痛风的疾病分期/临床表现

1. 痛风的自然病程

(1)急性发作期:发作前可无先兆,典型发作者常于深夜被关节痛惊醒,疼痛进行性加剧,在 12 小时左右达到高峰,受累关节红肿灼热、皮肤紧绷、触痛明显、功能受限。多于数天或 2 周内自行缓解,恢复正常。

(2)间歇发作期:多数患者在初次急性痛风发作的 1~2 年内易复发,随病情进展,发作次数逐渐增多,症状持续时间延长,无症状间歇期缩短,甚至症状不能完全缓解,且受累关节逐渐增多,从下肢向上肢、从远端小关节向大关节发展。

(3)慢性痛风石变期:皮下痛风石发生的典型部位是耳郭,也常见于反复发作的关节周围,以及鹰嘴、跟腱、髌骨滑囊等处。临床表现为持续关节肿痛、压痛、畸形、功能障碍。慢性期症状相对缓和,但也可有急性发作。

2. 高尿酸血症的分型　根据血尿酸水平和尿尿酸排泄情况分为以下 3 型。①尿酸排泄不良型:尿酸排泄 <0.48mg/(kg·h),尿酸清除率 <6.2ml/min。临床研究表明,90% 的原发性 HUA 属于尿酸排泄不良型。②尿酸生成过多型:尿酸排泄 >0.51mg/(kg·h),尿酸清除率 ≥ 6.2ml/min［注:尿酸清除率(Cua)= 尿尿酸 × 每分钟尿量 / 血尿酸］。③混合型:尿酸排泄 >0.51mg/(kg·h),尿酸清除率 <6.2ml/min。

考虑肾功能对尿酸排泄的影响,以肌酐清除率(Ccr)校正,根据 Cua/Ccr 比值对 HUA 分型如下:>10% 为尿酸生成过多型,<5% 为尿酸排泄不良型,5%~10% 为混合型。

二、痛风和高尿酸血症的药物治疗与药学监护

(一) 治疗目标

1. 痛风的治疗目标

(1)血清尿酸水平:所有痛风者的血清尿酸 <360μmol/L(6mg/dl);严重痛风患者(如伴有痛风石或反复发作)的血清尿酸 <300μmol/L(5mg/dl)。

(2)痛风石(沉积负荷)的量减少和 / 或消失。

(3)疼痛减轻。

(4)预防和 / 或阻止复发。

2. 高尿酸血症的治疗目标　无合并症者控制在血尿酸 <420μmol/L;有合并症者(如高血压、糖尿病、冠心病、脑卒中、肾功能损害等),建议血清尿酸 <360μmol/L(6mg/dl)。

(二) 治疗原则

1. 痛风的治疗原则

(1)痛风急性发作期,应及早、有针对性地使用非甾体抗炎药(NSAIDs)、秋水仙碱和糖皮质激素进行抗炎止痛治疗(一般应在 24 小时内),提高患者生活质量。

(2)痛风急性发作期,推荐首选 NSAIDs 缓解症状。对 NSAIDs 有禁忌的患者,建议单独使用低剂量(1.5~1.8mg/d)的秋水仙碱,建议在 48 小时内用药效果较好。

(3)痛风急性发作期,短期单独使用糖皮质激素,其疗效及安全性与 NSAIDs 类似。对于急性痛风患者短期单用糖皮质激素(30mg/d,3 天)可起到与 NSAIDs 同样有效的镇痛作用,且安全性良好,特别是对 NSAIDs 和秋水仙碱不耐受的急性发作期痛风患者。

(4)对无合并症者,推荐血尿酸 ≥ 480μmol/L 起始降尿酸治疗;对急性痛风关节炎频繁发作(>2 次 / 年),有慢性痛风关节炎或痛风石的患者,推荐血尿酸 ≥ 420μmol/L 时起始降尿酸治疗(别嘌醇、非布司他、苯溴马隆)。痛风患者在降尿酸治疗初期,建议使用秋水仙碱预防急性痛风关节炎复发(3~6 个月)。

(5)对于合并慢性肾脏疾病的痛风患者,先评估肾功能,再据此选择降尿酸药物,并在治疗过程中密切监测不良反应。严重肾功能不全患者避免使用秋水仙碱和 NSAIDs。接受 P 糖蛋白和 / 或 CYP3A4 抑制剂(如环孢素或克拉霉素)不建议使用秋水仙碱。

2. 高尿酸血症的治疗原则 无症状 HUA 应以非药物治疗为主,一般不推荐使用降尿酸药物,当其合并心血管危险因素或心血管疾病时(包括高血压、糖耐量异常或糖尿病、高脂血症、冠心病、脑卒中、心力衰竭或肾功能异常),血尿酸值 >480μmol/L(8mg/dl)给予药物治疗;无心血管危险因素或心血管疾病的 HUA,血尿酸值 >540μmol/L(9mg/dl)给予药物治疗。

(三) 非药物治疗

调整生活方式有助于痛风的预防和治疗,应遵循以下原则:①限酒;②减少高嘌呤食物的摄入;③避免剧烈运动或突然受凉;④减少富含果糖饮料的摄入;⑤大量饮水,每日 2 000ml 以上;⑥控制体重;⑦增加新鲜蔬菜的摄入;⑧规律饮食和作息;⑨规律运动。

(四) 治疗药物选择

1. 治疗痛风急性发作的主要药物 见表 5-3-2。

表 5-3-2 治疗痛风急性发作的主要药物

药物	适应证	用法用量
NSAIDs		
• 依托考昔	治疗骨关节炎急性期和慢性期的症状和体征;治疗急性痛风性关节炎	只适用于症状急性发作期,120mg qd,最长使用 8 天
• 双氯芬酸	缓解类风湿 / 风湿性关节炎、骨关节炎、脊柱关节病、痛风性关节炎的急性发作或持续关节肿痛症状,各种软组织风湿性疼痛等	75mg qd,最大剂量 150mg,分两次服用或遵医嘱
• 塞来昔布	缓解骨关节炎、成人类风湿关节炎、强直性脊柱炎的症状,治疗成人急性疼痛	急性疼痛:首剂 400mg,必要时可再服用 200mg;随后根据需要,200mg,bid
糖皮质激素类		
• 醋酸泼尼松龙	用于治疗对糖皮质激素敏感的急性和慢性疾病,如肌肉骨骼和软组织疾病等。	口服,20~30mg/d
• 曲安奈德	关节内和关节周围注射治疗关节炎	关节内注射,40mg
• 甲泼尼龙		i.v.100~150mg/d,1~2 天
秋水仙碱	治疗痛风性关节炎的急性发作,预防复发性痛风性关节炎的急性发作	各国指南推荐有所不同: ① 0.5mg,qd 或 bid ②首剂 1.2mg,1 小时后再服 0.6mg,随后 0.6mg,qd 或 bid ③每 1~2 小时服 0.5~1mg,直至关节症状缓解,或出现腹泻或呕吐,达到治疗量一般为 3~5mg,24 小时内不宜超过 6mg,停服 72 小时后 0.5~1.5mg/d,分次服用,共 7 天

2. 治疗痛风间歇期和慢性期的主要药物　旨在长期有效控制血尿酸水平,减少或清除体内沉积的 MSU 晶体。在开始使用降尿酸药物的同时,可服用低剂量的秋水仙碱或 NSAIDs 至少 1 个月,预防急性关节炎复发。降尿酸药物详见高尿酸血症治疗药物部分。

3. 治疗高尿酸血症的主要药物　见表 5-3-3。

表 5-3-3　治疗高尿酸血症的主要药物

药物		用法用量
增加尿酸排泄的药物	苯溴马隆	起始剂量 50mg/ 次,qd,早餐后服用。1~3 周后根据血尿酸水平调整剂量为 50mg/d 或 100mg/d
	丙磺舒	成人 1 次 0.25g,bid,1 周后可增至 1 次 0.5g,bid。根据临床表现及血尿酸和尿尿酸水平调整药物用量
抑制尿酸合成的药物	别嘌醇	成人:初始剂量 50mg,2~3 次 /d,2~3 周后增至 200~400mg/d,分 2~3 次服用;严重痛风者可用至 600mg/d。维持量:100~200mg,2~3 次 /d。儿童治疗继发性 HUA:6 岁以内每次 50mg,1~3 次 /d;6~10 岁,每次 100mg,1~3 次 /d,剂量可酌情调整
	非布司他	起始剂量 20mg qd。每 2~4 周可加量,最大剂量 80mg qd,CKD 4~5 期优先考虑,最大剂量 40mg/d
碱化尿液的药物	碳酸氢钠	3~6g/d,tid
	枸橼酸盐制剂	2.5~5.0g/d

(五) 药学监护

1. 疗效监护　痛风领域缺乏公认的结局评价指标,2016 年 5 月首次提出了痛风的初步缓解标准,血清尿酸值过去 12 个月内至少 2 次低于 360μmol/L;无痛风石;过去 12 个月内无复发;痛风所致的疼痛值(采用视觉模拟评分法 VAS 或李斯特量表来评估疼痛强度)在过去 12 个月内至少 2 次 <2,且从未 >2 ;患者总体评价疾病活动度在过去 12 个月内至少 2 次 <2,且从未 >2。

该标准不仅包含客观的血清尿酸值,也纳入了患者的主观评价。满足下列全部标准时可判定患者为缓解。对于严重(痛风石、慢性关节病、经常发作)的痛风患者,血清尿酸水平应低于 300μmol/L,有助于加速晶体溶解。长期治疗过程中,不建议血清尿酸低于 180μmol/L。

2. 安全监护　治疗药物的主要不良反应及处理策略,见表 5-3-4。

表 5-3-4　治疗药物的主要不良反应及处理策略

药物	不良反应	处理策略
依托考昔 双氯芬酸 塞来昔布	消化不良、恶心、加重消化性溃疡、对心血管危险性随剂量升高和用药时间延长而增加,过敏性反应等	治疗痛风性关节炎最大推荐剂量 120mg/d 与阿司匹林存在交叉过敏,需要警惕;有活动性消化道溃疡 / 出血的患者禁用
糖皮质激素类	常见的不良反应,如内分泌异常、精神异常等	老年人使用糖皮质激素易发生高血压和糖尿病,需要警惕

续表

药物	不良反应	处理策略
秋水仙碱	严重的胃肠道反应,如恶心、呕吐、腹泻腹痛等,也可引起骨髓抑制、肝细胞损害	用药期间应定期检查血象及肝、肾功能
苯溴马隆	胃肠不适(如腹泻)、皮疹、肝功能损害、尿酸结石等	出现皮疹等过敏反应及时停药就医,注意监测肝、肾功能,尿酸结石患者不宜使用
丙磺舒	胃肠道反应(恶心呕吐)、促进肾结石形成、与磺胺出现交叉过敏反应等	服药期间多喝水、碱化尿液可减少肾结石形成,磺胺过敏者禁用。痛风性关节炎急性发作症状尚未控制时不用本品。如在本品治疗期间有急性发作,可继续应用原来的用量,同时给予秋水仙碱或其他非甾体抗炎药治疗
别嘌醇	可引起皮肤过敏反应及肝、肾功能损伤,严重者可发生致死性剥脱性皮炎等超敏综合征;消化不良等	有条件者可以在用药前检测 HLA-B5801 基因,阳性者禁用;肾功能不全者需调整剂量,见"特殊人群用药"部分
非布司他	肝功能异常、恶心、关节痛、皮疹、接受硫唑嘌呤、巯嘌呤治疗的患者禁用	为预防治疗初期的痛风发作,建议同时服用非甾体抗炎药或秋水仙碱。如治疗期间痛风发作,无须中止非布司他治疗

3. 患者教育

(1)坚持健康的生活方式

1)健康饮食:对已有痛风、HUA、代谢性和心血管危险因素及中老年人群,饮食应以低嘌呤食物为主,见表 5-3-5、表 5-3-6、表 5-3-7。

2)多饮水、戒烟限酒:每日饮水量最好在 2 000ml 以上,提倡戒烟、禁啤酒、白酒,如饮红酒适宜。

3)坚持运动、控制体重:每日中等强度运动 30 分钟以上,肥胖者应将体重控制在正常范围内。

表 5-3-5　高尿酸血症的饮食建议

避免	限制	鼓励
内脏等高嘌呤食物(肝、肾)	牛、羊、猪肉、富含嘌呤的海鲜	充足饮水(包括茶水和咖啡等),每日至少 2 000ml
高果糖、谷物糖浆的饮料(如汽水、果汁)或食物	天然水果汁、糖、甜点、盐(包括酱油和调味汁)	蔬菜(500g 或更多)、谷类
滥用酒精(发作期或进展期者严格禁酒)	酒精(尤其是啤酒,也包括白酒)	脱脂或低脂乳类及其制品,每日 300ml

表 5-3-6 常见动物性食物嘌呤含量

食物名称	嘌呤含量 mg/kg	食物名称	嘌呤含量 mg/kg
鸭肝	3 979	河蟹	1 470
鹅肝	3 769	猪肉（后臀尖）	1 378
鸡肝	3 170	草鱼	1 344
猪肝	2 752	牛肉干	1 274
牛肝	2 506	黄花鱼	1 242
羊肝	2 278	驴肉加工制品	1 174
鸡胸肉	2 079	羊肉	1 090
扇贝	1 934	肥瘦牛肉	1 047
基围虾	1 874	猪肉松	762

表 5-3-7 常见植物性食物嘌呤含量

食物名称	嘌呤含量 mg/kg	食物名称	嘌呤含量 mg/kg
紫菜（干）	4 153.4	豆浆	631.7
黄豆	2 181.9	南瓜子	607.6
绿豆	1 957.8	糯米	503.8
榛蘑（干）	1 859.7	山核桃	404.4
猴头菇（干）	1 776.6	普通大米	346.7
豆粉	1 674.9	香米	343.7
黑木耳（干）	1 662.1	大葱	306.5
腐竹	1 598.7	四季豆	232.5
豆皮	1 572.8	小米	200.6
红小豆	1 564.5	甘薯	186.2

(2)注意事项：老年人、肾功能不全患者在服用降尿酸药物之前推荐监测肾功能指标，并据此选择适宜的药物，同时监测药物的不良反应。建议消化道风险较高的患者选择环加氧酶-2抑制剂。碱化尿液增加尿酸排出和降低血尿酸治疗过程中，有条件者可以监测尿液pH，将其维持在 6.2~6.9。

（六）特殊人群用药

1. 肾功能不全患者用药

(1)药物选择原则

1)对于 eGFR<30ml/(min·1.73m^2) 或接受透析治疗的 CKD 患者 / 合并肾结石的 CKD 患者，建议使用抑制尿酸生成的药物。

2)对于 eGFR ≥ 30ml/(min·1.73m^2)，且不合并肾结石的 CKD 患者，若 24 小时尿尿酸排泄率 <4 200μmol/1.73m^2，可选择抑制尿酸生成的药物或促尿酸排泄的药物。

3）若 24 小时尿尿酸排泄率 >4 200μmol/1.73m^2，可选择抑制尿酸生成的药物。

（2）药物选择：肾功能不全患者的药物选择，见表 5-3-8。

表 5-3-8 肾功能不全患者的药物选择

药物	肾功能不全
依托考昔	Ccr<30ml/min 不推荐
双氯芬酸	eGFR<15ml/（min·1.73m^2）时，禁用
塞来昔布	eGFR<60ml/（min·1.73m^2）时，尽量避免使用
秋水仙碱	eGFR<10ml/（min·1.73m^2），减量 50%
苯溴马隆	Ccr<60ml/min，推荐 50mg qd；Ccr<20ml/min 禁用
别嘌醇	Ccr<60ml/min，50~100mg/d；Ccr<15ml/min 禁用
非布司他	Ccr<30ml/min，建议减量并密切监测肾功能，不超过 40mg/d

2. 肝功能不全患者用药 肝功能评级采用 Child-Pugh 评分（见表 3-1-8）。肝功能不全患者的药物选择，见表 5-3-9。

表 5-3-9 肝功能不全患者的药物选择

药物	肝功能不全		
	Child-Pugh A	Child-Pugh B	Child-Pugh C
依托考昔	剂量不超过 60mg qd	隔日 60mg 或 30mg qd	尚无相关研究
双氯芬酸	慎用	慎用	禁用
塞来昔布	说明书中未提及	剂量减少 50%	不推荐
秋水仙碱	在肝内代谢，肝功能不全者禁用		
苯溴马隆	无须调整剂量	禁用	
别嘌醇	说明书中未提及	禁用	
非布司他	无须调整剂量	无须调整剂量	尚无相关研究

3. 妊娠 / 哺乳妇女、儿童的药物选择 见表 5-3-10。

表 5-3-10 妊娠 / 哺乳妇女、儿童的药物选择

药物	妊娠	哺乳	儿童
依托考昔	避免	谨慎	尚无相关研究
双氯芬酸	避免	避免	12 个月以下禁用
塞来昔布	避免	慎用	18 岁以下无相关研究
秋水仙碱	禁用	禁用	尚无相关研究
苯溴马隆	禁用	禁用	不推荐
别嘌醇	禁用	禁用	调整剂量
非布司他	谨慎	谨慎	18 岁以下无相关研究

FDA 说明书中关于上述药物在妊娠期使用的信息：

（1）依托考昔、双氯芬酸等非甾体抗炎药，FDA 妊娠分级为：妊娠 30 周前为 C，妊娠 30 周后为 D。在妊娠期晚期使用 NSAID，会增加胎儿动脉导管过早闭合的风险。在动物实验中，大剂量给药时可能存在母体和胎儿毒性。

（2）秋水仙碱，FDA 妊娠分级为 C 级。动物实验证实，治疗剂量秋水仙碱具有胚胎毒性，并可影响产后幼仔的生长发育。

（3）别嘌醇，FDA 妊娠分级为 C 级。高剂量动物实验证实增加胎儿畸形和死亡率。在人类尚无充足数据，但有 1 例患者长期服用别嘌醇足月妊娠，新生儿出生后多种先天畸形的报道。

（4）非布司他，FDA 妊娠分级 C 级。高剂量动物实验证实可能导致胎儿生长受限和增加新生儿死亡率。

参 考 文 献

［1］中华医学会风湿病学分会.原发性痛风诊断和治疗指南.中华风湿病学杂志, 2011, 15 (6): 410-413.

［2］中华医学会内分泌学分会.高尿酸血症和痛风治疗的中国专家共识.中华内分泌代谢杂志, 2013, 29 (11): 913-920.

［3］NEOGIT, JANSEN T L, DALBETH N, et al. 2015 Goutclassification criteria: an american college of rheumatology/European league against rheumatism collaborative initiative. Ann Rheum Dis, 2015, 74 (10): 1789-1798.

［4］曾学军.《2015 年美国风湿病学会 / 欧洲抗风湿联盟痛风分类标准》解读.中华临床免疫和变态反应杂志, 2015, 9 (4): 235-238.

［5］The University of Auckland. Faculty of Medical and Health Sciences. ACR-EULAR Gout Classification Criteria Calculator. http://goutclassificationcalculator. auckland. ac. nz

［6］DINCER H E, DINCER A P, LEVINSON D J. Asymptomatic hyperuricemia: to treat or not to treat. Cleve Clin J Med, 2002, 69 (8): 594-608.

［7］邓雪蓉, 王昱, 张卓莉.2016 年痛风治疗理念和治疗建议的更新.中国实用内科杂志, 2017, 37 (3): 217-220.

［8］中华医学会风湿病学分会.2016 中国痛风诊疗指南.中华内科杂志, 2016, 55 (11): 892-899.

［9］中国医师协会心血管内科医师分会, 中国医师协会循证医学专业委员会.无症状高尿酸血症合并心血管疾病诊治建议中国专家共识.中国综合临床, 2010, 13 (4B): 1145-1149.

［10］YU K H, CHEN D Y, CHEN J H, et al. Management of gout and hyperuricemia: Multidisciplinary consensus in Taiwan. Int J Rheum Dis, 2018, 21 (4): 772-787.

［11］HUI M, CARR A, CAMERON S, et al. The British society for rheumatology guideline for the management of gout. Rheumatology, 2017, 56 (7): 1056-1059.

［12］KHANNA D, FITZGERALD J D, KHANNA P P, et al. 2012 American college of rheumatology guidelines for management of Gout. Part Ⅰ: Systematic nonpharmacologic and pharmacologic therapeutic approaches to hyperuricemia. Arthritis Care Res (Hoboken), 2012, 64 (10): 1431-1446.

［13］DELAUTOUR H, TAYLOR W J, ADEBAJO A, et al. Development of preliminary remission criteria for gout using delphi and 1 000 minds consensus exercises. Arthritis Care Res (Hoboken), 2016, 68 (5): 667-672.

［14］中华人民共和国国家卫生和计划生育委员会.中华人民共和国卫生行业标准 - 高尿酸血症与痛风患者膳食指导 (WS/T 560—2017).［2019-12-1］. http://www.nhc.gov.cn/ewebeditor/uploadfile/2018/06/20180613135747350.pdf.

第六章 | 骨骼肌肉系统疾病

第一节 类风湿关节炎

类风湿关节炎的临床治疗流程图:

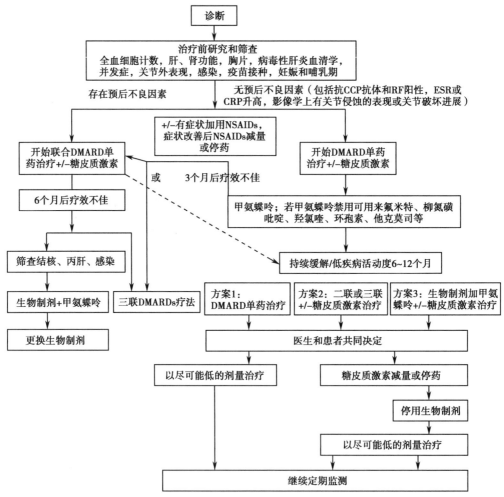

注:CCP:cyclic citrullinated peptide,环瓜氨酸肽;RF:rheumatoid factor,类风湿因子;
ESR:红细胞沉降率;CRP:C-反应蛋白;DMARDs:改善病情的抗风湿药物;NSAIDs:非甾体抗炎药。

一、类风湿关节炎概述

(一) 定义

类风湿关节炎(rheumatoid arthritis, RA)是一种病因不明的自身免疫性疾病,多见于中年女性,我国的患病率为 0.32%~0.36%。主要表现为对称性、慢性、进行性多关节炎。关节滑膜的慢性炎症、增生形成血管翳,侵犯关节软骨、软骨下骨、韧带和肌腱等,造成关节软骨、骨和关节囊破坏,最终导致关节畸形和功能丧失。

(二) 临床表现

1. 症状和体征 病情和病程有个体差异,从短暂、轻微的少关节炎到急剧进行性多关节炎均可出现。受累关节以近端指间关节、掌指关节、腕、肘、肩、膝和足趾关节最为多见;颈椎、颞颌关节、胸锁和肩锁关节也可受累,并伴活动受限;髋关节受累少见。关节炎常表现为对称性、持续性肿胀和压痛,常常伴有晨僵。最为常见的关节畸形是腕和肘关节强直、掌指关节的半脱位、手指向尺侧偏斜和呈"天鹅颈"样及纽扣花样表现。重症患者关节呈纤维性或骨性强直,并因关节周围肌肉萎缩、痉挛而失去关节功能,致使生活不能自理。美国风湿病学会(ACR)1991 年提出了关节功能状态的分类标准(表 6-1-1)。除关节症状外,还可出现类风湿结节和心、肺、肾、周围神经及眼等内脏病变。

表 6-1-1　关节功能状态分级(ACR)

分级	标准[a]
Ⅰ级	能完全从事一般活动和日常生活(生活自理,职业的及非职业的活动)
Ⅱ级	生活能够自理并进行职业活动,但非职业活动受限
Ⅲ级	生活能自理,但不能进行职业或非职业活动
Ⅳ级	生活不能自理,不能从事职业或非职业活动

注:[a] 一般的生活自理包括穿衣、吃饭、洗澡、梳妆及上厕所。非职业(娱乐和 / 或休闲)和职业(工作、上学、做家务)活动应是患者愿意的、符合年龄及性别特点的。

2. 实验室检查 RA 患者可有轻至中度贫血,红细胞沉降率(ESR)增快、C 反应蛋白(CRP)和血清里 IgG、IgM、IgA 升高,多数患者血清中可出现类风湿因子(RF)、抗环瓜氨酸肽(CCP)抗体、抗修饰型瓜氨酸化波形蛋白(MCV)抗体、抗 P68 抗体、抗瓜氨酸化纤维蛋白原(ACF)抗体、抗角蛋白抗体(AKA)或抗核周因子(APF)等多种自身抗体。这些实验室检查对 RA 的诊断和预后评估有重要意义。

3. 影像学检查

(1) X 线检查:双手、腕关节以及其他受累关节的 X 线片对本病的诊断有重要意义。早期 X 线表现为关节周围软组织肿胀及关节附近骨质疏松;随病情进展可出现关节面破坏、关节间隙狭窄、关节融合或脱位。根据关节破坏程度可将 X 线改变分为 4 期(表 6-1-2)。

表 6-1-2　RA 的 X 线分期

分期	标准
I 期（早期）	1ª X 线检查无骨质破坏性改变
	2 可见骨质疏松
II 期（中期）	1ª X 线显示骨质疏松，可有轻度的软骨破坏，伴或不伴有轻度的软骨下骨质破坏
	2ª 可有关节活动受限，但无关节畸形
	3 关节邻近肌肉萎缩
	4 有关节外软组织病变，如结节或腱鞘炎
III 期（严重期）	1ª X 线显示有骨质疏松伴软骨或骨质破坏
	2ª 关节畸形，如半脱位。尺侧偏斜或过伸。无纤维性或骨性强直
	3 广泛的肌萎缩
	4 有关节外软组织病变，如结节或腱鞘炎
IV 期（终末期）	1ª 纤维性或骨性强直
	2 III 期标准内各条

注：ª 各期标准的必备条件。

（2）磁共振成像（MRI）：MRI 在显示关节病变方面优于 X 线检查，近年已越来越多地应用到 RA 的诊断中。MRI 可以显示关节炎症反应初期出现的滑膜增厚、骨髓水肿和轻度关节面侵蚀，有益于 RA 的早期诊断。

（3）超声检查：高频超声能清晰显示关节腔、关节滑膜、滑囊、关节腔积液、关节软骨厚度及形态等，彩色多普勒血流显像（CDFI）和彩色多普勒能量图（CDE）能直观地检测关节组织内血流的分布，反映滑膜增生的情况，并具有很高的敏感性。超声检查还可以动态判断关节积液量的多少和距体表的距离，用于指导关节穿刺及治疗。

（三）诊断

RA 的诊断主要依靠临床表现、实验室检查及影像学检查。

典型病例按 1987 年美国风湿病学会（ACR）的分类标准（表 6-1-3）诊断并不困难，但对于不典型及早期 RA 易出现误诊或漏诊。对这些患者，除 RF 和抗 CCP 抗体等检查外，还可考虑 MRI 及超声检查，以利于早期诊断。对可疑 RA 的患者要定期复查和随访。

表 6-1-3　1987 年美国风湿病学会（ACR）的 RA 分类标准

条件	定义
1 晨僵	关节及其周围僵硬感至少持续 1 小时
2 ≥3 个关节区的关节炎	医生观察到下列 14 个关节区（两侧近端指间关节、掌指关节、腕、肘、膝、踝及跖趾关节）中至少 3 个有软组织肿胀或积液（不是单纯骨隆起）
3 手关节炎	腕、掌指或近端指间关节区中，至少有一个关节区肿胀
4 对称性关节炎	左、右两侧关节同时受累（两侧近端指间关节、掌指关节及跖趾关节受累时，不一定绝对对称）
5 类风湿结节	医生观察到在骨突部位、伸肌表面或关节周围有皮下结节
6 RF 阳性	任何检测方法证明血清中 RF 含量升高（该方法在健康人群中的阳性率 <5%）
7 影像学改变	在手和腕的后前位相上有典型的 RA 影像学改变：必须包括骨质侵蚀或受累关节及其邻近部位有明确的骨质脱钙

注：以上 7 条满足 4 条或 4 条以上并排除其他关节炎可诊断 RA，条件 1~4 必须持续至少 6 周。

2010 年 ACR 和欧洲抗风湿病联盟(EULAR)提出了新的 RA 分类标准和评分系统,见表 6-1-4。

表 6-1-4　ACR/EULAR 2010 年 RA 诊断标准

项目	评分标准	评分
受累关节数	1　中大关节	0
	2~10　中大关节	1
	1~3　小关节	2
	4~10　小关节	3
	>10　至少一个为小关节	5
血清学抗体检测(0~3)	RF 或抗 CCP 均阴性	0
	RF 或抗 CCP 至少一项低滴度阳性	2
	RF 或抗 CCP 至少一项高滴度阳性	3
滑膜炎持续时间(0~1)	<6 周	0
	≥6 周	1
急性期反应物(0~1)	CRP 或 ESR 均正常	0
	CRP 或 ESR 增高	1

注:6 分或以上肯定 RA 诊断。

2010 年 ACR/EULAR 标准与 1987 年 ACR 标准的区别有以下几点:

(1)排除其他疾病为前提条件。

(2)强调 RF 和 CCP。

(3)增加 ESR 和 CRP。

(4)废除晨僵、皮下结节、对称性关节炎。

(5)考虑了受累关节类型,强调小关节和 MTP 关节。

(6)不再把"持续 6 周"作为必要条件。

(7)敏感性:2010 年版 79.5%,1987 年版 58%。

(8)特异性:2010 年版 73.3%,1987 年版 93.6%。

(四)评估

1. **病情的判断**　判断 RA 活动性的指标包括疲劳的程度、晨僵持续的时间、关节疼痛和肿胀的数目和程度以及炎性指标(如 ESR、CRP)等。临床上可采用 DAS28 等标准判断病情活动程度。此外,RA 患者就诊时应对影响其预后的因素进行分析。这些因素包括病程、躯体功能障碍(如 HAQ 评分)、关节外表现、血清中自身抗体和 HLA-DR1/DR4 是否阳性,以及早期出现 X 线提示的骨破坏等。

DAS28 RA 是评价 RA 病情活动的常用方法,其范围从 0~10 分,得分越高提示病情活动性越高。计算方法如下。①触痛关节数:检查双侧近端指间关节、掌指关节、腕关节、肘关节、肩关节及膝关节计 28 个关节,得出关节触痛或被动活动时的关节触痛数(T28);②肿胀关节数:检查上述 28 个关节肿胀与否,得出肿胀关节数(SW28);③根据以下公式,利用 ESR

数值计算出 DAS28。DAS28(3)是欧洲抗风湿联盟(EULAR)制定的改良疾病活动性标准(3变量),简称 DAS28(3)(图 6-1-1)。

$$DAS28(3)=[\,0.56 \times sqrt(T28)+0.28 \times sqrt(SW28)+0.70 \times Ln(ESR)\,] \times 1.08+0.16$$

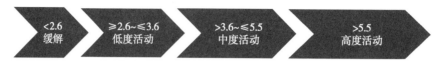

图 6-1-1　RA 活动度——DAS28(3)计算法

2. 缓解标准判断　RA 的缓解标准有多种。表 6-1-5 列出了 ACR 提出的 RA 临床缓解的标准,但有活动性血管炎、心包炎、胸膜炎、肌炎和近期因 RA 所致的体重下降或发热,则不能认为临床缓解。

表 6-1-5　RA 临床缓解标准

序号	标准
1	晨僵时间低于 15 分钟
2	无疲劳感
3	无关节疼痛
4	无关节压痛或活动时无关节痛
5	无关节或腱鞘肿胀
6	ESR(魏氏法)女性 <30mm/h,男性 <20mm/h

注:符合以上 6 项中 5 项或 5 项以上并至少连续 2 个月者考虑为临床缓解。

3. 预后　大多 RA 患者病程迁延,RA 头 2~3 年的致残率较高,如不及早合理治疗,3 年内关节破坏达 70%。积极、正确的治疗可使 80% 以上的 RA 患者病情缓解,只有少数最终致残。

目前无准确预测预后的指标,通常认为:男性预后好于女性;发病年龄晚者预后好于发病年龄早者;持续高滴度 RF 阳性、持续红细胞沉降率加快、CRP 增高、血中嗜酸性粒细胞增多均提示预后差;有严重全身症状(发热、贫血、乏力)和关节外表现(类风湿结节、巩膜炎、间质性肺病、心包疾病、系统性血管炎等内脏损伤)预后不良;短期激素治疗症状难以控制或激素维持剂量不能减至 10mg/d 以下者预后差。

二、类风湿关节炎的药物治疗与药学监护

(一) 治疗目标
控制病情,改善关节功能和预后。

(二) 治疗原则
早期治疗、联合用药和个体化治疗。

(三) 治疗方法
治疗方法包括一般治疗、药物治疗、外科手术和其他治疗等。

1. **一般治疗**　强调患者教育及整体和规范治疗的理念。适当休息、理疗、体疗、外用药、正确的关节活动和肌肉锻炼等对于缓解症状、改善关节功能具有重要作用。

2. **药物治疗**

(1)主要治疗药物

1)非甾体抗炎药(NSAIDs):NSAIDs 通过抑制环加氧酶(COX)活性,减少前列腺素合成而具有抗炎、止痛、退热及减轻关节肿胀的作用,是临床最常用的 RA 治疗药物。可以缓解患者的关节肿痛,改善全身症状。根据现有的循证医学证据和专家共识,NSAIDs 使用中应注意以下几点:①注重 NSAIDs 的种类、剂量和剂型的个体化。②尽可能用最低有效量、短疗程。③一般先选用一种 NSAIDs,应用数日至 1 周无明显疗效时应加到足量。如仍然无效则再换用另一种制剂,避免同时服用 2 种或 2 种以上 NSAIDs。④对有消化性溃疡病史者,宜用选择性 COX-2 抑制剂或其他 NSAIDs 加质子泵抑制剂。⑤老年人可选用半衰期短或较小剂量的 NSAIDs。⑥心血管高危人群应谨慎选用 NSAIDs,如需使用,建议选用对乙酰氨基酚或萘普生。⑦肾功能不全者应慎用 NSAIDs。⑧注意血常规和肝、肾功能的定期监测。

NSAIDs 的外用制剂(如双氯芬酸二乙胺乳胶剂、辣椒碱膏、酮洛芬凝胶、吡罗昔康贴剂等)以及植物药膏剂等对缓解关节肿痛有一定作用,不良反应较少,应提倡在临床上使用。常用于治疗 RA 的 NSAIDs,见表 6-1-6。

表 6-1-6　常用于治疗 RA 的 NSAIDs

分类	药物	半衰期/h	最大剂量/（mg/d）	每次剂量/mg	服药次数/（次/d）
丙酸类	布洛芬(ibuprofen)	1.8	2 400	400~800	3
	洛索洛芬(loxoprofen)	1.2	180	60	3
	精氨洛芬(ibuprofen arginine)	1.5~2	1.2	0.2	3
	酮洛芬(ketoprofen)	3	200	50	3
	萘普生(naproxen)	13	1 500	250~500	2
苯乙酸类	双氯芬酸(diclofenac)	2	150	25~50	3
	吲哚乙酸类(indometacin)	4.5	150	25~50	3
	舒林酸(sulindac)	18	400	200	2
	阿西美辛(acemetacin)	3	180	30~60	3
吡喃羧酸类	依托度酸(etodolac)	7.3	1 200	200~400	3
非酸类	萘丁美酮(nabumetone)	24	2 000	1 000	1
昔康类	吡罗昔康(piroxicam)	50	20	20	1
	氯诺昔康(lornoxicam)	4	16	8	2
	美洛昔康(meloxicam)	20	15	7.5~15	1
磺酰苯胺类	尼美舒利(nimesulide)	2~5	400	100~200	2
昔布类	塞来昔布(celecoxib)	11	400	100~200	2
	依托考昔(etoricoxib)	22	120	120	1

2)改善病情抗风湿药(DMARDs):DMARDs 发挥作用慢,需 1~6 个月。其不具备明显的止痛和抗炎作用,但可延缓或控制病情的进展。常用于治疗 RA 的 DMARDs 见表 6-1-7。

表 6-1-7 常用于治疗 RA 的 DMARDs

药物	起效时间 / 月	常用剂量	给药途径
甲氨蝶呤	1~2	7.5~20mg/w	p.o.,i.m.,i.v.
柳氮磺吡啶	1~2	500~1 000mg,tid	p.o.
来氟米特	1~2	10~20mg,qd	p.o.
氯喹	2~4	250mg,qd	p.o.
羟氯喹	2~4	200mg,bid	p.o.
金诺芬	4~6	3mg,bid	p.o.
硫唑嘌呤	2~3	50~150mg	p.o.
青霉胺	3~6	250~750mg	p.o.
环孢素	2~4	1~3mg/(kg·d)	p.o.
环磷酰胺	1~2	1~2mg/(kg·d)	p.o.
		400mg/(2~4)w	i.v.
艾拉莫德	1.5	25mg,bid	p.o.

3)生物制剂:表 6-1-8 所列为常用于治疗 RA 的生物制剂。

表 6-1-8 常用于治疗 RA 的生物制剂

分类	药物	特点	用法用量
TNF-α 拮抗剂	依那西普(etanercept) 英夫利西单抗(infliximab) 阿达木单抗(adalimumab)	与传统 DMARDs 相比,起效快、抑制骨破坏的作用明显、耐受性好	25mg,i.h.,2 次/w;或 50mg,i.h.,qw 每次 3mg/kg,第 0、2、6 周各一次,之后每 4~8 周一次 40mg,i.h.,q2w
白介素(IL)-6 拮抗剂	托珠单抗(tocilizumab)	中重度 RA,对 TNF-α 拮抗剂反应欠佳者可能有效	4~10mg/kg,iv.gtt,q4w
IL-1 拮抗剂	阿那白滞素(anakinra)	唯一批准用于 RA 的 IL-1 拮抗剂	100mg/d,i.h.
抗 CD20 单抗	利妥昔单抗(rituxiamab)	用于 TNF-α 拮抗剂疗效欠佳的活动性 RA	第 1 疗程,500~1 000mg,iv.gtt,2 周后重复 1 次。根据病情可在 6~12 个月后接受第 2 疗程。每次注射前 0.5 小时应先静脉给予适量甲泼尼龙
T 细胞共刺激信号抑制剂 CTLA4-Ig	阿巴西普(abatacept)	用于病情较重或 TNF-α 拮抗剂反应欠佳的患者	500mg(<60kg),750mg(60~100kg),1 000mg(>100kg),分别在第 0、2、4 周经静脉给药,每 4 周注射 1 次

4)糖皮质激素:迅速改善关节肿痛和全身症状。在重症 RA 伴有心、肺或神经系统等受累的患者,可给予短效激素,其剂量依病情严重程度而定。针对关节病变,如需使用,通常为小剂量激素(泼尼松 ≤ 7.5mg/d),仅适用于少数 RA 患者。激素可用于以下几种情况:①伴有血管炎等关节外表现的重症 RA;②不能耐受 NSAIDs 的 RA 患者作为"桥梁"治疗;③其他治疗方法效果不佳的 RA 患者;④伴局部激素治疗指征(如关节腔内注射)。激素治疗 RA 的原则是小剂量、短疗程。使用激素必须同时应用 DMARDs。在激素治疗过程中,应补充钙剂和维生素 D。关节腔注射激素有利于减轻关节炎症状,但过频的关节腔穿刺可能增加感染风险,并可发生类固醇晶体性关节炎。

5)酪氨酸蛋白激酶(JAK)抑制剂:可减弱多种细胞因子和生长因子受体的信号传导。可单药治疗,也可与甲氨蝶呤合用,或者与其他非生物 DMARD 联用,用于对甲氨蝶呤反应不充分的中度至重度活动性 RA 患者。常用于治疗 RA 的 DMARDs 见表 6-1-9。

表 6-1-9 酪氨酸蛋白激酶(JAK)抑制剂

药物	靶点	用药剂量	给药途径
托法替布(tofacitinib)	优先抑制 JAK-1 和 JAK-3,但对所有 JAK 亚型都有活性	5mg,bid	p.o.
巴瑞替尼(baricitinib)	JAK-1 和 JAK-2	2mg,qd	p.o.

6)植物药制剂:表 6-1-10 为常用于治疗 RA 的植物药制剂。

表 6-1-10 常用于治疗 RA 的植物药制剂

药物	每次剂量 /mg	频次 /(次 /d)
雷公藤多苷	10~20	3
白芍总苷	600	2~3
青藤碱	20~60	3

(2)治疗药物选择:综合考虑药物疗效、安全性、患者经济因素及对药物的耐受情况、用药便利性、依从性等因素,制订符合患者需求的个体化治疗方案,对 RA 患者的治疗尤为重要。2013 年版 EULAR 指南关于 RA 的治疗流程如图 6-1-2。

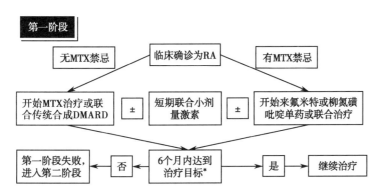

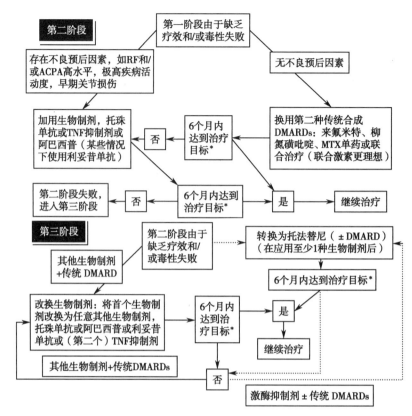

图 6-1-2　EULAR 指南 RA 管理流程图

注:MTX,甲氨蝶呤;RF,类风湿因子;ACPA,抗环瓜氨酸化蛋白抗体;TNF,肿瘤坏死因子。*治疗目标为按照 ACR-EULAR 定义达到临床缓解,或若无法达到缓解,至少达到低疾病活动度。在 3 个月后病情若无改善则应调整或改变治疗方案。

对于伴不同危险因素 RA 患者的治疗药物选择见表 6-1-11。

表 6-1-11　伴不同危险因素 RA 患者的治疗药物选择

	高风险因素	药物选择
充血性心力衰竭	充血性心力衰竭	联合 DMARDs 或非 TNF 抑制剂或托法替尼均优于 TNF 抑制剂
	TNF 抑制剂治疗时出现心力衰竭恶化	联合 DMARDs 或非 TNF 抑制剂或托法替尼均优于另一 TNF 抑制剂
乙型肝炎	活动性乙型肝炎感染并正接受或既往接受有效的抗病毒治疗	与未合并乙型肝炎的患者一致
丙型肝炎	丙型肝炎感染并正在接受或既往接受有效的抗病毒治疗	与未合并丙型肝炎的患者一致
	丙型肝炎感染但未正在接受或既往未接受有效的抗病毒治疗	DMARDs 优于 TNF 抑制剂

续表

高风险因素		药物选择
既往有恶性肿瘤病史（治疗或未治疗）	既往有治疗或未治疗的皮肤肿瘤病史（非黑色素瘤或黑色素瘤）	黑色素瘤患者使用 DMARDs 优于生物制剂 黑色素瘤患者使用 DMARDs 优于托法替尼 非黑色素瘤患者使用 DMARDs 优于生物制剂 非黑色素瘤患者使用 DMARDs 优于托法替尼
	淋巴增生性疾病并已接受治疗	利妥昔单抗优于 TNF 抑制剂
	淋巴增生性疾病并已接受治疗	联合 DMARDs 或阿巴西普或妥珠单抗优于 TNF 抑制剂
	恶性实体肿瘤并已接受治疗	同无该表现者
既往严重感染病史	既往发生严重感染	联合 DMARDs 优于 TNF 抑制剂 阿巴西普优于 TNF 抑制剂

3. 外科治疗 RA 患者经过积极的内科正规治疗，病情仍不能控制，为纠正畸形，改善生活质量，可考虑手术治疗。但手术并不能根治 RA，故术后仍需药物治疗。常用的手术主要有滑膜切除术、人工关节置换术、关节融合术以及软组织手术。

(1)滑膜切除术：对于经积极正规的内科治疗仍有明显关节肿胀及滑膜增厚，X 线显示关节间隙未消失或无明显狭窄者，为防止关节软骨进一步破坏，可考虑滑膜切除术，但术后仍需正规的内科治疗。

(2)人工关节置换术：对于关节畸形明显影响功能，经内科治疗无效，X 线显示关节间隙消失或明显狭窄者，可考虑人工关节置换术。该手术可改善患者的日常生活能力，但术前、术后均应有规范的药物治疗以避免复发。

(3)关节融合术：随着人工关节置换术的成功应用，近年来，关节融合术已很少使用，但对于晚期关节炎患者、关节破坏严重、关节不稳者可行关节融合术。此外，关节融合术还可作为关节置换术失败的挽救手术。

(4)软组织手术：RA 患者除关节畸形外，关节囊和周围的肌肉、肌腱的萎缩也是造成关节畸形的原因。因此，可通过关节囊剥离术、关节囊切开术、肌腱松解或延长术等改善关节功能。腕管综合征可采用腕横韧带切开减压术。肩、髋关节等处的滑囊炎，如经保守治疗无效，需手术切除。腘窝囊肿偶需手术治疗。类风湿结节较大，有疼痛症状，影响生活时可考虑手术切除。

4. 其他治疗 除前述的治疗方法外，对于少数经规范用药疗效欠佳，血清中有高滴度自身抗体、免疫球蛋白明显增高者可考虑免疫净化，如血浆置换或免疫吸附等治疗。但临床上应强调严格掌握适应证以及联用 DMARDs 等治疗原则。此外。自体干细胞移植、T 细胞疫苗以及间充质干细胞治疗对 RA 的缓解可能有效，但仅适用于少数患者，仍需进一步的临床研究。

(四)药学监护

1. 有效性监护 判断 RA 活动性的指标一般包括疲劳的程度、晨僵持续的时间、关节疼痛和肿胀的数目和程度以及炎性指标（如 ESR、CRP）等，具体可参照上文"评估 - 病情缓解"中的内容判断病情是否缓解。

2. 安全性监护

（1）常用于治疗 RA 的口服药物的安全性监护和注意事项：见表 6-1-12。

表 6-1-12 常用于治疗 RA 的口服药物的安全性监护和注意事项

药物	服药时间	不良反应	监测指标	注意事项
布洛芬	餐时或餐后	胃肠道症状，肝、肾功能损害以及可能增加心血管不良事件	血、尿常规，肝、肾功能	活动性消化道溃疡、阿司匹林哮喘、有应用 NSAIDs 药物发生胃肠道出血或穿孔病史患者禁用
洛索洛芬	餐后			
萘普生	餐后			
双氯芬酸	餐前			
吲哚美辛	餐时或餐后			
依托度酸	无影响			
吡罗昔康	餐后			
氯诺昔康	餐前			
美洛昔康	无影响			
尼美舒利	餐后			
塞来昔布	无影响			
依托考昔	无影响			
甲氨蝶呤	食物减少吸收	胃肠道症状、口腔炎、皮疹、脱发、骨髓抑制、肝毒性、偶有肺间质病变	全血细胞计数，肝、肾功能、胸部 X 线片、乙（丙）肝、PPD 试验	影响驾驶。治疗浓度范围取决于治疗方案。大剂量疗法浓度为（静滴 24~72 小时后）：0.1~1μmol/L。毒性浓度：小剂量疗法 >0.2μmol/L，大剂量疗法 >1μmol/L
柳氮磺吡啶	餐时	皮疹、胃肠道反应、偶有骨髓抑制。对磺胺类药物过敏者不宜服用	用药前检查全血细胞计数和肝功能，用药后前 3 个月 1 次 /w，随后 3 个月 1 次 /m，再之后 1 次 /3m 或根据临床需要检查。定期检查肾功能、直肠镜与乙状结肠镜。尿常规检查，1 次 /2~3d	磺胺类药物、水杨酸过敏者禁用；用药期间多饮水
来氟米特	无影响	腹泻、瘙痒、转氨酶升高，脱发，皮疹	用药初始阶段定期检查 GPT 和白细胞计数	准备生育的男性应考虑停药，同时服用考来烯胺
氯喹	无影响	头晕、头痛、皮疹、视网膜毒性、偶有心肌损害，禁用于窦房结功能不全、传导阻滞者	眼部检查、全血细胞计数	用药期间避免饮用咖啡

续表

药物	服药时间	不良反应	监测指标	注意事项
羟氯喹	与食物或牛奶同服	偶有皮疹、腹泻、视网膜毒性	血细胞计数、眼部、骨骼肌和腱反射检查	引起视力调节受损,驾驶和操作机械者需注意
金诺芬	餐后	口腔炎、皮疹、腹泻、骨髓抑制、偶有蛋白尿	用药前检查血、尿常规,肝、肾功能,前2项用药后至少1次/m,其余定期进行。治疗期间注意患者口腔黏膜有无异常,口中有无金属异味感	
硫唑嘌呤	无影响	胃肠道症状、肝功能异常、骨髓抑制	全血细胞计数(治疗前8w,1次/w;之后1次/m或1次/3m)	可使HPLC测定肌酐值假性升高
青霉胺	餐后1.5小时	皮疹、口腔炎、味觉障碍、蛋白尿	血、尿常规(开始用药的6m内,1次/2w,之后1次/m);肝功能(1次/半年);皮肤、淋巴结及体温(开始服药1m内,2次/w,随后5个月,1次/2w,然后1次/月)	用药前做青霉素过敏试验
环孢素	无影响	胃肠道反应,高血压,肝、肾功能损害、牙龈增生及多毛等	基线血清肌酐、血压(用药的前4w,1次/w,以后1次/月);肝功能;血脂(用药前及用药首月);全血细胞计数、尿酸、电解质、尿常规等	避免食用葡萄柚或含有葡萄柚的饮料
环磷酰胺	无影响	恶心、呕吐、骨髓抑制、肝功能损害、脱发、性腺抑制等	血糖(糖尿病患者);血、尿常规;肝、肾功能等	避免食用葡萄柚或含葡萄柚的饮料;育龄期患者治疗期间和治疗结束后至少6个月内须采取避孕措施
艾拉莫德	餐后	氨基转移酶升高、白细胞减少、胃部不适、纳差、皮疹等	用药前及用药后每月检查ALT	服药期间不应使用免疫活疫苗;累积用药时间限定在24周以内(含24周)
泼尼松	无影响	体液和电解质紊乱、骨质疏松、消化道溃疡、伤口愈合不良、痤疮、颅内压升高、精神错乱、类固醇糖尿病等	尿常规、餐后2小时血糖、血压、体重、胸部X线、电解质、骨密度等	严重精神病和癫痫患者、未控制的感染患者、手术创伤修复期患者不宜使用
甲泼尼龙	无影响			

药物	服药时间	不良反应	监测指标	注意事项
托法替布	无影响	感染风险增加、肝功能异常、中性粒细胞减少、高脂血症，以及血清肌酐升高等	肝功能、肾功能、血细胞计数、血红蛋白等	不建议在严重感染、淋巴细胞绝对计数低于 500 细胞 /mm³、中性粒细胞绝对计数低于 1 000 细胞 /mm³ 或血红蛋白水平低于 8g/L 的患者中使用。
巴瑞替尼	无影响			
雷公藤多苷	餐后	心悸、胸闷、心律失常等；生殖系统损害；血细胞减少；脱发、皮疹、色素沉着等	肝功能	有生育要求的患者慎用
白芍总苷	餐后	消化道反应为主		
青藤碱	餐前	皮肤潮红、灼热、瘙痒、皮疹等。少见胃肠道和血液系统等的反应	血常规，1 次 / 月，血糖和血脂	支气管哮喘和有哮喘史者禁用

(2)常用于 RA 治疗的静脉药物的安全性监护和注意事项：见表 6-1-13。

表 6-1-13　常用于 RA 治疗的静脉药物的安全性监护和注意事项

药物	溶媒	给药方式	稀释后贮存时间	不良反应	监测指标	注意事项
环孢素	NS、5% GS	iv.gtt	24 小时 (2~8℃)	胃肠道反应，高血压，肝、肾功能损害、牙龈增生和多毛等	肝、肾功能，血压，血脂、全血细胞计数、电解质、尿常规等	葡萄柚汁增加本药生物利用度
环磷酰胺	NS、GS、林格氏溶液	i.v. iv.gtt	24 小时 (2~8℃)	恶心、呕吐、骨髓抑制、肝功能损害、脱发、性腺抑制等	血糖（糖尿病患者）；血、尿常规；肝、肾功能等	避免进食葡萄柚或含有葡萄柚的饮料；禁酒和含酒精饮料
依那西普	注射用水	i.h.	6 小时 (2~8℃)	注射部位反应或输液反应，可能有增加感染和肿瘤的风险，偶有药物诱导的狼疮样综合征以及脱髓鞘病变等	全血细胞计数及分类计数；皮肤检查（皮肤癌高风险者）；HBV 感染评估（HBV 感染高风险者）	注射部位为大腿、腹部和上臂，轮换注射部位，禁止注射于皮肤柔嫩、瘀伤、发红或发硬部位
英夫利西单抗	NS	iv.gtt	3 小时		结核、皮肤、宫颈癌（60 岁以上女性）HBV 感染的筛查；白细胞计数分类、肝功能	静滴时间 ≥ 2 小时，终浓度 0.4~4mg/ml
阿达木单抗		i.h.			活动性结核和潜伏性感染筛查；HBV 感染评估；皮肤检查；白细胞计数分类、肝功能	应于大腿或腹部注射，轮换注射点，不得在触痛、挫伤、发红或坚硬部位注射

续表

药物	溶媒	给药方式	稀释后贮存时间	不良反应	监测指标	注意事项
托珠单抗	NS	iv.gtt		与剂量相关的注射部位反应及可能增加感染概率等	用药前结核筛查;中性粒细胞计数、血小板计数、肝功能、血脂等	滴注时间1小时
阿那白滞素		i.h.		与剂量相关的注射部位反应及可能增加感染概率等	全血细胞计数及其分类计数;用药前检查有无结核感染	
利妥昔单抗	NS 5% GS	iv.gtt	12小时(室温),24小时(2~8℃)	输液反应,静脉给予糖皮质激素可减轻。高血压、皮疹、瘙痒、发热、恶心、关节痛等,可能增加感染概率	用药前筛查HBV;用药期间监测全血细胞计数	初次滴注起始速度50mg/h,最初60分钟过后,可每30分钟增加50mg/h,直至最大速度400mg/h;以后滴注起始速度100mg/h,每30分钟增加100mg/h,直至最大速度400mg/h
阿巴西普	注射用水 NS	i.h. iv.gtt	24小时(室温或2~8℃)	头痛、恶心,可能增加感染和肿瘤的发生率	用药前结核菌素皮肤试验,筛查潜伏结核感染;筛查肝炎病毒	终浓度≤10mg/ml;皮下注射时应轮换注射部位,且不得在触痛、挫伤、发红或坚硬部位注射

3. 患者教育

(1)正确认识疾病,保持愉快的心情,及时疏解抑郁和焦虑等心理问题。

(2)生活习惯和饮食习惯调整:戒烟。减少或避免食用的食物有反式脂肪、人造黄油、高糖产品、动物脂肪、奶酪、油炸食品、加工肉食、精制淀粉食品、过量的酒精和咖啡,多数饮食应来自全谷物食品、新鲜蔬果、豆类、种子和坚果。在饮食中添加鱼油可改善患者的临床症状和血清中的炎性标记物。含有抗炎成分的饮食联合鱼油使用可改善血清的炎性标记物和临床症状,抗炎成分包括纤维(全谷食物、蔬果、大豆和豆类)、异黄酮(大豆和豆类)、类胡萝卜素(蔬菜、番茄、橘子汁、菠菜、甘蓝)、植物激素(豆类、蔬菜)、单不饱和脂肪酸(橄榄油、菜籽油)、富含益生菌的食品(酸奶)等。

(3)康复锻炼:由专业医师对患者的身体状况和运动能力进行评估与评价,结合患者个人兴趣和生活环境指导患者制订运动计划和注意事项。锻炼计划包括原则、频率、强度,应具体到不同部位的锻炼、运动的选择。

(4)指导患者评估自身疾病活动度、自我效能、躯体功能、心理状态等。

(5)告知患者按时随访的重要性。

(6)不良反应和用药注意事项等见用药监护部分。

（五）特殊人群用药

1. 肝、肾功能不全患者,妊娠期和哺乳期妇女用药　见表 6-1-14。

表 6-1-14　肝、肾功能不全,妊娠期和哺乳期妇女应用 RA 治疗药物的建议

分类	药物	肾功能不全患者[a]	肝功能不全患者[b]	妊娠期妇女[c]	哺乳期妇女
NSAIDs	布洛芬	轻至中度肾功能不全,慎用;严重肾功能不全,禁用	轻至中度肝功能不全,慎用;严重肝功能不全,禁用	禁用	禁用
	洛索洛芬	轻至中度肾功能不全,慎用;严重肾功能不全,禁用	轻至中度肝功能不全,慎用;严重肝功能不全,禁用	妊娠晚期禁用,妊娠早、中期需权衡利弊	避免用药
	萘普生	慎用	慎用	禁用	禁用
	双氯芬酸	肾功能不全慎用,肾衰竭禁用	肝功能不全慎用,肝衰竭禁用	不宜使用。妊娠30周前C级,妊娠≥30周D级	不宜使用
	吲哚美辛	慎用	慎用	禁用,妊娠中早期C级,妊娠晚期D级	禁用
	依托度酸	慎用,轻至中度肾功能不全不必调整剂量	慎用,严重肝衰竭需减少剂量	妊娠早、中期慎用,妊娠晚期避免使用;C级	慎用
	吡罗昔康	轻至中度肾功能不全不必调整剂量;肾衰竭禁用	肝功能不全患者需减量,肝衰竭禁用	禁用口服和注射制剂,不推荐外用制剂;妊娠中早期C级,妊娠晚期D级	不推荐
	氯诺昔康	轻度肾功能不全应调整剂量;中至重度肾功能不全禁用	轻至中度肝功能不全应调整剂量;严重肝功能不全禁用	禁用	禁用
	美洛昔康	轻、中度肾功能不全无须调整剂量,严重肾功能不全剂量 ≤ 7.5mg/d	轻、中度无须调整剂量,严重肝功能不全需减少剂量	禁用	禁用
	尼美舒利	肾功能不全慎用,严重肾功能不全禁用	禁用	不推荐使用	不推荐
	塞来昔布	可用	轻度肝功能不全无须调整剂量,中度肝功能不全日剂量减少 50%,重度肝功能不全慎用	妊娠晚期避免使用。妊娠30周前C级;妊娠≥30周D级	权衡利弊
	依托考昔	GFR ≥ 30ml/min 无须调整剂量,<30ml/min 不推荐使用	轻度肝功能不全,剂量 ≤ 60mg,qd;中度肝功能不全,剂量 ≤ 60mg,隔日一次;重度肝功能不全,无资料	妊娠晚期避免使用	不明确

续表

分类	药物	肾功能不全患者 [a]	肝功能不全患者 [b]	妊娠期妇女 [c]	哺乳期妇女
DMARDs	甲氨蝶呤	禁用	禁用	禁用，X级	禁用
	柳氮磺吡啶	慎用	慎用	禁用，B级	禁用
	来氟米特	慎用	轻至中度肝功能不全，慎用；严重肝功能不全禁用	禁用，X级	禁用
	氯喹	慎用(片剂)；禁用(注射剂)；GFR<10ml/min，予常规剂量的50%，如需延长治疗，剂量应减至50~100mg/d(以氯喹计)	慎用(片剂)；禁用(注射剂)。适当调整剂量	禁用，C级	禁用注射剂，慎用片剂
	羟氯喹	慎用	慎用	避免使用	慎用
	金诺芬	可用	可用	不宜使用，C级	不宜使用
	硫唑嘌呤	按照推荐剂量下限值给药	按照推荐剂量下限值给药	禁用，D级	暂停哺乳
	青霉胺	禁用	慎用	禁用，D级	禁用
	环孢素	成人血肌酐(Cr)>200μmol/L，儿童Cr>140μmol/L禁用	严重肝功能不全可能需减量	使用前需权衡利弊，C级	停药或停止哺乳
	环磷酰胺	GFR<10ml/min，减50%剂量	血胆红素3.1~5mg/100ml，减25%剂量	禁用，D级	禁用
	艾拉莫德	慎用	严重肝功能损害者禁用	禁用	禁用
生物制剂	依那西普	无须调整剂量	无须调整剂量	不推荐使用，B级	停药或停止哺乳
	英夫利西单抗	可用	可用	不推荐使用，B级	停药或停止哺乳，且接受本药末次治疗6个月内不得哺乳
	阿达木单抗	可用	可用	不推荐使用，B级	至少在结束治疗后5个月内不能哺乳

续表

分类	药物	肾功能不全患者 [a]	肝功能不全患者 [b]	妊娠期妇女 [c]	哺乳期妇女
生物制剂	托珠单抗	可用	肝酶 >ULN 的 1~3 倍且持续升高,减量为 4mg/kg 或中断本药治疗,直至恢复正常;肝酶 >ULN 的 3~5 倍,中断本药治疗,待降至 3 倍以下,按照相应调整方案调整剂量;肝酶 >ULN 的 5 倍,终止本药治疗	权衡利弊	权衡利弊
	阿那白滞素	GFR<30ml/min,给药频次调整为 qod	可用	权衡利弊,B 级	慎用
	利妥昔单抗	可用	可用	权衡利弊,C 级	不宜使用
	阿巴西普	可用	可用	权衡利弊,C 级	停药或停止哺乳
糖皮质激素	泼尼松	无须调整剂量	慎用	权衡利弊,C 级	停药或停止哺乳
	甲泼尼龙	无须调整剂量	慎用	权衡利弊,C 级	权衡利弊
JAK 抑制剂	托法替布	中重度肾功能损伤,用法用量调整为 5mg qd	中度肝功能损伤,用法用量调整为 5mg qd;重度肝功能损伤者不建议使用	不推荐使用	用药期间不应哺乳,因此应选择停药或停止哺乳
	巴瑞替尼	中度肾功能损伤,用法用量调整为 1mg qd;重度肾功能损伤者不建议使用	重度肝功能损伤者不建议使用		
植物药制剂	雷公藤多苷	严重肾功能不全慎用	严重肝功能不全慎用	禁用	慎用
	白芍总苷	不明确	不明确	不明确	不明确
	青藤碱	可用	可用	禁用	禁用

注:以上数据主要参考 MCDEX 合理用药信息支持系统。

[a] 轻至中度肾功能不全指肾小球滤过率(GFR)≥ 30ml/min,重度肾功能不全指 GFR<30ml/min,肾衰竭指 GFR<15ml/min。

[b] 轻度肝功能不全,Child-Pugh 评分 5~6;中度肝功能不全,Child-Pugh 评分 7~9;重度肝功能不全,Child-Pugh 评分 >9。

[c] 用药建议主要参照国内研究资料提出,妊娠分级参照 FDA 分级列出;美国 FDA2015 年 6 月前将影响胎儿的药物分为 A、B、C、D、X 五类,之后改为使用新的"妊娠哺乳期规则",但并未覆盖非处方药物和部分药品,且临床上妊娠分级仍有参考价值,故本书中予以保留,FDA 药品说明书中关于妊娠期用药的详细描述见下文。

2. FDA 药品说明书中关于 RA 治疗药物在妊娠期用药的信息：

（1）NSAIDs：怀孕后 3 个月应用 NSAIDs（如布洛芬、萘普生、双氯芬酸、吲哚美辛、依托度酸、吡罗昔康、美洛昔康、塞来昔布等）会增加胎儿动脉导管早闭风险，因此避免怀孕后 3 个月（妊娠 ≥ 30 周）使用。

（2）DMARDs 药物：①甲氨蝶呤和来氟米特有致畸性，孕妇使用可导致胚胎毒性、流产、死胎和 / 或先天性畸形，妊娠期禁用。②动物实验中未发现柳氮磺吡啶对胚胎或怀孕动物损害，使用前需权衡利弊。③动物实验中发现大剂量使用氯喹有潜在的遗传毒性，现有孕妇用药资料未发现出生缺陷和流产发生率增加，使用前需权衡利弊。④动物实验发现大剂量使用羟氯喹可能导致胚胎死亡和胚胎畸形，现有孕妇用药资料未发现出生缺陷和流产发生率增加，使用前需权衡利弊。⑤孕妇使用硫唑嘌呤和青霉胺可导致胚胎损伤，类风湿关节炎孕妇不应使用以上药物。⑥动物实验中发现环孢素对大鼠和家兔有生殖毒性，有限的孕妇用药资料显示环孢素可增加早产的风险；由于孕妇用药资料不足，孕妇不应使用环孢素，除非利大于弊。⑦动物实验和孕妇用药资料显示，环磷酰胺可导致胎儿畸形、流产、胎儿发育迟缓和新生儿毒性等。

（3）TNF-α 抑制剂：孕妇使用该类药物会对新生儿的正常免疫反应产生影响，这些婴儿可能会有更高的感染风险。因此不推荐孕妇使用 TNF-α 抑制剂，如依那西普、英夫利西单抗和阿达木单抗，建议育龄期女性患者使用适当的避孕方法，避免妊娠。①依那西普和英夫利西单抗可通过胎盘屏障，接受药物治疗的孕妇，其所生的婴儿血清中可检测到相关药物。在动物实验中未发现 TNF-α 抑制剂对胎崽的损害。现有孕妇用药资料未发现英夫利西单抗对妊娠结果的不良效应，暂缺乏孕妇使用依那西普和阿达木单抗的资料。②一项在猴中进行的实验显示，托珠单抗无潜在致畸作用，但在大剂量使用时可增加自然流产 / 死胎的危险，有关孕妇的相关性数据不详。在治疗过程中以及治疗后 3 个月内，有怀孕可能性的女性必须采取有效的避孕措施；除非有明确的医学需要，孕妇不应使用托珠单抗。③在动物实验和孕妇用药资料中均未发现阿那白滞素对胎儿的损害。④在动物实验和孕妇用药资料中均发现，使用利妥昔单抗的怀孕母体，其子代 B 细胞淋巴计数减低，一般在出生的 6 个月内 B 淋巴细胞计数可恢复至正常水平，而且免疫功能恢复。⑤在动物实验中未发现阿巴西普对胎儿的损害，人体数据暂缺乏。

（4）糖皮质激素：动物研究表明，妊娠期间使用大剂量皮质类固醇（如泼尼松、甲泼尼龙）可能会导致胎儿畸形，但皮质类固醇对人类生殖的影响缺乏足够的研究，仅在仔细评价对母亲和胎儿的获益风险比后才可在妊娠期使用。如妊娠期需停止皮质类固醇长期治疗（与其他长期治疗一样），应逐步停药。皮质类固醇易穿过胎盘。一项回顾性研究发现，正在接受皮质类固醇治疗的母亲所生的婴儿低出生体重的发生率增加。在人类中，低出生体重的风险似乎呈剂量依赖性，可以通过降低皮质类固醇剂量降低此风险。尽管在子宫内接触过皮质类固醇的婴儿似乎极少出现新生儿肾上腺皮质功能不全，但是对于那些母亲在妊娠期间接受过大剂量皮质类固醇的婴儿，应仔细观察并且评估其肾上腺皮质功能不全的迹象。目前已有孕期接受过长期皮质类固醇治疗的母亲所生的婴儿在出生时患有白内障的报道。

（5）JAK 抑制剂：妊娠女性中托法替布和巴瑞替尼用药的现有数据不足以确立与药物相关的重大出生缺陷、流产或母体或胎儿不良结局风险。在妊娠期，母体和胎儿都面临着与类风湿关节炎相关的风险。尚未在适用人群中估算出重大出生缺陷和流产的背景风险。所有妊娠女性均有发生出生缺陷、流产或其他不良结局的背景风险。在美国普通人群中,临床确诊妊娠发生重大出生缺陷和流产的背景风险分别为 2%~4% 和 15%~20%。动物实验表明,大剂量托法替布和巴瑞替尼可导致胎儿畸形、流产和胎儿体重下降等不良结局。

3. 围手术期用药　RA 患者围手术期用药需调整,见表 6-1-15。以个体化治疗为基础,减少手术并发症,维持药物疗效。

表 6-1-15　RA 患者围手术期内科治疗药物使用方法

药物种类	围手术期使用方法
NSAIDs	传统 NSAIDs 术前停用 5 个半衰期,选择性 COX-2 抑制剂无须停用
甲氨蝶呤	围手术期持续使用
柳氮磺吡啶	围手术期持续使用
TNF-α 抑制剂	参照相应药品的半衰期,建议无菌手术术前停用 2 个半衰期,术后伤口愈合且无感染时可开始使用 [a]
糖皮质激素	继续使用,手术当天可静脉给予氢化可的松 100~150mg,1~2 日内按每天 50mg 递减,逐渐减量至术前口服剂量

注:[a] 药物半衰期为,依那西普 70 小时,英夫利西单抗 7.7~9.5 日,阿达木单抗 14 日。

参 考 文 献

[1] 中华医学会.临床诊疗指南:风湿病分册.北京:人民卫生出版社,2005.
[2] HOCHBERG M C, CHANG R W, DWOSH I, et al. The American College of Rheumatology 1991 revised criteria for the classification of global functional status in rheumatoid arthritis. Arthritis Rheum, 1992, 35 (5): 498-502.
[3] STEINBROCKER O, TRAEGER C H, BATTMAN R C. Therapeutic criteria in rheumatoid arthritis. JAMA, 1949, 140 (8): 659-662.
[4] ARNETT F C, EDWORTHY S M, BLOCH D A, et al. The American Rheumatoid Association 1987 revised criteria for the classification of rheumatoid arthritis. Arthritis Rheum, 1988, 31 (3): 315-324.
[5] FUNOVITS J, ALETAHA D, BYKERK V, et al. The 2010 American College of Rheumatology/European League Against Rheumatism classification criteria for rheumatoid arthritis: methodological report phase I. Ann Rheum Dis, 2010, 69 (9): 1589-1595.
[6] PINALS R S, MASI A T, LARSEN R A, et al. Preliminary criteria for clinical remission in rheumatoid arthritis. Arthritis Rheum, 1981, 24 (10): 1308-1315.
[7] 中华医学会风湿病学分会.2018 中国类风湿关节炎诊疗指南.中华内科杂志,2018,57 (4): 242-251.
[8] SMOLEN J S, LANDEWÉ R, BREEDVELD F C, et al. EULAR recommendations for the management of rheumatoid arthritis with synthetic and biological disease-modifying antirheumatic drugs: 2013 update. Ann Rheum Dis, 2014, 73 (3): 492-509.
[9] 蔡友治,严世贵.类风湿关节炎的诊断与治疗骨科专家共识.中华骨科杂志,2012,32 (12): 1184-1186.
[10] 徐丽玲,苏茵.2015 年美国风湿病学会类风湿关节炎的治疗指南.中华风湿病学杂志,2016,20 (1): 69-70.

第二节 骨质疏松症

骨质疏松临床治疗流程图:

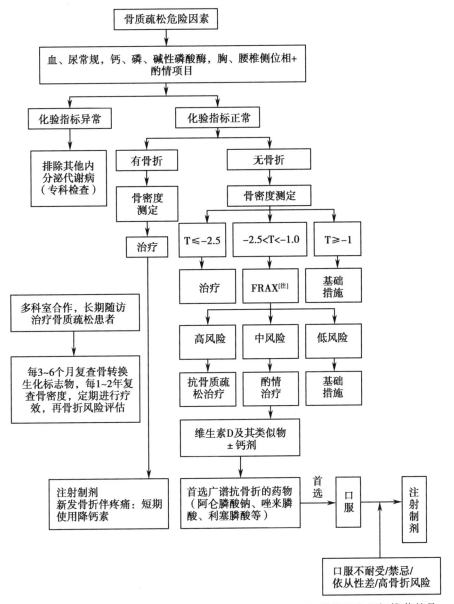

注:骨折风险预测工具(fracture risk assessment tool, FRAX),世界卫生组织推荐的骨折风险预测工具根据患者的临床危险因素及股骨颈骨密度建立模型,用于评估患者未来 10 年髋部骨折及主要骨质疏松性骨折(椎体、前臂、髋部或肩部)的概率。

一、骨质疏松症概述

(一) 定义

骨质疏松症(osteoporosis,OP)是以骨组织显微结构受损、单位体积内骨组织量减少、骨矿成分和骨基质等比例地不断减少、骨皮质变薄、骨小梁数量减少、骨脆性增加和骨折危险度升高为特征的一种全身骨代谢障碍性疾病。

骨质疏松症分为原发性骨质疏松症和继发性骨质疏松症。原发性骨质疏松症又可分为绝经后骨质疏松症(Ⅰ型)、老年骨质疏松症(Ⅱ型)和特发性骨质疏松(包括青少年型)3 类。绝经后骨质疏松症一般发生在女性绝经后 5~10 年内;老年骨质疏松症一般指 70 岁以后发生的骨质疏松;特发性骨质疏松症主要发生在青少年,病因尚未明确。继发性骨质疏松症指由任何影响骨代谢的疾病和 / 或药物及其他明确病因导致的骨质疏松。

(二) 诊断

骨质疏松症的诊断基于全面的病史采集、体格检查、骨密度测定、影像学检查及必要的生化测定。临床上诊断原发性骨质疏松症应包括两方面:确定是否为骨质疏松症和排除继发性骨质疏松症。

1. 常用骨密度及骨测量方法 骨密度是指单位体积(体积密度)或者是单位面积(面积密度)所含的骨量。骨密度及骨测量方法较多,不同方法在骨质疏松症的诊断、疗效监测以及骨折危险性评估中的作用有所不同。目前临床和科研常用的骨密度测量方法有双能 X 线吸收法(dual energy X-ray absorptiometry,DXA)、定量计算机断层成像术(quantitative computed tomography,QCT)、外周 QCT(peripheral quantitative computed tomography,pQCT)和定量超声(quantitative ultrasound,QUS)等。目前公认的骨质疏松症诊断标准是基于双能 X 线吸收法测量的结果,定量超声的结果一般用于骨质疏松的筛查和风险评估。

2. 骨质疏松症诊断 骨质疏松症的诊断主要基于 DXA 骨密度测量结果和 / 或脆性骨折。

(1)基于骨密度测定的诊断:DXA 测量的骨密度是目前通用的骨质疏松症诊断指标。对于绝经后女性、50 岁及以上男性,建议参照 WHO 推荐的诊断标准,基于 DXA 测量结果(表 6-2-1):骨密度值低于同性别、同种族健康成人的骨峰值 1 个标准差及以内属正常;降低 1~2.5 个标准差为骨量低下(或低骨量);降低等于和超过 2.5 个标准差为骨质疏松;骨密度降低程度符合骨质疏松诊断标准,同时伴有一处或多处脆性骨折为严重骨质疏松。骨密度通常用 T 值(T Score)表示:

表 6-2-1 基于 DXA 测定骨密度分类标准

分类	T 值
正常	T ≥ -1.0
低骨量	-2.5<T<-1.0
骨质疏松	T ≤ -2.5
严重骨质疏松	T ≤ -2.5+ 脆性骨折

注:T 值 =(实测值—同种族同性别正常青年人峰值骨密度)/ 同种族同性别正常青年人峰值骨密度的标准差。基于 DXA 测量的中轴骨(腰椎 1~4、股骨颈或全髋)骨密度或桡骨远端 1/3 骨密度对骨质疏松症的诊断标准是 T ≤ -2.5。

（2）基于脆性骨折的诊断：脆性骨折是指受到轻微创伤或日常活动中即发生的骨折。如髋部或椎体发生脆性骨折，不依赖于骨密度测定，临床上即可诊断骨质疏松症。而在肱骨近端、骨盆或前臂远端发生的脆性骨折，即使骨密度测定显示低骨量（−2.5<T<−1.0），也可诊断为骨质疏松症。

（三）临床表现与症状

疼痛、脊柱变形和发生脆性骨折是骨质疏松最典型的表现。但许多骨质疏松症患者早期常无明显的症状，往往在骨折发生后经 X 线或骨密度检查时才发现已有骨质疏松。

1. 疼痛　患者可有腰背疼痛或周身骨骼疼痛，负荷增加时疼痛加重或活动受限，严重时翻身、坐起及行走有困难。

2. 脊柱变形　骨质疏松严重者可有身高缩短和驼背，脊柱畸形和伸展受限。胸椎压缩性骨折会导致胸廓畸形，影响心肺功能；腰椎骨折可能会改变腹部解剖结构，导致便秘、腹痛、腹胀、食欲减低和过早饱胀感等。

3. 骨折　脆性骨折是指低能量或者非暴力骨折，如从站高或者小于站高跌倒或因其他日常活动而发生的骨折。发生脆性骨折的常见部位为胸、腰椎，髋部，桡、尺骨远端和肱骨近端。其他部位亦可发生骨折。发生过一次脆性骨折后，再次发生骨折的风险明显增加。

（四）疾病筛查 / 危险因素 / 评估

1. 筛查对象及频率　2014 年美国国家骨质疏松基金会骨质疏松诊疗指南建议，50 岁以上有骨折的人群进行骨密度检查，50~64 岁绝经女性及 50~69 岁男性伴脆性骨折者行腰椎影像学检查。骨密度一般一年复查一次，病情发生变化或为调整治疗方案可半年复查一次。骨代谢的各种生化指标变化，可以 3 个月复查一次。

2. 骨质疏松的危险因素

（1）固有因素：人种（白色人种和黄色人种患骨质疏松的危险高于黑色人种）、老龄、女性绝经、母系家族史。

（2）非固有因素：低体重、性腺功能低下、吸烟、过度饮酒、饮过多咖啡、体力活动缺乏、制动、饮食中营养失衡、蛋白质摄入过多或不足、高钠饮食、钙和 / 或维生素 D 缺乏（光照少或摄入少）、有影响骨代谢的疾病和应用影响骨代谢的药物。

3. 骨质疏松症风险评估工具

（1）亚洲人骨质疏松自我筛查工具（osteoporosis self-assessment tool for Asians，OSTA）：此工具基于亚洲 8 个国家和地区绝经后妇女的研究，收集多项骨质疏松危险因素并进行骨密度测定，从中筛选出 11 个与骨密度显著相关的风险因素，再经过多变量回归模型分析，得出能最好体现敏感度和特异度的 2 项简易筛查指标，即年龄和体重。OSTA 指数计算方法是：（体重 − 年龄）× 0.2，结果评定如表 6-2-2：

表 6-2-2　OSTA 指数评价骨质疏松风险级别

风险级别	OSTA 指数
低	>−1
中	−1~−4
高	<−4

也可以通过简图（图 6-2-1），根据年龄和体重进行快速查对评估。

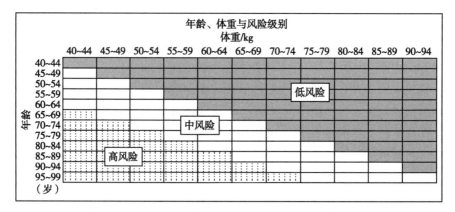

图 6-2-1　年龄、体重与骨质疏松风险级别的关系（OSTA）

（2）骨折风险预测工具（FRAX）：世界卫生组织推荐的骨折风险预测工具（FRAX），根据患者的临床危险因素及股骨颈骨密度建立模型，用于评估患者未来 10 年髋部骨折及主要骨质疏松性骨折（椎体、前臂、髋部或肩部）的概率。针对中国人群的 FRAX 可通过登录以下网址获得：https://www.sheffield.ac.uk/FRAX/。

FRAX 工具应用范围：具有一个或多个骨质疏松临床危险因素，但未发生骨折且骨量减少者（骨密度为 $-2.5<T<-1.0$），可通过 FRAX 计算患者未来 10 年发生主要骨质疏松性骨折及髋部骨折的概率。临床上已诊断骨质疏松症（即骨密度 $T \leqslant -2.5$）或已发生脆性骨折者，不必再用 FRAX 评估骨折风险，应及时开始治疗。

FRAX 工具的计算参数主要包括部分临床危险因素和股骨颈骨密度，具体见表 6-2-3。

表 6-2-3　FRAX 计算依据的主要临床危险因素、骨密度值说明

危险因素	解释
年龄	模型计算的年龄是 40~90 岁，低于或超过此年龄段，按照 40 或 90 岁计算
性别	选择男性或女性
体重	填写单位是"kg"
身高	填写单位是"cm"
既往骨折史	指成年期自然发生或轻微外力下发生的骨折，选择是与否
父母髋部骨折史	选择是与否
吸烟	根据患者现在是否吸烟，选择是与否
糖皮质激素	如果患者正在接受糖皮质激素治疗或接受过相当于泼尼松 >5mg/d 超过 3 个月，选择是
类风湿关节炎	选择是与否
继发性骨质疏松	如果患者具有与骨质疏松症密切关联的疾病，选择是 这些疾病包括 1 型糖尿病、成人成骨不全症、长期未治疗的甲状腺功能亢进症、性腺功能减退症或早绝经（<45 岁）、慢性营养不良或吸收不良、慢性肝病

危险因素	解释
过量饮酒	乙醇摄入量≥3 单位/d 为过量饮酒,1 单位相当于 8~10g 乙醇,285ml 啤酒,120ml 葡萄酒,30ml 烈性酒
骨密度	先选择测量骨密度的仪器,然后填写股骨颈骨密度的实际测量值(g/cm²),如果患者没有测量骨密度,可以不填此项,系统将根据临床危险因素进行计算

结果判断:FRAX 预测的髋部骨折概率≥3% 或任何主要骨质疏松性骨折概率≥20%时,为骨质疏松性骨折高危患者,建议给予治疗;FRAX 预测的任何主要骨质疏松性骨折概率为 10%~20% 时,为骨质疏松性骨折中风险;FRAX 预测的任何主要骨质疏松性骨折概率<10%,为骨质疏松性骨折低风险。

二、骨质疏松症的药物治疗与药学监护

(一) 治疗目标
骨质疏松症的主要防治目标:
1. 改善骨骼生长发育,促进成年期达到理想的峰值骨量。
2. 维持骨量和骨质量,预防增龄性骨丢失。
3. 避免跌倒和骨折。
骨质疏松症初级预防:指尚无骨质疏松但具有骨质疏松症危险因素者,应防止或延缓其发展为骨质疏松症并避免发生第一次骨折。骨质疏松症二级预防和治疗:指已有骨质疏松症或已经发生过脆性骨折,防治目的是避免发生骨折或再次骨折。

(二) 非药物治疗
1. 主要为生活方式调整和服用一些骨健康基本补充剂,包括钙剂和维生素 D。
(1)钙剂:《中国居民膳食营养素参考摄入量(2018 年版)》建议,成人钙推荐摄入量为 800mg/d(元素钙),50 岁及以上人群钙推荐摄入量为 1 000~1 200mg/d。尽可能通过饮食摄入充足的钙,饮食中钙摄入不足时,可给予钙剂补充。营养调查显示我国居民每日膳食约摄入元素钙 400mg,故尚需补充元素钙 500~600mg/d。
(2)维生素 D:维生素 D 的补充可促进钙吸收,对骨骼健康、保持肌力、改善身体稳定性、降低骨折风险有益。成人推荐剂量 400U(10μg)/d,绝经后妇女和老年人推荐 400~600U(10~15μg)/d。治疗骨质疏松症时,维生素 D 推荐 800~1 200U/d。建议老年人血清 25-(OH)-D 水平≥30ng/ml(75nmol/L),以降低跌倒和骨折风险。但需注意定期监测血钙和尿钙,酌情调整剂量。

2. **物理治疗**　脉冲电磁场、体外冲击波、全身振动、紫外线等物理因子治疗可增加骨量;超短波、微波、经皮神经电刺激、中频脉冲等治疗可减轻疼痛;对骨质疏松性骨折或者骨折延迟愈合可选择低强度脉冲超声波、体外冲击波等治疗以促进骨折愈合。神经肌肉电刺激、针灸等治疗可增强肌力、促进神经修复,改善肢体功能。联合治疗方式与治疗剂量需依据患者病情与自身耐受程度选择。

(三) 药物治疗
抗骨质疏松症药物按作用机制可分为骨吸收抑制剂、骨形成促进剂、其他机制类药物及传统中药。通常首选具有较广谱抗骨折的药物(如阿仑膦酸钠、唑来膦酸钠、利塞膦酸钠)。

对低、中度骨折风险者(如年轻的绝经后妇女,骨密度水平较低但无骨折史)首选口服药物治疗。对口服不能耐受、禁忌、依从性欠佳及高骨折风险者(如多发椎体骨折或髋部骨折的老年患者、骨密度极低的患者)可考虑使用注射制剂(如唑来膦酸钠、特立帕肽等)。如仅椎体骨折高风险,而髋部和非椎体骨折风险不高的患者,可考虑选用雌激素或选择性雌激素受体调节剂。新发骨折伴疼痛的患者可考虑短期使用降钙素。中药具有改善临床症状等作用,但降低骨质疏松性骨折的证据尚不足。现就骨质疏松常用药品介绍如下,见表6-2-4:

表 6-2-4　骨质疏松常用药品

通用名	适应证	用法用量	治疗效果
双膦酸盐类			
阿仑膦酸钠	治疗和预防绝经后骨质疏松症、男性骨质疏松症、糖皮质激素诱发的骨质疏松症	70mg,p.o.,qw	增加腰椎、髋部骨密度,降低椎体、髋部骨折风险
利塞膦酸钠	预防和治疗绝经后骨质疏松症;糖皮质激素诱发的骨质疏松症	35mg,p.o.,qw;5mg,p.o.,qd	增加腰椎、髋部骨密度,降低椎体、非椎体骨折风险
伊班膦酸钠	绝经后骨质疏松治疗	2mg(溶于250ml生理盐水),iv.gtt,每3个月1次	增加腰椎和髋部骨密度,降低椎体及非椎体骨折风险
唑来膦酸钠	治疗绝经后骨质疏松症(有些国家还批准治疗男性骨质疏松症和糖皮质激素诱发的骨质疏松症)	5mg,iv.gtt(至少15分钟),每年1次	提高髋部、腰椎骨密度,降低椎体、非椎体髋部骨折风险
帕米膦酸二钠	恶性肿瘤并发的高钙血症和溶骨性骨转移引起的骨痛	治疗骨转移性骨痛:30~90mg,iv.gtt,qm	长期滞留在骨组织中,缓解恶性肿瘤骨转移造成的骨痛
依替膦酸二钠	绝经后骨质疏松症和增龄性骨质疏松	0.2g,p.o.,bid	增加骨质疏松症患者腰椎和髋部骨密度、降低椎体骨折的风险
氯膦酸二钠	NMPA批准治疗各种类型骨质疏松症	400~800mg,p.o.,qd或bid	增加骨质疏松症患者腰椎和髋部骨密度,降低发生椎体、非椎体骨折的风险
降钙素类			
鲑降钙素	骨质溶解或骨质减少引起的骨痛;其他药物治疗无效的骨质疏松症	鼻喷剂200U/d;注射剂50~100U/d,i.h./i.m.,2~7次/w	增加腰椎和髋部骨密度,降低椎体骨折风险;显著缓解骨痛
依降钙素	骨质疏松症;骨质疏松引起的疼痛	20U,q.w.,i.m.	增加腰椎和髋部骨密度;显著缓解骨痛
绝经激素治疗类			
替勃龙	60岁以前的围绝经期和绝经后妇女,特别是有绝经期症状及泌尿生殖道萎缩症状的妇女	2.5mg,p.o.,qd	具有雌、雄、孕激素作用,增加骨质疏松患者腰椎和髋部骨密度、降低椎体及非椎体骨折风险

续表

通用名	适应证	用法用量	治疗效果
选择性雌激素受体调节剂类			
雷洛昔芬	预防和治疗绝经后骨质疏松症	60mg,p.o.,qd	降低骨转换至女性绝经前水平,阻止骨丢失,增加骨密度,降低发生椎体骨折的风险
甲状旁腺素类似物			
特立帕肽	治疗男性和女性严重骨质疏松症	20μg,qd,ih(大腿或腹部)	治疗18个月可增加腰椎骨密度,降低椎体、非椎体骨折风险
锶盐			
雷奈酸锶	绝经后骨质疏松症	2g,p.o.,qn,与进食间隔2小时	提高腰椎和髋部的骨密度,降低椎体和非椎体骨折风险
活性维生素D及其类似物			
骨化三醇	绝经后及老年性骨质疏松症等	0.25μg,p.o.,bid	适当剂量的活性维生素D能促进骨形成和矿化,并抑制骨吸收;有研究表明,活性维生素D对增加骨密度有益,能增加老年人肌肉力量和平衡能力,降低跌倒风险,进而降低骨折风险
α-骨化醇	同上	0.25~1.0μg/d,qd	同上

1. **双膦酸盐类** 双膦酸盐是焦磷酸盐的稳定类似物,其特征为含有P-C-P基团,是目前临床上应用最为广泛的抗骨质疏松症药物。双膦酸盐与骨骼羟磷灰石的亲和力高,能够特异性结合到骨重建活跃的骨表面,抑制破骨细胞功能,从而抑制骨吸收。不同双膦酸盐抑制骨吸收的效力差别很大,因此临床上不同双膦酸盐药物使用剂量及用法也有所差异。

2. **降钙素类** 降钙素是一种钙调节激素,能抑制破骨细胞的生物活性、减少破骨细胞数量,减少骨量丢失并增加骨量。降钙素类药物的另一突出特点是能明显缓解骨痛,对骨质疏松症及其骨折引起的骨痛有效。

3. **绝经激素治疗类** 绝经激素治疗(menopausal hormone therapy,MHT)类药物能抑制骨转换,减少骨丢失。临床研究已证明,MHT包括雌激素补充疗法和雌、孕激素补充疗法能减少骨丢失,降低骨质疏松性椎体、非椎体及髋部骨折的风险,是防治绝经后骨质疏松症的有效措施。

4. **选择性雌激素受体调节剂类** 这类药物不是雌激素,而是与雌激素受体结合后,在不同靶组织导致受体空间构象发生不同改变,从而在不同组织发挥类似或拮抗雌激素的不同生物效应。如雷洛昔芬在骨骼与雌激素受体结合,发挥类雌激素的作用,抑制骨吸收,增加骨密度,降低椎体骨折发生的风险;而在乳腺和子宫则发挥拮抗雌激素的作用,因而不刺激乳腺和子宫,有研究表明其能够降低雌激素受体阳性浸润性乳腺癌的发生率。

5. **甲状旁腺素类似物** 甲状旁腺素类似物(parathyroid hormone analogue,PTHa)是当前促骨形成的代表性药物,国内已上市的特立帕肽是重组人甲状旁腺素氨基端1-34活性片段。间断使用小剂量 PTHa 能刺激成骨细胞活性,促进骨形成,增加骨密度,改善骨质量,降低椎体和非椎体骨折的发生风险。

6. 锶盐 锶是人体必需的微量元素之一,参与人体多种生理功能和生化效应。锶的化学结构与钙和镁相似,在正常人体软组织、血液、骨骼和牙齿中少量存在。雷奈酸锶是合成锶盐,体外试验和临床研究均证实雷奈酸锶可同时作用于成骨细胞和破骨细胞,具有抑制骨吸收和促进骨形成的双重作用,可降低椎体和非椎体骨折的发生风险。

7. 活性维生素 D 及其类似物 目前国内上市用于治疗骨质疏松症的活性维生素 D 及其类似物有 1α- 羟维生素 D_3(α- 骨化醇)和 1,25- 二羟维生素 D_3(骨化三醇)两种,国外上市的尚有艾迪骨化醇。因不需要肾脏 1α- 羟化酶羟化即有活性,故得名为活性维生素 D 及其类似物。活性维生素 D 及其类似物更适用于老年人、肾功能减退以及 1α- 羟化酶缺乏或减少的患者,具有提高骨密度,减少跌倒,降低骨折风险的作用。

(四)药学监护

1. 疗效监护

(1)主观症状改善:如腰背疼痛或周身骨骼疼痛消失,活动受限减少等。

(2)客观指标:大量研究显示,通过骨转换生化标志物(bone turnover markers,BTMs)和双能 X 线骨密度仪检测(bone mineral density,BMD)能反映治疗后骨代谢的变化,判断抗骨质疏松治疗疗效。根据 2016 年意大利临床内分泌学家学会制定的骨质疏松治疗立场:①治疗期间腰椎 BMD 下降 >5% 和股骨颈 BMD 下降 >4% 为治疗失败。②抗骨吸收药物治疗期间血清 I 型胶原羧基末端肽(CTX)下降 <25% 或特立帕肽治疗时 CTX 上升 <25% 为治疗失败。③另一个尚有争议的指标是骨折,由于任何治疗药物均只能降低骨折风险,并不能消除骨折的发生。因此,治疗期间发生一次骨折不能视为治疗无效,只有发生第二次骨折方能考虑治疗无效。

2. 安全性监护 抗骨质疏松药物常见不良反应及防治策略,见表 6-2-5。

表 6-2-5 抗骨质疏松药物常见不良反应及防治策略

药物	不良反应	防治策略
双膦酸盐类		
阿仑膦酸钠 利塞膦酸钠 伊班膦酸钠 唑来膦酸钠 帕米膦酸二钠 依替膦酸二钠 氯膦酸二钠	①胃肠道不良反应(包括吞咽困难、食管炎、食管或胃溃疡、上腹疼痛、反酸等症状)。 ②一过性"流感样"症状:骨痛和肌痛等类流感样不良反应。 ③肾脏毒性。 ④下颌骨坏死:超过 90% 发生于本身患有恶性肿瘤或存在严重口腔疾病的患者,发生率不等,为 1%~15%。在骨质疏松症患者中,发病率仅为 0.001%~0.01%,略高于正常人群(<0.001%)	①胃肠道不良反应发生率与服药方式有很大关系,故口服时药师应提示患者正确的用法用量(详见患者教育)。 ②"流感样"症状多发生在首次口服或静脉输注时、多用药 3 日内明显缓解,症状明显者可用解热镇痛药对症治疗。 ③静脉输注的双膦酸盐类药物,每次给药前应检测肾功能,肌酐清除率 <35ml/min 的患者禁用。患者静脉输注时应水化,如唑来膦酸静脉滴注时间不少于 15 分钟,伊班膦酸钠静脉输注时间不少于 2 小时。 ④对严重口腔疾病或需要接受牙科手术的患者,不建议使用该类药物。如正在使用,停药半年或骨吸收正常后再手术,术后至少停药 3 个月

续表

药物	不良反应	防治策略
降钙素类		
鲑降钙素 依降钙素	恶心、呕吐、头晕、关节痛和轻微面部潮红(伴有热感)。在罕见的病例中,可引起过敏反应	这些反应与剂量有关,可自发停止,仅个别情况需暂时减量
雌/孕激素		
替勃龙	①头晕、皮疹、瘙痒、脂溢性皮炎、头痛、偏头痛、视觉障碍(包括视物模糊)、胃肠道不适、抑郁、水肿、关节痛或肌痛,以及肝功能参数的变化。 ②近年来有报道雌、孕激素可能增加子宫内膜癌和乳腺癌的风险	绝经妇女正确使用激素治疗总体是安全的,但至少应每年评价风险和利益,只要利益大于风险就应坚持治疗。雌、孕激素使用时应严格掌握其禁忌证,以下情况禁用: ①雌激素依赖性肿瘤(乳腺癌、子宫内膜癌)。 ②血栓性疾病。 ③不明原因阴道出血。 ④活动性肝病和结缔组织病、子宫肌瘤、子宫内膜异位症、有乳腺癌家族史、胆囊疾病和垂体泌乳素瘤者酌情慎用
选择性雌激素受体调节剂类		
雷洛昔芬	血管舒张(潮热)、小腿痛性痉挛、流感症状、外周水肿、静脉血栓栓塞事件危险性增加	①潮热症状严重的围绝经期妇女不宜用。 ②有静脉栓塞病史及有血栓倾向者,如长期卧床和久坐者禁用
甲状旁腺素类似物		
特立帕肽	恶心、肢体疼痛、头痛和眩晕。少数患者注射特立帕肽后血钙浓度有一过性轻度升高,并在16~24小时内回到基线水平	用药期间应监测血钙水平,防止高钙血症的发生,治疗时间不超过2年
锶盐		
雷奈酸锶	常见:恶心、腹泻、头痛、皮炎和湿疹。罕见:药物疹伴嗜酸性粒细胞增多和系统症状	一般在治疗初始时发生,程度较轻,多为暂时性,可耐受
活性维生素 D 及其类似物		
骨化三醇 α-骨化醇	骨质疏松治疗剂量下总体是安全的,偶见的急性症状包括食欲减退,头痛,呕吐和便秘。慢性症状包括营养不良,感觉障碍等。长期使用若同时补充大剂量钙剂可能造成高钙血综合征或钙中毒	定期监测患者血钙和尿钙水平(一般每3个月一次)

3. 患者教育

(1)生活方式教育

1)加强营养,均衡膳食:建议摄入富含钙、低盐和适量蛋白质的均衡膳食,推荐每日蛋白质摄入量为 0.8~1.0g/kg,并每天摄入牛奶 300ml 或相当量的奶制品。

2)充足日照:建议上午 11:00 到下午 3:00 间尽可能多晒太阳,每周 2 次,以促进体内维生素 D 的合成。

3)规律运动:建议进行有助于骨健康的体育锻炼和康复治疗。运动可改善机体敏捷性、力量、姿势及平衡等,减少跌倒风险。运动还有助于增加骨密度。适合于骨质疏松症患者的运动包括负重运动及抗阻运动,推荐规律的负重及肌肉力量练习,以减少跌倒和骨折风险。肌肉力量练习包括重量训练,其他抗阻运动及行走、慢跑、太极拳、瑜伽、舞蹈和乒乓球等。运动应循序渐进、持之以恒。骨质疏松症患者开始新的运动训练前应咨询临床医生,进行相关评估。

4)戒烟、限酒。

5)避免过量饮用咖啡、碳酸饮料。

6)尽量避免或少用影响骨代谢的药物。

(2)抗骨质疏松药物疗程建议:抗骨质疏松药物治疗的疗程问题始终受到大家关注。由于骨质疏松是慢性疾病需要长期治疗,且迄今为止的研究发现大多数抗骨质疏松药物一旦停用,BMD 和骨强度很快下降,骨折风险增加。只有双膦酸盐在骨中停留的时间较长,停药后潴留于骨中的双膦酸盐会逐渐释放入血,产生后遗效应。更重要的是,当双膦酸盐治疗 5 年后,若继续用药则不典型性骨折(atypical femoral fractures,AFF)的发生率急剧增加,从 0.13% 增加至 0.22%。因此,对骨质疏松治疗提出了"药物假期"的问题。目前建议口服双膦酸盐治疗 5 年,静脉双膦酸盐治疗 3 年,应对骨折风险进行评估,如为低风险,可考虑实施药物假期停用双膦酸盐;如骨折风险仍高,可以继续使用双膦酸盐或换用其他抗骨质疏松药物(如特立帕肽或雷洛昔芬)。特立帕肽疗程不应超过 2 年。降钙素类短期使用总体安全性良好,但 2012 年欧洲药品管理局人用药机构委员会通过 meta 分析发现,长期使用(6 个月或更长时间)鲑降钙素口服或鼻喷剂型与恶性肿瘤风险轻微增加相关,但无法肯定该药物与恶性肿瘤之间的确切关系;鉴于鼻喷剂型鲑降钙素具有潜在增加肿瘤风险的可能,鲑降钙素连续使用时间一般不超过 3 个月。

(3)用药注意事项

1)双膦酸盐类:口服双膦酸盐后胃肠道反应发生率与服药方式有很大关系,故药师应提示患者注意以下几点。①规格:阿仑膦酸钠有两种规格,通常规格为 70mg/ 片,每次服药 1 片,每周服药 1 次;规格为 10mg/ 片,每次服药 1 片,每天服药 1 次;利塞膦酸钠有两种规格,规格为 35mg/ 片,每次服药 1 片,每周服药 1 次,规格为 5mg/ 片,每次服药 1 片,每天服药 1 次。②服药时间:此类药必须在每天第一次进食、喝饮料或应用其他药物之前至少半小时,用 200ml 白水送服,尽快将药物送至胃部,降低药物对食管的刺激。服药后半小时内除了白水不能服用任何其他药物、饮料及早餐。③服用药物 30 分钟内避免躺卧,故不应在就寝时和清早起床前服用,否则增加食管不良反应的危险。④请整片吞服,勿咬、嚼、掰断药片,以防口咽部溃疡。故吞咽困难者不宜使用。

2)鲑降钙素:为方便患者使用,最常用的剂型是鼻喷剂,属于特殊装置类药物,药师应向患者做必要的用药交代:①在首次使用鼻喷瓶前,按压驱动装置 3 次,以启动喷药泵(直至鼻喷瓶颈边缺口的计数窗显示绿色)。②无论何时,若喷药嘴被阻塞,请用力按压驱动装置以排除阻塞,但千万不要用针或其他尖锐的物体来排除阻塞,因为这样可能会损坏喷药装置。

③未开封的鼻喷剂在 2~8℃条件下保存。鼻喷瓶一旦开启,必须直立于室温条件下,最长可使用 4 周。

3)锶盐:口服的雷奈酸锶不宜与钙和食物同时服用,否则会影响锶盐的吸收。

(五) 特殊人群用药

1. 肾功能不全患者用药 见表 6-2-6。

表 6-2-6 肾功能不全患者用药

药物	内生肌酐清除率 Ccr(ml/min)		
	90~60	60~30	< 30
碳酸钙	无须调整剂量 含钙肾结石或有肾结石病史患者禁用		
阿仑膦酸钠维 D₃	无须调整用量	无须调整用量	Ccr < 35ml/min 禁用
利塞膦酸钠	无须调整剂量	无须调整剂量	Ccr < 35ml/min 禁用
唑来膦酸钠	慎用	慎用	Ccr < 35ml/min 禁用
帕米膦酸二钠注射液	严重肾功能损害者,血浆清除率下降,滴速应下调至不超过 20mg/h		Ccr < 35ml/min 禁用
鲑降钙素	减量		
依降钙素注射液	减量		
替勃龙	可引起水钠潴留,肾功能不全者应慎重		
骨化三醇	无须调整剂量	无须调整剂量	无须调整剂量
α- 骨化醇	无须调整剂量	无须调整剂量	无须调整剂量
特立帕肽	慎用	慎用	禁用
雷洛昔芬	慎用	慎用	禁用

2. 肝功能不全患者用药 见表 6-2-7。

表 6-2-7 肝功能不全患者用药

药物	肝功能不全
碳酸钙	无须调整剂量
鲑降钙素	无须调整剂量
依降钙素注射液	无须调整剂量
替勃龙	严重肝功能不全者禁用
骨化三醇	无须调整剂量
α- 骨化醇	建议选取骨化三醇
特立帕肽	未在肝功能不全患者中进行研究
雷洛昔芬	肝功能减退包括胆汁淤积者禁用

3. 妊娠期妇女 FDA 药品说明书中关于骨质疏松药物在妊娠期使用的信息:

(1)骨化三醇:FDA 妊娠分级:C。如剂量超过每日推荐摄入量则为 D 级。

(2)利塞膦酸、阿伦膦酸钠等口服双膦酸盐类动物实验见胚胎存活率减低。

(3)唑来膦酸钠、帕米膦酸二钠等注射双膦酸盐类大鼠研究表明本品有生殖毒性作用,无妊娠期女性使用唑来膦酸的数据。理论上,如果在接受双膦酸盐治疗过程中女性妊娠,有胎儿损害的风险(例如,骨骼和其他畸形)。应该建议有生育能力的妇女在接受本品治疗过程中进行避孕。

(4)降钙素类:已被证明可降低兔子的胎儿出生体重,尚未确立对孕妇及哺乳期妇女用药的安全性,权衡利弊。

(5)替勃龙:动物实验中,替勃龙由于其激素特性而有抗生育活性和胚胎毒性,故而在妊娠期及哺乳期禁用。

(6)特立帕肽:家兔的研究显示特立帕肽具有生殖毒性,尚未进行人类胎儿发育影响的研究。妊娠及哺乳期妇女禁用。

(7)雷洛昔芬:作为一种选择性雌激素受体调节剂,雷洛昔芬在有妊娠可能的妇女中禁用,仅用于绝经后妇女。怀孕妇女摄入雷洛昔芬可能引起胎儿损害。

治疗骨质疏松类药物妊娠分级,见表 6-2-8。

表 6-2-8 治疗骨质疏松类药物妊娠分级

药物	妊娠分级 [a]	妊娠期用药
碳酸钙	C 级	妊娠可用
钙尔奇 D	C 级	过量的维生素 D 摄入可导致胎儿畸形
阿伦膦酸钠维 D_3	C 级	孕妇不宜使用
利塞膦酸钠	C 级	孕妇不宜使用
唑来膦酸钠	D 级	孕妇禁用
帕米膦酸二钠注射液	D 级	妊娠禁用
鲑降钙素	C 级	尚未确立对孕妇及哺乳期妇女用药的安全性,权衡利弊
依降钙素注射液	C 级	尚未确立对孕妇及哺乳期妇女用药的安全性,权衡利弊
替勃龙	X 级	妊娠禁用
骨化三醇	C 级/D 级	妊娠可用
特立帕肽	不详	具有生殖毒性,孕期禁用
雷洛昔芬	X 级	有明确致胎儿畸形报道,妊娠禁用

注:[a] 美国 FDA 2015 年 6 月前将影响胎儿的药物分为 A、B、C、D、X 五类,之后改为使用新的"妊娠哺乳期规则",但并未覆盖非处方药物和部分药品,且临床上妊娠分级仍有参考价值,故本书中予以保留,FDA 药品说明书中关于妊娠期用药的详细描述见上文。

4. 哺乳期妇女 见表 6-2-9。

表 6-2-9　治疗骨质疏松类药物哺乳期使用

药物	哺乳期用药
碳酸钙	哺乳期可用
钙尔奇 D	乳汁中含量未知,报道中未提及对婴儿有害,建议通过食物补充
阿仑膦酸钠维 D$_3$	哺乳期不宜使用
利塞膦酸钠	对哺乳婴儿有严重不良反应,禁用
唑来膦酸钠	哺乳期禁用
帕米膦酸二钠注射液	哺乳期禁用
替勃龙	哺乳期禁用
骨化三醇	充分监测母亲和婴儿血钙浓度可以哺乳,随乳汁中分泌
特立帕肽	哺乳期禁用
雷洛昔芬	哺乳期禁用,可能会影响婴儿生长

参 考 文 献

[1] 中华医学会骨质疏松和骨矿盐疾病分会 . 原发性骨质疏松症诊疗指南 (2017). 中华骨质疏松和骨矿盐疾病杂志 , 2017, 10 (5): 413-443.

[2] VESCINI F, ATTANASIO R, BALESTRIERI A, et al. Italian association of clinical endocrinologists (AME) position statement: drug therapy of osteoporosis. J Endocrinol Invest, 2016, 39 (7): 807-834.

[3] AKESSON K, MAESH D, MITCHELL P J, et al. Capture the Fracture: A global campaign to break the fragility fracture cycle. Osteoporos Int. 2013, 24 (8): 2135-2152.

[4] RUSSELLR G, WATTS N B, EBETINO F H, et al. Mechanisms of action of bisphosphonates: similarities and differences and their potential influence on clinical efficacy. OsteoporosInt, 2008, 19 (6): 733-759.

[5] RAPP SR, ESPELAND M A, SHUMAKER S A, et al. Effect of estrogen plus progestin on global cognitive function in postmenopausal women: the Women's Health Initiative Memory Study: a randomized controlled trial. JAMA, 2003, 289 (20): 2663-2672.

[6] GREENSPAN S L, RESNICK N M, PARKER R A. Combination therapy with hormone replacement and alendronate for prevention of bone loss in elderly women: a randomized controlled trial. JAMA, 2003, 289 (19): 2525-2533.

[7] JACKSON R D, WACTAWSKI-WENDE J, LACROIX A Z, et al. Effects of conjugated equine estrogen on risk of fractures and BMD in postmenopausal women with hysterectomy: results from the women's health initiative randomized trial. J Bone Miner Res, 2006, 21 (6): 817-828.

[8] ETTINGER B, BLACK D M, MITLAK B H, et al. Reduction of vertebral fracture risk in postmenopausal women with osteoporosis treated with raloxifene: results from a 3-year randomized clinical trial. Multiple Outcomes of Raloxifene Evaluation Investigators. JAMA, 1999, 282 (7): 637-645.

[9] CUMMINGS S R, ECKERT S, KRUEGER K A, et al. The effect of raloxifene on risk of breast cancer in postmenopausal women: results from the MORE randomized trial. Multiple Outcomes of Raloxifene Evaluation. JAMA, 1999, 281 (3): 2189-2197.

［10］ VOGEL V G, COSTANTINO J P, WICKERHAM D L, et al. Effects of tamoxifen vs raloxifene on the risk of developing invasive breast cancer and other disease outcomes: the NSABP Study of Tamoxifen and Raloxifene P-2 trial. JAMA, 2006, 295 (23): 2727-2741.

［11］ MEUNIER P J, ROUX C, SEEMAN E, et al. The effects of strontium ranelate on the risk of vertebral fracture in women with postmenopausal osteoporosis. New Engl J Med, 2004, 350 (5): 459-468.

［12］ 金小岚. 2016 年意大利临床内分泌学家学会骨质疏松的药物治疗立场声明解读. 药品评价, 2017, 14 (9): 13-16, 36.

［13］ KHAN A A, MORRISON A, HANLEY D A, et al. Diagnosis and management of osteonecrosis of the jaw: a systematic review and international consensus. J Bone Miner Res, 2015, 30 (1): 3-23.

［14］ RUGGIERO S L, DODSON T B, Fantasia J, et al. American Association of Oral and Maxillofacial Surgeons position paper on medication related osteonecrosis of the jaws—2014 update. J Oral MaxillofacSurg, 2014, 72 (10): 1938-1956.

［15］ HELLSTEIN J W, ADLER R A, EDWARDS B, et al. Managing the care of patients receiving antiresorptive therapy for prevention and treatment of osteoporosis: executive summary of recommendations from the American Dental Association Council on Scientific Affairs. J Am Dent Assoc, 2011, 142 (11): 1243-1251.

［16］ SHANE E, BURR D, ABRAHAMSEN B, et al. Atypical subtrochanteric and diaphyseal femoral fractures: second report of a task force of the American Society for Bone and Mineral Research. J Bone Miner Res, 2014, 29 (1): 1-23.

第七章 | 良性前列腺增生

良性前列腺增生临床治疗流程图：

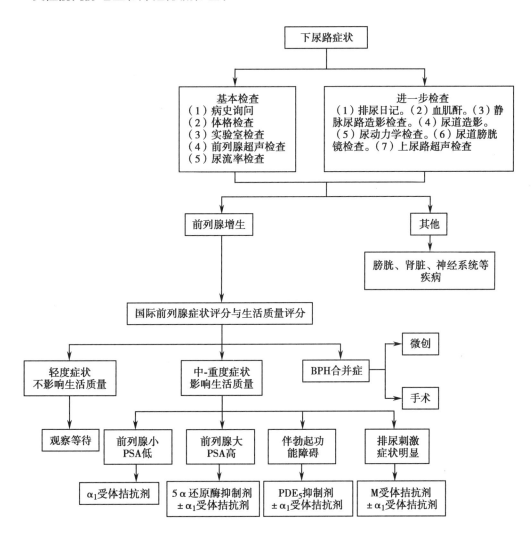

一、良性前列腺增生概述

(一) 定义

良性前列腺增生(benignprostatic hyperplasia,BPH)是引起中老年男性排尿障碍最为常见的一种良性疾病。主要表现为组织学上的前列腺间质和腺体成分的增生、解剖学上的前列腺增大(benign prostatic enlargement,BPE)、尿动力学上的膀胱出口梗阻(bladderoutlet obstruction,BOO)和以下尿路症状(lowerurinary tract symptoms,LUTS)为主的临床症状。

(二) 诊断

以下尿路症状为主诉就诊的 50 岁以上男性患者,应首先考虑 BPH 的可能。诊断良性前列腺增生,先通过病史询问、体格检查和血、尿实验室检查等基本检查后,再根据病情做建议性检查和选择性检查以进一步确诊,并确定排尿异常、增生和梗阻三者的关系。

1. 基本检查

(1)病史询问:①患者的一般状况;②临床表现,下尿路症状的特点、持续时间及其伴随症状;③既往史,包括性传播疾病、糖尿病、神经系统疾病、可能与夜尿症有关的心脏疾病等病史,尤其 BPH 相关并发症(血尿、尿路感染或生殖道感染、膀胱结石、逼尿肌代偿不全、肾功能不全)及与 BPH 有关的病史;④手术史、外伤史,尤其是盆腔手术或外伤史;⑤药物史,应详细询问所有处方药、非处方药和膳食补充剂,以了解患者目前或近期有无使用可影响膀胱出口功能或导致 LUTS 的药物,如充血性药物和抗组胺药物,或者某些抗精神病药、平喘药和解痉镇痛药等。

(2)体格检查:①外生殖器检查;②直肠指诊(digital rectal examination,DRE);③局部神经系统检查(包括运动和感觉)。

(3)实验室检查:①尿常规或离心尿沉渣检查;②血清前列腺特异抗原(PSA)。

(4)其他检查:①前列腺超声检查;②尿流率检查。

2. 进一步检查　①排尿日记;②血肌酐;③静脉尿路造影检查;④尿道造影;⑤尿动力学检查;⑥尿道膀胱镜检查;⑦上尿路超声检查。

应注意:计算机断层扫描(CT)和磁共振成像(MRI)由于检查费用高,一般不建议。

(三) 临床表现与症状

良性前列腺增生临床表现与症状,见表 7-0-1。

表 7-0-1　良性前列腺增生临床表现与症状

储尿期症状	排尿期症状	排尿后症状
尿频、尿急、尿失禁以及夜尿增多等	排尿踌躇、排尿困难以及间断排尿等	排尿不尽,尿后滴沥等

(四) 症状评分和生活质量评估

患者病情的轻重程度应结合主观症状以及客观因素的结果,如国际前列腺症状评分(International prostate symptom score,IPSS)与生活质量评分(quality of life,QOL)、前列腺体积、最大尿流率、残余尿量的结果等进行综合判断。

1. **国际前列腺症状评分(IPSS,表 7-0-2)**　IPSS 是目前国际公认的判断 BPH 患者症状严重程度的最佳手段。

表 7-0-2　国际前列腺症状评分(IPSS)

在最近一个月内,您是否有以下症状?	无	在 5 次中					症状评分
		少于1次	少于半数	大约半数	多于半数	几乎每次	
1. 是否经常有尿不尽感?	0	1	2	3	4	5	
2. 两次排尿间隔是否经常小于 2 小时?	0	1	2	3	4	5	
3. 是否曾经有间断性排尿?	0	1	2	3	4	5	
4. 是否有排尿不能等待现象?	0	1	2	3	4	5	
5. 是否有尿线变细现象?	0	1	2	3	4	5	
6. 是否需要用力及使劲才能开始排尿?	0	1	2	3	4	5	
7. 从入睡到早起一般需要起来排尿几次?	没有	1 次	2 次	3 次	4 次	5 次	
症状总评分 =	0	1	2	3	4	5	

IPSS 患者分类如下:(总分 0~35 分)

轻度症状　0~7 分

中度症状　8~19 分

重度症状　20~35 分

2. **生活质量评分(QOL,表 7-0-3)**　QOL 评分(0~6 分)是了解患者对其目前 LUTS 水平的感受,其主要关心的是 BPH 患者受 LUTS 困扰的程度及是否能够忍受,因此又称之为困扰评分。

表 7-0-3　生活质量评分(QOL)评分

	高兴	满意	大致满意	还可以	不太满意	苦恼	很糟
如果在您今后的生活中始终伴有现在的排尿症状,您认为如何?	0	1	2	3	4	5	6
生活质量评分(QOL)=							

以上两种评分方法尽管不能完全概括下尿路症状对 BPH 患者生活质量的影响,但是它们提供了医生与患者之间交流的平台,能够使医生很好地了解患者的疾病状态。

二、良性前列腺增生的药物治疗与药学监护

(一) 治疗目标

BPH 的治疗目标是减轻症状(如 IPSS 评分下降 3 分),改善生活质量,延缓疾病进展以及预防并发症发生,推迟手术干预时间。

（二）治疗原则

前列腺增生主要影响老年人的生活质量,极少危及生命,且前列腺增生并非都呈进展性。治疗策略包括观察等待、药物治疗和外科治疗 3 种。对于有症状的 BPH 患者,可根据患者的年龄、症状评分、前列腺体积、残余尿量、尿流率、血清 PSA 值及是否有 BPH 并发症,来选择治疗方案,同时应充分了解患者的意愿,向患者交代各种治疗方法的优缺点、风险及费用等,使患者能主动参与治疗方案的选择。

（三）非药物治疗

所有 BPH 患者都应保持对心脏有益的健康生活方式,包括:低脂饮食、摄入足量的新鲜蔬菜和水果、规律运动、戒烟。

对于轻度下尿路症状(IPSS ≤ 7 分);或者虽中度以上症状(IPSS ≥ 8 分)但生活质量未受明显影响的患者,可以采用观察等待的治疗方案。非药物、非手术的治疗措施,包括患者教育、生活方式指导、合并用药教育、定期监测等。

BPH 并发症可能导致危及生命的严重后果,应采用手术治疗。并发症包括:①因 BOO致多次发生尿潴留;②因 BOO 致反复发生泌尿系感染;③ BOO 导致上尿路积水,继发肾功能损害;④因前列腺增大而出血,致多次发生血尿;⑤ BOO 导致继发性膀胱结石;⑥ BOO 伴发大的膀胱憩室。

（四）治疗药物选择

BPH 患者药物治疗的短期目标是缓解患者的下尿路症状,长期目标是延缓疾病的临床进展,预防并发症的发生,总体目标是在减少药物治疗不良反应的同时保持患者较高的生活质量。

目前治疗 BPH 的常用药物有:α 受体拮抗剂、5α- 还原酶抑制剂、磷酸二酯酶(PDE$_5$)抑制剂、M 受体拮抗剂、植物制剂、中药等几大类以及不同机制药物的联合治疗,详见表 7-0-4。应遵循个体化用药的原则,综合考虑患者 LUTS 症状的严重程度、BPH 并发症的发生风险、伴发的其他症状如勃起功能障碍(erectile dysfunction,ED)、肾功能等;因 BPH 需长期治疗,患者对药物的取向、不同治疗药物的风险、获益和花费均应考虑。

表 7-0-4　临床常用良性前列腺增生治疗药物

类别	分类	通用名	剂型	用法用量
α 受体拮抗剂	选择性 α₁ 受体拮抗剂	特拉唑嗪 terazosin	片剂	初始剂量:睡前 1mg 常用维持剂量:5~10mg,qd
		多沙唑嗪 doxazosin	缓释片	常用剂量:4mg qd;国外最大剂量:8mg/d;需用足量水完整吞服
		阿夫唑嗪 alfuzosin	缓释片	10mg qd,晚饭后立即服用,需整片吞服
	高选择性 α₁ 受体拮抗剂	坦洛新 tamsulosin	缓释胶囊	0.2mg qd,饭后服用,或遵医嘱;不得嚼碎胶囊内颗粒
		赛洛多辛 silodosin	胶囊	4mg bid,早晚餐后口服,或遵医嘱

续表

类别	分类	通用名	剂型	用法用量
5α- 还原酶抑制剂	抑制Ⅱ型 5α- 还原酶	非那雄胺 finasteride	片剂	5mg qd
		爱普列特 epristeride	片剂	每次 5mg,早晚各一次
	抑制Ⅰ型和Ⅱ型 5α- 还原酶	度他雄胺 dutasteride	软胶囊	0.5mg qd,整粒吞服
PDE₅ 抑制剂	抑制磷酸二酯酶	他达拉非 tadalafil	片剂	起始剂量:5mg qd 常用剂量:5mg qd
M 受体拮抗剂	非选择性 M 受体拮抗剂	托特罗定 tolterrdine	缓释片	成人:4mg qd,可根据个体反应和耐受性,从 4mg 减至 2mg,qd。 必须整片吞服,不能掰开或咀嚼
	选择性 M₃ 受体拮抗剂	索利那新 solifenacin	片剂	推荐 5mg qd,必要时增至 10mg qd 与 CYP3A4 强抑制剂联用时,最大剂量不超过 5mg;必须整片用水送服
植物制剂	花粉提取物	普适泰 prostat	片剂	一次 1 片,bid

1. **α受体拮抗剂**　α受体拮抗剂主要是通过拮抗分布在前列腺和膀胱颈部平滑肌表面的肾上腺素能受体,松弛平滑肌,达到缓解膀胱出口动力性梗阻的作用。

根据尿路选择性可将 α 受体拮抗剂分为三代:第一代(非选择性 α 受体拮抗剂)、第二代(选择性 $α_1$ 受体拮抗剂)和第三代(高选择性 $α_1$ 受体拮抗剂)。非选择性 α 受体拮抗剂由于具有明显的不良反应如心动过速和心律失常,临床已少用。在剂量相当的前提下,各种 $α_1$ 受体拮抗剂的临床疗效相近。该类药物长期使用可持续获益,不影响前列腺体积和血清 PSA 水平,前列腺癌高风险患者监测 PSA 水平仍是准确、可靠的。

2. **5α- 还原酶抑制剂**　5α- 还原酶抑制剂通过抑制体内睾酮向双氢睾酮(DHT)的转变,进而降低前列腺内 DHT 的含量,达到缩小前列腺体积、改善下尿路症状的治疗目的。

5α- 还原酶有两类同工酶:①Ⅰ型 5α- 还原酶,主要分布在前列腺以外的组织中(如:皮肤或肝脏);②Ⅱ型 5α- 还原酶,前列腺内的主要 5α- 还原酶类型,起主要作用。非那雄胺抑制Ⅱ型 5α- 还原酶,度他雄胺可抑制Ⅰ型和Ⅱ型 5α- 还原酶(双重阻滞剂)。

该类药物适用于治疗前列腺体积增大(≥ 40g)同时伴中至重度下尿路症状的 BPH 患者,以及无法耐受 $α_1$ 受体拮抗剂不良反应者。研究认为非那雄胺和度他雄胺在临床疗效方面相似。前列腺体积较大和 / 或血清 PSA 水平较高的患者治疗效果更好。长期疗效已得到证实,连续药物治疗 6 年的疗效持续稳定。

其不足之处是起效时间相对较慢,使用 6~12 个月后获得最大疗效。而且能降低血清 PSA 的水平,服用 6 个月以上可使 PSA 水平减低 50% 左右。因此,服药患者筛查 PSA 水平时应考虑到药物对于 PSA 结果的影响。

3. **PDE₅ 抑制剂**　PDE₅ 抑制剂通过升高细胞内 cGMP,增强 NO 作用强度,使前列腺平滑肌松弛,改善梗阻性症状,并可直接作用于膀胱逼尿肌,改善膀胱刺激症状。

该类药物适用于伴 ED 的中重度 BPH 患者,或者服用 α 受体拮抗剂、5α- 还原酶抑制剂后出现 ED 不良反应的患者。单用 PDE₅ 抑制剂只能改善下尿路症状,不能提高尿流率或减少残余尿量(PVR),因此一般认为对 BPH 的疗效要弱于 α 受体拮抗剂。

尽管有一些关于西地那非和伐地那非的研究,但他达拉非的研究更为集中。原因可能是:BPH 是一种慢性疾病,他达拉非与其他同类药相比半衰期和作用持续时间最长,可一日 1 次给药,便于使用。

4. M 受体拮抗剂　作用机制及一般评价:M 受体拮抗剂通过阻断 M 受体(主要是 M_2 和 M_3 亚型),缓解逼尿肌过度收缩,降低膀胱的敏感性,从而改善 BPH 患者的储尿期症状。

该类药物适用于中至重度具有明显排尿刺激症状的 LUTS。常用药物包括托特罗定和索利那新等。BPH 患者以储尿期症状为主时,M 受体拮抗剂可以单独应用。为使急性尿潴留风险最小化,治疗前残余尿量应小于 250ml,且治疗过程中应严密随访残余尿量的变化。对于无法耐受托特罗定速释片不良反应的患者,推荐使用具有尿路选择性的 M 受体拮抗剂,如选择性 M_3 受体拮抗剂(索利那新)或托特罗定缓释制剂。老年患者易发生神经系统不良反应以及口干,应从最低剂量起始并逐渐加量。

5. 联合治疗

(1) $α_1$ 受体拮抗剂联合 5α- 还原酶抑制剂:适用于有中至重度下尿路症状并有进展风险的患者,可快速缓解症状、延迟疾病进展,优于任何单一种类的药物治疗,但总的不良反应发生率亦高于单一种类的药物治疗。采用联合治疗方案前应充分考虑到患者个体的 BPH 临床进展危险性、患者意愿、经济状况、联合治疗带来的费用增长及不良反应增加等。

(2) $α_1$ 受体拮抗剂联合 M 受体拮抗剂:适用于以储尿期症状为主的中至重度 LUTS 患者,既可改善排尿期症状,又能缓解储尿期症状,从而提高治疗效果。方案有两种:①先应用 $α_1$ 受体拮抗剂,如果储尿期症状改善不明显时再加用 M 受体拮抗剂;②同时应用 $α_1$ 受体拮抗剂和 M 受体拮抗剂。采用联合治疗方案可能使两类药物的不良反应都出现,但通常不会导致有临床意义的残余尿量增加,且不显著影响最大尿流率(Q_{max})。尽管如此,联合治疗前后必须监测残余尿量的变化。

(五) 药学监护

1. 疗效监护　在患者症状没有加剧,没有发展到具有外科绝对手术指征的状况下,随访计划可以是服药后 1~3 个月进行第 1 次随访,之后每年 1 次。内容主要包括 IPSS、尿流率检查和残余尿测定。必要时每年一次直肠指诊和血清 PSA 测定。

观察等待:治疗开始后第 6 个月进行第 1 次监测,以后每年 1 次。内容主要包括 IPSS、尿流率检查和残余尿测定。必要时每年进行 1 次直肠指诊和血清 PSA 测定。

$α_1$ 受体拮抗剂:该类药物起效快,治疗后数小时至数天即可改善症状,但采用 IPSS 评估症状改善应在用药 4~6 周后进行。连续使用 1 个月无明显症状改善则不应继续使用。

5α- 还原酶抑制剂:开始服药后 3 个月,尤其血清 PSA 的变化以及药物对性功能的影响。

M 受体拮抗剂:开始服药后 1 个月内应关注药物不良反应,如果患者有症状改善同时能够耐受药物副作用,可以继续该药物治疗。

2. 安全性监护　临床常用药物的不良反应及防治策略,见表 7-0-5。

表 7-0-5　临床常用药物的不良反应及防治策略

药品种类	不良反应	防治策略
α_1 受体拮抗剂（特拉唑嗪、多沙唑嗪、阿夫唑嗪、坦洛新、赛洛多辛）	常见不良反应包括头晕、头痛、乏力、困倦、体位性低血压、异常射精等。 首剂效应、体位性低血压、眩晕是第二代 α_1 受体拮抗剂的特征性不良反应。体位性低血压更容易发生于老年、合并心血管疾病或同时服用血管活性药物的患者。 阿夫唑嗪缓释制剂和第三代 α_1 受体拮抗剂出现低血压相关不良反应的风险较低。 服用 α_1 受体拮抗剂的患者接受白内障手术时可能出现虹膜松弛综合征，建议术前停用	体位性低血压：①小剂量起始，逐渐增加剂量（包括停药后重新用药者）。②开始用药和增加药物剂量时避免突然改变体位，且不宜从事危险性作业。③用药期间建议监测立卧位血压，尤其衰弱的老年人。④一旦发生，应立即减量、停药或更换药物。轻者平卧位、头低位，补充液体，多数能缓解。本类药物均不易通过透析排除。重症者需用药用炭洗胃和使用缩血管药物
5α- 还原酶抑制剂（非那雄胺、爱普列特、度他雄胺）	主要不良反应有性功能受影响，如勃起功能障碍、射精异常、性欲低下，其他不良反应包括男性乳房女性化、乳腺痛和皮疹等	①有研究表明性功能障碍的不良反应在用药第 2 年后与安慰剂组无差异；②度他雄胺不良反应发生率高于非那雄胺
PDE_5 抑制剂（他达拉非）	头痛、眩晕、鼻塞、言语障碍、后背疼痛、肌痛、听力下降	出现听力下降应停用
M 受体拮抗剂（托特罗定、索利那新）	主要不良反应有口干、头晕、便秘、排尿困难和视物模糊等，多发生在用药 2 周内和年龄 >66 岁的患者。尿潴留、胃潴留、闭角型青光眼以及对 M 受体拮抗剂过敏者禁用	①不同 M 受体拮抗剂的口干发生率不同；②建议从小剂量开始，根据疗效和不良反应增加或减少剂量，根据监测残余尿量或 Q_{max} 防止急性尿潴留的发生
植物制剂（普适泰）	极少数有轻微腹胀、胃灼热和恶心	

3. 患者教育

（1）生活方式指导

1）改变不良生活嗜好：避免或减少咖啡因、乙醇、辛辣食物摄入。

2）合理的液体摄入：适当限制饮水，注意液体摄入时间，例如夜间和出席公共社交场合前限水。但每日水的摄入不应少于 1 500ml。

3）优化排尿习惯：伴有尿不尽症状的患者可采用放松排尿、二次排尿和尿后尿道挤压等。

4）精神放松训练：伴有尿急症状的患者可以采用分散尿意感觉，把注意力从排尿的欲望中转移开。如挤捏阴茎、呼吸练习和会阴加压等。

5）膀胱训练：可鼓励伴尿频症状的患者适当憋尿，以增加膀胱容量和排尿间歇时间。

6）加强生活护理：对肢体或智力有缺陷的患者提供必要的生活辅助。

7）伴有便秘者应同时治疗。

（2）用药注意事项：临床常用药物的注意事项及监测指标，见表 7-0-6。

表 7-0-6　临床常用药物的注意事项及监测指标

药品	用药注意事项	监测指标
α₁ 受体拮抗剂		
特拉唑嗪	睡前服药,小剂量起始并根据治疗反应调整剂量以防止和减轻首剂效应	血压、心率
多沙唑嗪	①用足量水完整吞服;②制剂外壳不能被吸收,若在粪便中见到药片类似物,无须担心;③近期发生心肌梗死、胃肠道梗阻、食管梗阻或任何程度的胃肠道管腔狭窄病史者禁用	
阿夫唑嗪	晚饭后立即服用,须整片吞服	
坦洛新	有磺胺类药物过敏史者慎用;饭后服用,不得嚼碎胶囊内颗粒	
赛洛多辛	①早、晚餐后口服;②同时服用 CYP3A4 强效抑制剂者禁用;③同时服用 PDE₅ 抑制剂者慎用	
5α- 还原酶抑制剂		
非那雄胺	妊娠和可能妊娠的妇女接触本品对男性胎儿可能产生危险性	PSA
爱普列特	疗程 4 个月或遵医嘱	
度他雄胺	①内容物对口咽黏膜有刺激作用,应整粒吞服;②达到治疗效果需要 6 个月;③ CYP3A4 强抑制剂可使度他雄胺血药浓度升高	
PDE₅ 抑制剂		
他达拉非	与 α₁ 受体拮抗剂合并用药时,应在患者血压稳定后方可开始联用他达拉非,以充分降低药物所致低血压的发生率	血压、脉搏、听力下降
M 受体拮抗剂		
托特罗定	①治疗 2~3 个月后评价疗效;②尿潴留、胃潴留、未控制的闭角型青光眼、重症肌无力、严重的溃疡性结肠炎、中毒性巨结肠等患者禁用	精神状况,排便习惯,排尿能力
索利那新	①服药 4 周后确定最大疗效;②尿潴留、严重胃肠道疾病(包括中毒性巨结肠)、重症肌无力或闭角型青光眼,行血液透析者,严重肝功能障碍,正在用强力 CYP3A4 抑制剂的重度肾功能障碍或中度肝功能障碍者禁用	
植物制剂		
普适泰	①疗程 3~6 个月,或遵医嘱;② 6 个月可达最佳疗效;③含乳糖成分	

(六) 特殊人群用药

临床常用药物在特殊人群中的使用,见表 7-0-7。

表 7-0-7　临床常用药物在特殊人群中的使用

药品名称	人群种类		
	肝功能损害*	肾功能损害	老年患者
特拉唑嗪	无相关资料	无须改变推荐剂量	无须改变推荐剂量
多沙唑嗪	应谨慎用药	常规剂量	常规剂量
阿夫唑嗪	肝衰竭患者禁用	Ccr>30ml/min,无须调整剂量;Ccr<30ml/min,禁用	谨慎使用,尤其合用抗高血压药时

续表

药品名称	人群种类		
	肝功能损害*	肾功能损害	老年患者
坦洛新	重度:慎重使用	无须调整剂量,但 Ccr<10ml/min 时应谨慎使用	因高龄者常伴肾功能低下,应严密监测。如达不到预期效果,不应继续增量,应改用其他方案
赛洛多辛	重度:慎用	中度#:慎用;Ccr<30ml/min 禁用	肝、肾功能不全者应注意
非那雄胺	应谨慎用药	无须调整剂量	无须调整剂量
爱普列特	无相关资料	无相关资料	无须调整剂量
度他雄胺	轻中度慎用;重度禁用	无须调整剂量	无须调整剂量
他达拉非	①按需服用者:轻中度,不应超过 10mg,qd;重度,不建议使用。②每日 1 次服用者:轻中度,慎用。重度,不建议使用	①按需服用者:Ccr 51~80ml/min,无须调整。Ccr 31~50ml/min,5mg 起始,每日不超过 1 次,最大剂量 ≤ 10mg/24 小时。Ccr<30ml/min 和血液透析,最大推荐剂量为 5mg,每 72 小时不超过 1 次②每日一次服用者:Ccr 51~80ml/min,无须调整。Ccr 31~50ml/min,无须调整。Ccr<30ml/min 和血液透析者不建议 qd	无须调整剂量
托特罗定	推荐 2mg,qd	Ccr<30ml/min:推荐剂量 2mg,qd	无须调整剂量
索利那新	轻度:无须调整。中度:应慎用,不超过 5mg/d	轻中度#:无须调整。严重#者应慎用,不超过 5mg/d	无须调整剂量
普适泰	无须调整剂量	无相关资料	无须调整剂量

注 1 :*肝功能评级采用 Child-Pugh 评分,具体参考 3-1-8

注 2 :#肾功能分级采用 CKD 分期。轻度下降,GFR 60~89ml/(min·1.73m²);中度下降,GFR 30~59ml/(min·1.73m²);重度下降,GFR 15~29ml/(min·1.73m²)

参 考 文 献

［1］那彦群,叶章群,孙颖浩,等.中国泌尿外科疾病诊断治疗指南手册(2014 版).北京:人民卫生出版社,2014.

［2］吴阶平.吴阶平泌尿外科学(下卷).济南:山东科学技术出版社,2013.

［3］JOSEPH T D, ROBERT L T, GARY C Y, et al. Pharmacotherapy: a pathophysiologic approach. 9th. New York: McGraw-Hill Education, 2014.

［4］中华医学会老年医学分会,中华老年医学杂志编辑委员会.老年人良性前列腺增生症 / 下尿路症状药

物治疗共识 (2015). 中华老年医学杂志 , 2015, 34 (12): 1380-1387.

［5］王汝龙 , 那彦群 . 社区安全用药指导——前列腺相关疾病 . 北京 : 人民卫生出版社 , 2009.

［6］NICKEL J C, AARON L, BARKIN J, et al. Canadian Urological Association Guideline on Male Lower Urinary Tract Symptoms/Benign Prostatic Hyperplasia (MLUTS/BPH): 2018 Update. Can Uro Assoc J, 12 (10), 303-312.

第八章 | 慢性非癌痛

慢性非癌痛的临床治疗流程图：

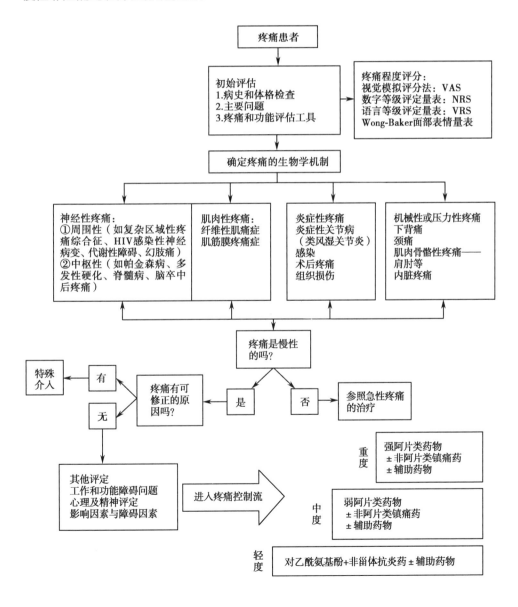

一、慢性非癌痛概述

(一)定义

慢性非癌痛(chronic non-cancer pain,CNCP)是指非肿瘤性疾病或损伤引起的持续时间超过1个月的疼痛,也有国外指南将慢性疼痛定义的时间更长,为超过3个月的疼痛。

(二)诊断

在治疗疼痛之前,进行正确的诊断和鉴别诊断对有效的治疗至关重要。在诊断疼痛患者时,应正确判断致痛的病因,搞清楚疼痛的性质,分清病变所在的组织、脏器和系统,辨认致痛部位及其深浅,掌握发病日期和病程的长短,并把握全身重要器官、脏器的功能状态。

问诊时应明确:①疼痛的部位;②疼痛发生的时间;③疼痛与季节、气候的关系;④疼痛的规律,一天中何时最痛;⑤疼痛的性质:如针刺样、火烧样、刀割样、蚁走样、绳绑样、异物样,或其他具体的感觉形容;⑥疼痛的程度:微痛、轻痛、中度痛、重痛及剧痛;⑦疼痛的变化:发作性、持续性、搏动性;⑧有没有诱发疼痛的原因:如吃饭、体动、风吹、触摸、温热、寒冷、劳动、饮酒或其他。

(三)疼痛强度评分方法

1. **视觉模拟评分法**(visual analogue scale,VAS) 为一条标尺,患者面无任何标记,医师面为1~100mm刻度,一端标示"无痛",另一端标示"最剧烈的疼痛",患者根据疼痛的强度标定相应的位置,由医师确定其分值。

2. **数字等级评定量表**(numerical rating scale,NRS) 用0~10数字的刻度标示出不同程度的疼痛强度等级,由患者指认,0为无痛,10为最剧烈疼痛,4以下为轻度痛(不影响睡眠),4~7为中度痛,7以上为重度痛(导致不能睡眠或从睡眠中痛醒)。

3. **语言等级评定量表**(verbal rating scale,VRS) 将描绘疼痛强度的词汇通过口述表达为无痛、轻度痛、中度痛和重度痛。

4. **Wong-Baker 面部表情量表**(Wong-Baker face pain rating scale) 由6张从微笑或幸福直至流泪的不同表情的面部象形图组成(图8-0-1)。这种方法适用于交流困难的人群,如儿童、老年人、意识不清或不能用言语准确表达的患者,但易受情绪、文化、教育程度、环境等因素的影响,应结合具体情况使用。

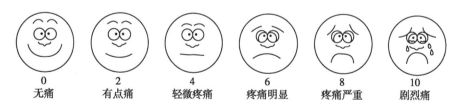

0	2	4	6	8	10
无痛	有点痛	轻微疼痛	疼痛明显	疼痛严重	剧烈痛

图 8-0-1 Wong-Baker 面部表情量表

二、慢性非癌痛的药物治疗与药学监护

(一)治疗目标

截至目前为止,还没有一种彻底治愈慢性疼痛的方法。慢性非癌痛的治疗目的不是达到完全无痛状态,而是通过控制疼痛达到患者可耐受的合理水平,注重患者身体的功能恢

复,帮助患者重新工作,恢复正常生活状态。慢性非癌痛的治疗是一个长期、持续的过程,临床对于慢性非癌痛主要采用综合治疗,包括药物、康复、理疗、锻炼、心理治疗以及微创技术等多种方法。

（二）治疗原则

先简后繁,先无创、后有创,保护组织,先可逆后损毁的原则。

（三）非药物治疗

1. 非微创治疗 包括物理疗法,如光疗法、电疗法、磁疗法、超声波疗法、水疗法、按摩等;还包括心理治疗,如认知行为治疗、接受和承诺疗法、松弛治疗、生物反馈治疗等。

2. 微创介入治疗 一般用于药物及物理治疗效果不佳的慢性顽固性疼痛。对老年人可根据其慢性疼痛的原因和影像学检查选择相应的治疗方式,如选择性神经根阻滞术、神经根或神经节脉冲射频镇痛术、椎体后凸成形术、鞘内镇痛装置植入术、脊髓刺激电极植入术、各种神经毁损术等。

（四）治疗药物选择

药物治疗是控制疼痛的基本方法,治疗疼痛的药物,按药理学特点主要分为对乙酰氨基酚、其他非甾体抗炎药（NSAIDs）、阿片类药物、复方镇痛药、抗抑郁药、抗惊厥药及其他。

1. 对乙酰氨基酚 是应用最广泛的药物之一,通过抑制中枢神经系统中前列腺素的合成以及阻断痛觉神经末梢的冲动而发挥镇痛作用,用于缓解轻度至中度疼痛。但用药过量诱导的肝毒性是对乙酰氨基酚临床应用面临的首要问题,即使在推荐剂量范围,某些具有肝脏基础疾病的患者,对乙酰氨基酚也可直接造成其肝脏损伤。长期大量用药,尤其是肾功能低下者,可出现肾衰竭。镇痛剂量不宜超过 2g/d,疗程不宜超过 10 日。

2. 其他非甾体抗炎药（NSAIDs） 作为临床上常用的解热镇痛药,其他非甾体抗炎药（NSAIDs）对于持续性疼痛的镇痛效果优于对乙酰氨基酚。本类药物主要通过抑制环加氧酶（COX）活性,减少前列腺素的合成,发挥镇痛、抗炎等作用。根据对 COX 作用的选择性,可将 NSAIDs 分为非特异性 COX 抑制剂、选择性（倾向性）COX-2 抑制剂、特异性 COX-2 抑制剂,各类药物品种常见用法用量及其药动学特点见表 8-0-1、表 8-0-2 和表 8-0-3。主要用于轻度至中度疼痛的治疗,常见 NSAIDs 适应证见表 8-0-4。

表 8-0-1 非特异性 COX 抑制剂

NSAIDs	半衰期 /h	用法用量	代谢	排泄
布洛芬	2	0.3g bid	肝代谢,无活性	60%~90% 经肾排泄
阿司匹林	3~5	解热、镇痛,一次 0.3~0.6g,tid,必要时 4 小时 1 次	肝内代谢	主要经肾排泄
双氯芬酸	2	75~100mg/d bid~tid	主要肝内代谢	2/3 经肾,其余经胆汁
萘普生	13	缓释片 0.5g qd 普通片剂量 0.25g bid	主要肝内代谢	95% 经肾排泄
吲哚美辛	7~12	50mg,若持续疼痛可间隔 4~6 小时用药一次	主要肝内代谢	60% 经肾

续表

NSAIDs	半衰期/h	用法用量	代谢	排泄
吡罗昔康	30~86	首日服 40mg,以后 20mg qd	肝代谢,有肝肠循环	66% 经肾,33% 经粪便
氟比洛芬	6	50mg tid~qid,最大量 300mg/d	主要肝内代谢	50% 经肾排泄
洛索洛芬钠	1.3	60mg tid	肝代谢产物有活性	80% 经尿,10% 经粪便
萘丁美酮	24	1g qd,最大量 2g/d	肝代谢产物有活性	80% 经尿,10% 经粪便

表 8-0-2 选择性(倾向性)COX-2 抑制剂

NSAIDs	半衰期/h	用法用量	代谢	排泄
美洛昔康	20	7.5~15mg qd	肝脏灭活	50% 经尿,50% 经胆
吡罗昔康	30~86	10~20mg qd~bid	肝代谢,有肝肠循环	66% 经肾,33% 经粪便
尼美舒利	2~3	50~100mg bid	肝代谢产物有活性	99% 经肾排泄
依托考昔	22	30~120mg qd	肝脏灭活	70% 经肾,20% 经粪便
帕瑞昔布	活性代谢产物 8 小时	首次 40mg,20~40mg q6~12 小时,最大量 80mg/d	主要肝内代谢	70% 非活性代谢物经肾

表 8-0-3 特异性 COX-2 抑制剂

NSAIDs	半衰期/h	用法用量	代谢	排泄
塞来昔布	10~12	100~200mg qd~bid	肝脏灭活	27% 经尿,57% 经粪便
罗非昔布	不详	25mg qd	不详	不详

表 8-0-4 常见 NSAIDs 适应证

药物	风湿	痛风	骨骼肌肉疾病	术后疼痛	月经痛	头痛	神经痛
阿司匹林	√		√	√	√	√	√
塞来昔布	√		√				
双氯芬酸	√	√	√	√	√		
依托考昔		√			√		
氟比洛芬	√		√	√	√	√	
布洛芬	√		√	√	√	√	√
吲哚美辛	√	√	√			√	
萘普生	√	√	√		√		

续表

药物	风湿	痛风	骨骼肌肉疾病	术后疼痛	月经痛	头痛	神经痛
美洛昔康	√		√				
吡罗昔康	√		√				
帕瑞昔布				√			
洛索洛芬	√		√	√			
尼美舒利	√		√	√	√		
萘丁美酮	√		√	√	√		

3. 阿片类药物　阿片类药物主要包括激动阿片受体的镇痛药物(如吗啡)及具有镇痛作用的其他中枢性药物(如曲马多)。

(1)曲马多:为人工合成的中枢性强效镇痛药,具有双重作用机制:①与吗啡受体结合,但亲和力很弱,对 μ 受体的亲和力为吗啡的 1/6 000,对 κ 和 δ 受体的亲和力仅为 μ 受体的1/25。②抑制神经元突触对去甲肾上腺素的再摄取,并增加神经元外 5- 羟色胺的浓度,从而影响痛觉的传递,产生镇痛作用。曲马多的镇痛强度为吗啡的 1/8~1/10,镇痛效应具有剂量依赖性,可以减轻慢性疼痛带来的抑郁和焦虑症状。常用于中至重度急慢性疼痛,口服剂型做成缓释片,常见用法用量及药动学特征见表 8-0-5。

表 8-0-5　曲马多缓释片用法用量及药动学特征

药品	半衰期/小时	用法用量	代谢	排泄
曲马多缓释片	6 小时	从低剂量开始,逐渐加量的原则。初始剂量为 50~100mg/d,每日 1~2 次;最大剂量 400mg/d	肝脏	80% 经肾排泄

(2)阿片受体激动剂:阿片类药物在治疗慢性非癌痛中的地位越来越受到重视,WHO 的镇痛指南建议按患者疼痛程度行阶梯给药,中度疼痛者且第一阶梯药物(非阿片类药物)治疗效果不佳时可改用或合用第二阶梯药物(弱阿片类药物),第二阶梯药物疗效不佳时可合用或改用第三阶梯药物(强阿片类药物)。但也有学者对第二阶梯药物提出质疑,甚至提议取消第二阶梯。第二阶梯药物(主要是可待因)的使用有明显的弱化趋势。阿片类代表药物及其使用特点见表 8-0-6。

表 8-0-6　阿片类镇痛药分类及特点

分类	药物	用法用量	特点
弱阿片类	可待因	15~30mg bid~tid,极量 1g/d	轻度到中度慢性非癌痛一线药物,成瘾性低
	丁丙诺啡	透皮贴剂:起始应为最低剂量(5μg/h),无论何种剂量的丁丙诺啡透皮贴剂,每次最多同时使用两贴	μ 受体部分激动剂,不会引起未使用过阿片类药物患者的呼吸抑制,癌痛/非癌痛均有效,耐受性好

续表

分类	药物	用法用量	特点
强阿片类	吗啡	缓释片：起始 10~20mg，q12h，根据耐受程度逐渐滴定	阿片类药物应用的"金标准"
	羟考酮	缓释片，起始 5mg q12h，根据耐受程度逐渐滴定	阿片类药物前体，经 CYP2D6 转化为活性镇痛物质，神经病理性疼痛和内脏痛疗效好
	芬太尼	起始最低剂量 25μg/h，q72h，其后每 3 天进行一次剂量调整	可制成透皮贴剂，用于治疗慢性非癌性疼痛的疗效和安全性较好

（3）阿片类药物等效转换：阿片类药物之间可以按照一定的比例相互转换，见表 8-0-7；每种阿片类药物的脂溶性决定了其在口服与肠外给药方式的等效剂量的比值。这为阿片类药物给药方式上的转变提供了帮助，因此，当患者用一种阿片类药物出现不可耐受的不良反应时，更换另一种止痛药物也是可选择的方法之一。

表 8-0-7　常用阿片类药物剂量转换表

芬太尼透皮贴剂/(μg/h)	吗啡/(mg/d)		羟考酮/(mg/d)		可待因/(mg/d)	
	i.v./i.h.	p.o.	i.v./i.h.	p.o.	i.v./i.h.	p.o.
25	20	60	15	30	130	200
50	40	120	30	60	260	400
75	60	180	45	90	390	600
100	80	240	60	120	520	800

4. 复方镇痛药　对乙酰氨基酚、其他 NSAIDs 与阿片类药物在镇痛方面有相加或协同作用，制成复方制剂后，单药剂量减少，镇痛作用增强、不良反应减少，适用于中度至重度疼痛。如：氨酚羟考酮片、氨酚曲马多片、洛芬待因缓释片、氨酚双氢可待因片等。

5. 抗抑郁药　抗抑郁药一般应用于有神经病理性疼痛因素的患者，可在一定程度上提高患者的抗痛能力。抗抑郁药按化学结构和作用机制，分类见表 8-0-8。在使用抗抑郁药治疗疼痛的过程中，尽可能采用最小的有效剂量，少数患者疗效差需合并用药，应选择化学结构不同、药理作用不同的两种药物联用，但其他抗抑郁药禁与单胺氧化酶抑制药（MAOIs）联用。

表 8-0-8　临床常用抗抑郁药代表药物

分类	代表药物	用法用量
三环类	丙米嗪	25~75mg/ 次，每日 2~3 次口服
	阿米替林	开始剂量 25mg/ 次，每日 2 次口服，逐渐增加剂量。1 周后达到维持剂量 100~250mg/d
四环类	曲唑酮	起始 50~100mg/d（分次服用），根据病情逐渐加量，最大量 400mg/d
5-HT 再摄取抑制剂	氟西汀	起始剂量 10mg/d，最大量 60mg/d
	帕罗西汀	每日 1 次，20mg/ 次，早餐顿服
	舍曲林	起始剂量 50mg 每日上午 1 次口服，1 周内症状无改善则逐渐增加至 100~200mg 顿服

续表

分类	代表药物	用法用量
单胺氧化酶抑制剂	司来吉兰	起始剂量 5mg,bid,2~3 周后根据症状缓解情况适当调整为 10mg,bid~tid
	吗氯贝胺	起始剂量 100~150mg,bid~tid,逐渐加量至 150~200mg tid

6. 抗惊厥药 抗惊厥药用于治疗慢性疼痛的药物常见以下两类,钙通道调节剂(加巴喷丁、普瑞巴林)和钠通道阻滞剂(卡马西平和奥卡西平)。加巴喷丁、普瑞巴林是治疗神经病理性疼痛的一线用药,两者不良反应相似,均为嗜睡和头晕。两药均应遵循:夜间起始、逐渐加量和缓慢减量的原则。卡马西平可作为三叉神经痛的一线用药,不良反应包括:镇静、头晕、步态异常、肝酶增高、低钠血症等。老年人对卡马西平敏感性高,可引起精神错乱或激动不安、焦虑、房室传导阻滞或心动过缓。

7. 其他 药物除上述药物外,还有一些药物在临床已广泛应用,包括:辣椒碱、利多卡因贴剂等。利多卡因贴剂起效快(≤ 4 小时),可以有效缓解带状疱疹后神经痛,其最常见不良反应包括使用部位皮肤反应,如短暂瘙痒、红斑。

(五) 药学监护

1. 疗效监护 疼痛是一种主观表现,尽管慢性非癌痛的治疗目标不是达到完全无痛状态,但医生应该对患者进行定期再评估。监测包括记录疼痛强度和功能水平,评价达到治疗目标的进展情况,通过控制疼痛达到患者可耐受的合理水平,以及身体功能恢复情况。

2. 安全性监护

(1)非甾体抗炎药:非选择性 COX 抑制剂抑制体内所有前列腺素类物质生成,由此可导致血液(血小板)、消化道、肾脏和心血管副作用,其他副作用还包括过敏反应及肝脏损害等。选择性 COX-2 抑制剂的上述不良反应有不同程度减轻,但也可能加重心肌缺血,对心脏手术患者和有心脑卒中风险的患者应视为相对禁忌或禁忌。具体见表 8-0-9。

表 8-0-9 非甾体抗炎药常见不良反应及防治策略

药品种类	不良反应	防治策略
非特异性 COX 抑制剂		
阿司匹林 布洛芬 双氯芬酸 萘普生 吲哚美辛 吡罗昔康 氟比洛芬 洛索洛芬 萘丁美酮	①胃肠道副作用(少数人可能出现恶心、呕吐、胃灼热感或轻度消化不良,个别病例报道可能出现肠道出血、溃疡和穿孔)。 ②对肾脏的影响:所有选择性/非选择性 NSAIDs 都影响肾功能,在脱水、低血容量等肾前性或肾实质性损害患者短时间用药可能导致肾衰竭	①老年患者发生严重胃肠道事件的风险更大。对老年人要考虑个体特点、服用疗程、药物剂量等因素,采用最低的有效剂量和尽量短的疗程以减少 NSAIDs 的风险。 ②对老年慢性疼痛患者必须长期大量使用 NSAIDs 时,建议配合使用质子泵抑制剂或高剂量的 H₂ 受体拮抗剂,以保护胃肠道(见消化性溃疡相关章节)。 ③活动期消化性溃疡患者禁用。 ④长期用药时应定期检查血象及肝、肾功能。 ⑤围手术期及手术前后建议阿司匹林停药 1 周。

续表

药品种类	不良反应	防治策略
选择性(倾向性)COX-2 抑制剂		
美洛昔康 吡罗昔康 尼美舒利 依托考昔 帕瑞昔布 塞来昔布 罗非昔布	①对心血管的影响(可能使严重心血管血栓事件、心肌梗死和脑卒中的风险增加,其风险可能是致命的)。 ②胃肠道异常(无论是选择性还是非选择性非甾体抗炎药均可导致胃肠道不良事件风险增加)。 ③体液潴留、水肿和高血压	①禁用于缺血性心脏病,外周动脉疾病和/或脑血管病(包括近期进行过冠状动脉旁路移植术或血管成形术的患者)。 ②对于有心脏病危险因素的高危人群,建议医生使用最低剂量,疗程尽可能缩短。应以尽可能易懂的语言告知患者此类药物的风险,告知使用者警惕诸如胸痛、气短、无力、言语含糊等症状和体征,如有类似症状马上寻求医生帮助。 ③高血压或心力衰竭患者使用应监测血压及出入量变化。 ④磺胺过敏者禁用:尼美舒利、塞来昔布

(2)阿片类药物:阿片类药物主要不良反应及防治策略,见表 8-0-10。

表 8-0-10　阿片类药物主要不良反应及防治策略

药品种类	不良反应	防治策略
可待因 丁丙诺啡 吗啡 羟考酮 芬太尼	①便秘(阿片类唯一的长期副作用)。 ②恶心及呕吐。 ③谵妄。 ④尿潴留(膀胱括约肌张力增加)。 ⑤嗜睡和过度镇静。 ⑥呼吸抑制(呼吸次数 <8 次/min,并伴有血氧饱和度降低)。 ⑦滥用及成瘾问题	①这类药物治疗剂量没有封顶效应,使用时应该以低剂量开始缓慢滴定,具体剂量依据不良反应的风险和对治疗的反应进行个体化制订。 ②便秘:对症治疗。口服:一线药物如乳果糖、库酯钠丹蒽醌胶囊、车前番泻颗粒;二线药物如比沙可啶、聚乙二醇、氢氧化镁;直肠使用通便的栓剂/温盐水/清水灌肠等。 ③呕吐:一旦出现应按时给予止吐药而不是呕吐时临时给药。常用药物:多巴胺受体拮抗剂甲氧氯普胺、多潘立酮等;5-HT$_3$ 受体拮抗剂昂丹司琼、格拉司琼、托烷司琼(此类药物可能导致便秘);抗组胺药物;东莨菪碱;糖皮质激素;NK-1 受体拮抗剂阿瑞吡坦等。地塞米松联合甲氧氯普胺是常用和有效的联合方案。 ④尿潴留:首先排除镇静剂过量及前列腺增生因素,首选诱导患者自行排尿(流水诱导法、热水冲洗会阴部和/或膀胱区按摩),中医针灸治疗。上述治疗无效可考虑短期导尿。 ⑤呼吸抑制:疼痛本身是呼吸抑制的天然拮抗剂,简单给予疼痛刺激可解决大多数情况,特效拮抗药物如纳洛酮反而需要慎重给予,以免造成疼痛危象

3. 患者教育

(1)NSAIDs 的封顶效应:封顶效应是指当药物使用量达到极量后继续增加药量,不良反应发生率增加而镇痛效果不变的情况。所有 NSAIDs 药物均有"封顶"效应,故应告知患者不可超量服药;除对乙酰氨基酚等少数药物外,NSAIDs 药物的血浆蛋白结合率高,故不能同时使用两种药物;但同类药物中,一种药物效果不佳,可能另外一种药物仍有较好作用。

(2)服药时间点:阿片类药物需"按时"给药。对于大多数慢性非癌性疼痛患者而言,"按时"给药比"按需"给药的收益风险比大。慢性非癌性疼痛患者病程较长,重复性的"按需"给药可能导致较高的波峰波谷,从而引起暴发性疼痛或阿片类药物不良反应发生。对于每天都经历疼痛的患者,缓释型阿片类药物比即释型更能提供持续的镇痛作用。

(3)滥用及成瘾问题:与 NSAIDs 不同,完全激动型阿片类药物没有封顶效应。如果患者长期应用阿片类药物的收益比风险大时,应该保持阿片类药物的长期治疗,但应该对患者进行定期再评估。监测包括记录疼痛强度和功能水平,评价达到治疗目标的进展情况,不良反应的发生率,药物相关异常行为发生率等。药物成瘾往往是医患担心最多的问题。事实上,长期用阿片类镇痛药治疗,尤其是口服按时给药发生成瘾性(精神依赖性)的可能性极微。对阿片类产生耐受性或生理依赖性并非意味着已成瘾。阿片类药物的耐受性,临床表现为随着阿片类镇痛药物用药时间的延长,对药物不良反应产生耐受,并且可能需要一定程度上增加阿片类药物的用药剂量;突然中断用药时出现戒断症状;精神依赖性才是人们常说的成瘾性,而医源性成瘾性则是由于医疗目的用药不合理导致患者产生精神依赖性。如静脉直接注射使血药浓度突然增高,容易出现欣快感及毒性反应,从而易于导致成瘾。口服给药,按时给药等方式可以有效避免出现过高的血药浓度峰值,显著降低发生成瘾的风险。而且疼痛本身会抑制阿片类药物欣快感的产生,所以说疼痛是阿片类药物成瘾的"天然拮抗剂"。

(4)复方镇痛药使用注意事项:复方镇痛药可能含有对乙酰氨基酚、NSAIDs、羟考酮等多种成分,因而其剂量问题一直是药师监护点,尤其是与上呼吸道感染的药物联合使用时,药师应注意:①对乙酰氨基酚日剂量不要超过 2g,误用或重复用药可能引起肝毒性。②复方成分应避免同时使用两种 NSAIDs,由于封顶效应,当复方镇痛药中的对乙酰氨基酚和NSAIDs 的剂量达到封顶剂量,应由复方制剂转化为单纯阿片类药物。NSAIDs 过量、叠加可能会造成消化道副作用、心脑血管事件发生率增加等危害。

(5)特殊剂型(透皮贴剂)镇痛药患者教育:①涉及药品,目前常作为透皮贴剂的阿片类镇痛药物有芬太尼及丁丙诺啡。芬太尼透皮贴剂的有效维持时间为 72 小时,丁丙诺啡为 7天。②透皮贴剂使用部位,躯干或上臂未受刺激及未受照射的平整皮肤表面贴用。如有毛发,应在使用前剪除(勿用剃须刀剃除)。③在使用本品前可用清水清洗贴用部位,不能使用肥皂、油剂、洗剂或其他可能会刺激皮肤或改变皮肤性状的用品。在使用贴剂前皮肤应完全干燥。④透皮贴剂开封后立即使用,在使用时需用手掌用力按压 30 秒,以确保贴剂与皮肤完全接触,尤其应注意其边缘部分。⑤在更换贴剂时应更换粘贴部位,几天后才可在相同的部位重复贴用。⑥不能将透皮贴剂切割或以任何其他方式损坏,否则会导致药物过量释放。⑦避免用药部位热敷,这可能使透皮系统出现温度依赖性的释放增加,并可能导致用药过量和死亡。

(六) 特殊人群用药

1. 肾功能不全患者用药 长期使用非甾体抗炎药会导致肾乳头坏死和其他肾脏损害。有毒性也见于肾脏灌注维持中前列腺素起补偿作用的患者。在这些患者中,使用 NSAIDs会导致前列腺素生成的剂量依赖性减少,随之发生肾血流量减少,这将促成明显的肾脏失代偿。易发生肾损伤的高危人群有:①慢性肾功能不全者;②心力衰竭;③肝功能不全;④合并使用利尿药或 ACEI 的患者;⑤老年患者。停用非甾体抗炎药后,肾功能通常可恢复至治疗前的状况。对于大多数非甾体抗炎药及阿片类镇痛药,轻至中度肾功能不全者慎用,重度肾功能不全在不具备血液透析条件下避免使用。具体剂量调整见表 8-0-11。

表 8-0-11　肾功能不全患者用药

药物	内生肌酐清除率 Ccr/（ml/min）		
	90~60	60~30	<30
阿司匹林	肾功能不全时有加重肾脏毒性的危险		
塞来昔布	无须调整剂量	慎用	避免使用
双氯芬酸	无须调整剂量	无须调整剂量	<20 避免使用
依托考昔	无须调整剂量	慎用	避免使用
氟比洛芬	无须调整剂量	<50 避免使用	避免使用
吲哚美辛	无须调整剂量	<50 避免使用	避免使用
萘普生	无须调整剂量	<50 避免使用	避免使用
美洛昔康	无须调整剂量	无须调整剂量	<20 避免使用
吡罗昔康	无须调整剂量	<50 避免使用	避免使用
帕瑞昔布	无须调整剂量	无须调整剂量	20mg/d
萘丁美酮	无须调整剂量	无须调整剂量	减量 50%
曲马多	无须调整剂量	无须调整剂量	50mg q8h 滴定
可待因	无须调整剂量	无须调整剂量	>20 无须调整剂量；10~20 者 30mg/4h；<10 者 30mg/6h
羟考酮	半衰期延长	半衰期延长	<10 者禁用
吗啡	酌情减量	酌情减量	50% 剂量
芬太尼	无须调整剂量	无须调整剂量	10~20 者 75% 剂量；<10 者 50% 剂量

2. 肝功能不全患者用药　肝功能评级采用 Child-Pugh 评分，见表 3-1-8。
具体药物在肝功能不全患者中的用法用量，见表 8-0-12。

表 8-0-12　肝功能不全患者用法用量

药物	肝功能不全
阿司匹林	肝功能减退时可加重肝毒性反应，加重出血倾向，肝功能不全和肝硬化患者易出现肾脏不良反应
塞来昔布	中度：50% 剂量；重度：避免使用
双氯芬酸	对已知肝功能不全的患者（如慢性肝炎，非失代偿性肝硬化），双氯芬酸的代谢动力学和代谢情况与无肝病的患者相同
依托考昔	轻度：不应超过 60mg/d；中度：60mg qod 或 30mg qd；重度：禁用
美洛昔康	轻至中度的肝功能不全无较大影响，严重肝功能不全禁用
帕瑞昔布	轻度：无须调整剂量；中度：减量 50%；重度：避免使用

续表

药物	肝功能不全
洛索洛芬	轻中度肝功能不全慎用,重度禁用
尼美舒利	中重度肝功能不全禁用
萘丁美酮	严重肝功能不全禁用
曲马多	肝功能受损,其半衰期延长,用药间隔要适当延长
羟考酮	中度肝功能不全禁用
吗啡	轻中度肝功能不全酌情减量,重度禁用
芬太尼	肝脏疾病可延迟其清除,血清浓度有升高的趋势,但其药动学不改变。对伴有肝功能损害的患者应监测芬太尼的毒性症状,必要时可减量

3. 妊娠期妇女用药　FDA 药品说明书中关于镇痛药物在妊娠期使用的信息:

(1)非甾体抗炎药:①对生育的影响,应用 NSAIDs 可能会延迟或抑制卵泡破裂,由此在部分女性中会出现可逆性的不孕。对于受孕困难或查找不孕原因的女性,应考虑停用 NSAIDs。②对处于妊娠状态的妇女,妊娠早期应用前列腺素合成酶抑制剂可能会增加自然流产的机会。在动物中应用前列腺素合成酶抑制剂会增加受精卵着床前后丢失的发生,故只有当考虑潜在的益处大于对胎儿的危害时才可考虑在妊娠期使用;在妊娠最后 3 个月,非甾体抗炎药可能引起动脉导管过早闭合和子宫收缩无力,应避免使用。NSAID 类药物妊娠 30 周前属于 C 级,妊娠 ≥ 30 周 D 级。

(2)吗啡、羟考酮、芬太尼、曲马多等中枢性强效镇痛药:阿片受体激动剂可透过胎盘使胎儿成瘾,引起新生儿的戒断症状如过度啼哭、打喷嚏、打呵欠、腹泻、呕吐等,故妊娠期禁用。分娩期应用阿片类药物可引起新生儿呼吸抑制。吗啡能对抗催产素对子宫的兴奋作用而延长产程,禁用于临分娩产妇。

妊娠期妇女用药的 FDA 分级及建议见表 8-0-13。

表 8-0-13　妊娠期妇女用药

药物	妊娠分级[a]	妊娠期用药
NSAID	C/D	NSAID 类药物妊娠 30 周前属于 C 级,妊娠 ≥ 30 周 D 级
曲马多	C 级	可导致新生儿阿片类戒断综合征,甚至危及生命
可待因	C/D	需在医生指导下使用,如在临近分娩时长期、大量使用属 D 级。
羟考酮	不详	妊娠期禁用
吗啡	C/D	妊娠期禁用
芬太尼	C/D	妊娠期禁用

注:[a] 美国 FDA 2015 年 6 月前将影响胎儿的药物分为 A、B、C、D、X 五类,之后改为使用新的"妊娠哺乳期规则",但并未覆盖非处方药物和部分药品,且临床上妊娠分级仍有参考价值,故本书中予以保留,FDA 药品说明书中关于妊娠期用药的详细描述见上文。

4. 哺乳期妇女用药　见表8-0-14。

表8-0-14　镇痛药物哺乳期使用

药物	哺乳
阿司匹林	禁用,可经乳汁排泄
塞来昔布	动物研究可经乳汁分泌,人体研究不明,可能会对哺乳期婴幼儿引发潜在的严重不良反应
双氯芬酸	避免使用,会有少量双氯芬酸进入母乳
依托考昔	避免使用
氟比洛芬	避免使用
布洛芬	禁用
吲哚美辛	可自乳汁排出,禁用
萘普生	虽然本品经乳汁转运的量很少,但应慎用于哺乳期妇女,因为其半衰期长,可影响婴儿的心血管系统、肾脏和胃肠道。然而,产后短时间或偶尔使用并非绝对不适于母乳喂养
美洛昔康	禁用
吡罗昔康	可引起乳汁分泌减少,与用药量有关,哺乳期妇女不宜用
帕瑞昔布	禁用
洛索洛芬	禁用
尼美舒利	禁用
萘丁美酮	禁用
曲马多	哺乳期禁用,半衰期7小时,注意镇静作用
可待因	可自乳汁排出,哺乳期妇女禁用
羟考酮	禁用,可随母乳分泌,并可能引起新生儿呼吸抑制
吗啡	半衰期1.5~2小时,口服生物利用度低,长期大量用药可出现镇静和呼吸问题
芬太尼	芬太尼可被分泌入人体乳汁,因此对于正在哺乳的妇女不推荐使用本品

参 考 文 献

[1] 老年慢性非癌痛诊疗共识编写专家组. 老年慢性非癌痛药物治疗中国专家共识. 中国疼痛医学杂志, 2016, 22 (5): 321-325.

[2] Scottish Intercollegiate Guidelines Network. Management of chronic pain. (SIGN publication no. 136). [2018-12-1]. http://www. sign. ac. uk.

[3] 国家药典委员会. 中华人民共和国药典临床用药须知:2010年版. 化学药和生物制品卷. 北京:中国医药科技出版社, 2011: 1000.

[4] American Geriatrics Society Panel on Pharmacological Management of Persistent Pain in Older Persons. Pharmacological management of persistent pain in older persons. J Am Geriatr Soc, 2009, 57 (8): 1331-1346.

[5] NICHOLSON B, PASSIK S D. Management of chronic non-cancer pain in the primary care setting. South Med J, 2007, 100 (10): 1028-1036.

［6］ STAHEL R A. ESMO Minimum Clinical Recommendations: assuring common standards of care. Ann Oncol, 2005, 16 (Suppl 2): ii71-ii72.

［7］ KATZ W A. Opioids for nonmalignant pain. Rheum Dis Clin North Am, 2008, 34 (2): 387-413.

［8］ KAHAN M, MAILIS-GAGNON A, WILSON L, et al. Canadian guideline for safe and effective use of opioids for chronic non-cancer pain: clinical summary for family physicians. Part 1: general population. Can Fam Physician, 2011, 57 (11): 1257-1266.

［9］ ROSENBLUM A, MARSCHL A, JOSEPH H, et al. Opioids and the treatment of chronic pain: controversies, current status, and future directions. Exp Clin Psychopharmacol, 2008, 16 (5): 405-416.

［10］ BARRERA-CHACON J M, MENDEZ-SUAREZ J L, JÁUREGUI-ABRISQUETAML, et al. Oxycodone improves pain control and quality of life in anticonvulsant-pretreated spinal cord-injured patients with neuropathic pain. Spinal Cord, 2011, 49 (1): 36-42.

［11］ MANCHIKANTI L, ABDI S, ATLURI S, et al. American Society of Interventional Pain Physicians (ASIPP) guidelines for responsible opioid prescribing in chronic non-cancer pain: Part Ⅰ -evidence assessment. Pain Physician, 2012, 15 (3 Suppl): S1-S65.

［12］ ASHLEY C, CURRIE A, UK Renal Pharmacy Group. The Renal Drug Handbook. 3rd ed. Oxon: Radcliffe Publishing Ltd, 2009.

附 录

附录1　汉密尔顿抑郁量表24项版

汉密尔顿抑郁量表是临床上评定抑郁状态时最常用的量表(24项版)。

附表1-1　汉密尔顿抑郁量表24项版

五级评分项目：
(0)为无　　(1)轻度　　(2)中度　　(3)重度　　(4)很重
三级评分项目：
(0)为无　　(1)轻度~中度　　(2)重度
反映最近2周内的情况

汉密尔顿抑郁量表(HAMD)					
项目	无	轻度	中度	重度	极重度
1. 抑郁心境	0	1	2	3	4
2. 有罪感	0	1	2	3	4
3. 自杀	0	1	2	3	4
4. 入睡困难(早段失眠)	0	1	–	2	–
5. 睡眠不深(中段失眠)	0	1	–	2	–
6. 早醒(末段失眠)	0	1	–	2	–
7. 工作及活动的兴趣减少	0	1	2	3	4
8. 迟滞	0	1	2	3	4
9. 激越	0	1	2	3	4
10. 精神性焦虑	0	1	2	3	4
11. 躯体性焦虑	0	1	2	3	4
12. 胃肠道症状	0	1	–	2	–
13. 全身症状	0	1	–	2	–
14. 性器官症状	0	1	–	2	–

续表

汉密尔顿抑郁量表（HAMD）					
项目	无	轻度	中度	重度	极重度
15. 疑病症	0	1	2	3	4
16. 体重减轻	0	1	–	2	–
17. 自知力	0	1	–	2	–
18. 抑郁症日夜差异 A. 早	0	1	–	2	–
抑郁症日夜差异 B. 晚	0	1	–	2	–
19. 人格或现实解体	0	1	2	3	4
20. 偏执症状	0	1	2	3	4
21. 强迫症状及观念	0	1	–	2	–
22. 无助感（能力减退感）	0	1	2	3	4
23. 无望感（绝望感）	0	1	2	3	4
24. 无用感（自卑感）	0	1	2	3	4
总分合计					

结果分析：

总分 <8 分：正常；总分 8~20 分：可能有抑郁症；

总分 20~35 分：肯定有抑郁症；总分 >35 分：严重抑郁症；

临床应用意义：量表总分反映病情的严重程度，总分越高病情越重。一般认为前 17 项总分达 20 分以上可诊断为抑郁状态。经过数周治疗，随着病情好转总分渐减，降到 7 分以下则效果满意，降到 8~10 分为好转，18 分以上效果不明显，健康人可评出 2~2.5 分。

附录 2　抑郁自评量表 SDS

抑郁自评量表（self-rating depression scale，SDS）由华裔教授 William W.K.Zung 编制（1965）。为自评量表，用于衡量抑郁状态的轻重程度及其在治疗中的变化。评定时间跨度为最近 1 周。

1. 量表内容　SDS 由 20 个陈述句和相应问题条目组成，反映抑郁状态 4 组特异性症状：①精神性 - 情感症状，包含抑郁心境和哭泣 2 个条目；②躯体性障碍，包含情绪的日间差异、睡眠障碍、食欲减退、性欲减退、体重减轻、便秘、心动过速、易疲劳共 8 个条目；③精神运动性障碍，包含思考困难和能力减退 2 个条目；④抑郁的心理障碍，包含思维混乱、无望感、易激惹、犹豫不决、自我贬值、空虚感、反复思考自杀和不满足，共 8 个条目。

附表 2-1　抑郁自评量表 SDS

反映最近 1 周内的情况				
实际感觉	偶有	少有	常用	持续
1. 我感到情绪沮丧	1	2	3	4
2. 我感到早晨心情最好 *	4	3	2	1
3. 我要哭或想哭	1	2	3	4
4. 我夜间睡眠不好	1	2	3	4
5. 我吃饭像平时一样 *	4	3	2	1
6. 我的性功能正常 *	4	3	2	1
7. 我感到体重减轻	1	2	3	4
8. 我为便秘感到烦恼	1	2	3	4
9. 我的心跳比平时快	1	2	3	4
10. 我无故感到疲劳	1	2	3	4
11. 我的头脑像往常一样清楚 *	4	3	2	1
12. 我做事情像平时一样不感到困难 *	4	3	2	1
13. 我坐卧不安,难以保持平衡	1	2	3	4
14. 我对未来感到有希望 *	4	3	2	1
15. 我比平时更容易激怒	1	2	3	4
16. 我觉得决定什么事很容易 *	4	3	2	1
17. 我感到自己是有用的和不可缺少的人 *	4	3	2	1
18. 我的生活很有意义 *	4	3	2	1
19. 假若我死了别人会过得更好	1	2	3	4
20. 我仍旧喜爱自己平时喜爱的东西 *	4	3	2	1

　　2. SDS 评分方法　　每一个条目均按 1、2、3、4 四级评分,主要评定症状出现的频度。其标准为:"1" 表示没有或很少时间有;"2" 表示有时有;"3" 表示大部分时间有;"4" 表示绝大部分或全部时间都有。20 个条目中有 10 项(第 1、3、4、7、8、9、10、13、15 和 19)是用负性词陈述的,按上述 1 至 4 顺序评分。其余 10 项(第 2、5、6、11、12、14、16、17、18 和 20)注 * 号者,是用正性词陈述的,按 4 至 1 顺序反序计分。

抑郁严重度指数 = 各条目累计分 /80

0.5 以下者为无抑郁;0.5~0.59 为轻微至轻度抑郁;0.6~0.69 为中至重度;0.7 以上为重度抑郁。

附录3　PHQ-9、PHQ-2

附表 3-1　PHQ-9 抑郁症筛查量表

姓名：　　　　　　　　　　　　　　日期：

在过去的两周里,你生活中以下症状出现的频率有多少? 把相应的数字总和加起来

	没有 (0)	有几 天(1)	一半 以上 时间 (2)	几乎 天天 (3)
1. 做什么事都没兴趣,没意思				
2. 感到心情低落,抑郁,没希望				
3. 入睡困难,总是醒着,或睡得太多嗜睡				
4. 常感到很疲倦,没劲				
5. 口味不好,或吃得太多				
6. 自己对自己不满,觉得自己是个失败者,或让家人丢脸了				
7. 无法集中精力,即便是读报纸或看电视时,记忆力下降				
8. 行动或说话缓慢到引起人们的注意,或刚好相反,坐卧不安,烦躁易怒,到处走动				
9. 有不如一死了之的念头,或想怎样伤害自己一下				

总分:

如果发现自己有如上症状,他们影响到你的家庭生活、工作、人际关系的程度是:
没有困难 ___,有一些困难 ____,很多困难 ____,非常困难 ____

总分分类:

0~4	没有抑郁症	(注意自我保重)
5~9	可能有轻微抑郁症	(建议咨询心理医生或心理医学工作者)
10~14	可能有中度抑郁症	(最好咨询心理医生或心理医学工作者)
15~19	可能有中重度抑郁症	(建议咨询心理医生或精神科医生)
20~27	可能有重度抑郁症	(一定要看心理医生或精神科医生)

核心项目分:

项目 1,项目 4,项目 9,任何一题得分 >1(即选择 2、3),需要关注。

项目 1、4,代表着抑郁的核心症状。

项目 9 代表有自伤意念

附表 3-2　PHQ-2 抑郁症筛查量表

最近两周内,你被以下症状所困扰的频率	完全没有	≤7天	>7天	几乎每天
做事情时缺乏兴趣和乐趣	0	1	2	3
情绪低落、抑郁或无望	0	1	2	3

总分范围 0~6 分。作为筛查手段,≥3 分即为病态;当分界值(cut-off 值)取 2 分时,敏感性升高;当 cut-off 值取 4 分时,特异性升高。

附录 4　中国脑卒中临床神经功能缺损程度评分量表(1995)

附表 4-1　中国脑卒中临床神经功能缺损程度评分量表(1995)

项目		评分标准	
意识(最大刺激,最佳反映)	两项提问:年龄? 现在是几月? 相差 2 岁或 1 个月都算正确	均正确	0
		一项正确	1
		都不正确,做以下检查	
	两项指令(可以示范):握拳、伸拳;睁眼、闭眼	均完成	3
		完成一项	4
		都不能完成,做以下检查	
	强烈局部刺激(健侧肢体)	定向退让(躲避动作)	6
		定向肢体会缩(对刺激的反射性动作)	7
		肢体伸直	8
		无反应	9
水平凝视功能		正常	0
		侧视运动受限	2
		眼球侧凝视	4
面肌		正常	0
		轻瘫、可动	1
		全瘫	2
语言		正常	0
		交谈有一定困难,借助表情动作表达,	1
		或言语流利但不易听懂,错语较多	2
		可简单对话、但复述困难,言语多迂回,有命名障碍	5
		词不达意	6
上肢肌力		5 级　正常	0
		4 级　(不能抵抗外力)	1
		3 级　抬臂高于肩	2
		3 级　平肩或以下	3
		2 级　上肢与躯干夹角 >45°	4
		1 级　上肢与躯干夹角 ≤ 45°	5
		0 级　不能动	6

续表

项目	评分标准	
手肌力	5 级　正常	0
	4 级　（不能紧握拳）	1
	3 级　握空拳、能伸开	2
	3 级　能屈指、不能伸	3
	2 级　屈指不能及掌	4
	1 级　指微动	5
	0 级　不能动	6
下肢肌力	5 级　正常	0
	4 级　（不能抵抗外力）	1
	3 级　抬腿 45° 以上，踝或趾可动	2
	3 级　抬腿 45° 左右，踝或趾不能动	3
	2 级　抬腿离床不足 45°	4
	1 级　水平移动，不能抬高	5
	0 级　不能动	6
步行能力	正常行走	0
	独立行走 5m 以上，跛行	1
	独立行走，需扶杖	2
	有人扶持下可以行走	3
	自己站立，不能走	4
	坐不需支持，但不能站立	5
	卧床	6

备注：最高分 45 分；最低 0 分；轻型 0~15 分；中型 16~30 分；重型 31~45 分。

附录 5　NIHSS 评分表

附表 5-1　NIHSS 评分表

检查		评分	分值
1a	意识水平	0= 清醒，反应敏锐 1= 嗜睡，最小刺激能唤醒患者完成指令、回答问题或有反应 2= 昏睡或反应迟钝，需要强烈反复刺激或疼痛刺激才能有非固定模式的反应 3= 仅有反射活动或自发反应，或完全没反应、软瘫、无反应	
1b	意识水平提问	0= 都正确 1= 正确回答一个 2= 两个都不正确或不能说	

检查	评分	分值
1c 意识水平指令	0= 都正确 1= 正确完成一个 2= 都不正确	
2 凝视	0= 正常 1= 部分凝视麻痹(单眼或双眼凝视异常,但无被动凝视或完全凝视麻痹) 2= 被动凝视或完全凝视麻痹(不能被头眼动作克服)	
3 视野	0= 无视野缺失 1= 部分偏盲 2= 完全偏盲 3= 双侧偏盲(全盲,包括皮质盲)	
4 面瘫	0= 正常 1= 最小(鼻唇沟变平、微笑时不对称) 2= 部分(下面部完全或几乎完全瘫痪,中枢性瘫) 3= 完全(单或双侧瘫痪,上下面部缺乏运动,周围性瘫)	
5 上肢运动(仅评定患侧;若为截肢或关节融合,解释清楚为左上肢/右上肢。)	0= 上肢于要求位置坚持 10 秒,无下落 1= 上肢能抬起,但不能维持 10 秒,下落时不撞击床或其他支持物 2= 能对抗一些重力,但上肢不能达到或维持坐位 90° 或卧位 45°,较快下落到床上 3= 不能抗重力,上肢快速下落 4= 无运动 9= 截肢或关节融合	
6 下肢运动(仅评定患侧;若为截肢或关节融合,解释清楚为左下肢/右下肢。)	0= 于要求位置坚持 5 秒,不下落 1= 在 5 秒末下落,不撞击床 2=5 秒内较快下落到床上,但可抗重力 3= 快速落下,不能抗重力 4= 无运动 9= 截肢或关节融合	
7 共济失调(若为截肢或关节融合,解释清楚为左侧/右侧肢体。)	0= 没有共济失调 1= 一个肢体有 2= 两个及两个以上肢体有 9= 截肢或关节融合	
8 感觉	0= 正常,没有感觉缺失 1= 轻到中度,患侧针刺感不明显或为钝性或仅有触觉 2= 严重到完全感觉缺失,面、上肢、下肢无触觉	

续表

检查	评分	分值
9　语言	0= 正常,无失语 1= 轻到中度:流利程度和理解能力有一些缺损,但表达无明显受限 2= 严重失语,交流是通过患者破碎的语言表达,听者须推理、询问、猜测,能交换的信息范围有限,检查者感交流困难 3= 哑或完全失语,不能讲或不能理解	
10　构音障碍	0= 正常 1= 轻到中度,至少有一些发音不清,虽有困难,但能被理解 2= 言语不清,不能被理解 9= 气管插管或其他物理障碍(并注明原因)	
11　忽视症	0= 没有忽视症 1= 视、触、听、空间觉或个人的忽视;或对任何一种感觉的双侧同时刺激消失 2= 严重的偏身忽视;超过一种形式的偏身忽视;不认识自己的手,只对一侧空间定位	
12　说明附加项目, 　　非 NIHSS 项目 　　远端运动功能 　　(并解释清楚为 　　左上肢/右上 　　肢。)	0= 正常(5 秒后无屈曲) 1=5 秒后至少有一些伸展,但未完全伸展,手指的任何运动不给评分(未给指令) 2=5 秒后无主动的伸展,其他时间的手指运动不评分	

总分:　　　　　　　　　　　　　　　　　　　　　　　　　年　　月　　日
在计算总分时,下列各项不计:
①第 5、6、7 项肢体运动中的"9= 截肢或关节融合"
②附加项远端运动功能

附录 6　ABCD 评分系统

附表 6-1　ABCD 评分系统

评分方法		ABCD	ABCD2	ABCD3-1
年龄 ≥ 60 岁		1	1	1
血压 ≥ 140/90mmHg		1	1	1
临床表现				
	单侧肢体无力	2	2	2
	言语障碍不伴肢体无力	1	1	1
症状持续时间				
	≥ 60 分钟	2	2	2
	10~59 分钟	1	1	1

续表

评分方法	ABCD	ABCD2	ABCD3-1
糖尿病	无	1	1
双重 TIA 发作病史	无	无	2
影像学			
DWI 高信号	无	无	2
颈动脉狭窄≥50%	无	无	2
总分	0~6	0~7	0~13

注:

ABCD 评分系统总分为 6 分,≤3 分为低危,>3 分为高危。

ABCD2 评分系统总分为 7 分,<4 分为低危,4~5 分为中危,>5 分为高危。

ABCD3-1 评分系统总分为 13 分,≤3 分为低危,4~7 分为中危,≥8 分为高危。

附录 7　Essen 量表

附表 7-1　Essen 量表

危险因素	分值
年龄 65~75 岁	1
年龄 >75 岁	2
高血压	1
糖尿病	1
既往心肌梗死	1
其他心血管疾病(除外心肌梗死和心房颤动)	1
周围动脉疾病	1
吸烟	1
既往 TIA 或缺血性脑卒中	1
总分	9

注:0~2 分为脑卒中复发低风险,3~6 分为卒中复发高风险。

附录 8　胰岛素笔注射技术宣教

1. 规范步骤（详见附图 8-1）

(1) 洗手。

(2) 核对胰岛素和笔芯。对于预混胰岛素,为保证能充分混匀,应确保笔芯的剩余量大于 12U,若不足 12U,应更换新笔芯。若为新的笔芯,应安装胰岛素笔芯。

(3) 将胰岛素充分混匀:对于含精蛋白(云雾状)的胰岛素,包括中效胰岛素、预混人胰岛素和预混胰岛素类似物,用前应充分混匀。混匀方法:将胰岛素笔平放在手心中,水平滚动 10 次,然后用双手夹住胰岛素笔,通过肘关节和前臂的上下摆动,上下翻动 10 次,使瓶内药液充分混匀。

(4) 正确安装胰岛素笔针头。

(5) 排尽笔芯内的空气:排气步骤如下,注射前,将剂量调节旋钮拨至 2U(若是新的笔芯,应将旋钮拨至 4U),针尖向上直立,手指轻弹笔芯架数次,使空气聚集在上部后,按压注射键,直至一滴胰岛素从针头溢出。

(6) 调整胰岛素用量:将剂量旋钮旋至所需刻度。

(7) 检查注射部位:若有硬结应更换注射部位;应保持注射部位清洁,若不够清洁可用乙醇消毒,禁用碘酒,以免影响胰岛素吸收。消毒后要等乙醇挥发再进针。

(8) 选择是否捏皮及进针角度后,快速进针(如果捏皮应在拔出针头后再松开捏皮)。

(9) 缓慢推动注射药物后,保持针头在皮下留置至少 10 秒,以保证胰岛素充分进入皮下,药物剂量较大时,留置时间有必要超过 10 秒。

(10) 拔出针头,速度不应过快。若有出血,则用棉球按压局部 1~3 分钟。

(11) 针头套上外针帽后规范丢弃。

2. 胰岛素注射部位的选择　根据可操作性、神经及主要血管之间的距离、皮下组织的状况等,人体适合注射胰岛素的部位是腹部、大腿外侧、上臂外侧和臀部外上侧。不同注射部位吸收胰岛素速度快慢不一,腹部最快,其次依次为上臂、大腿和臀部。具体位置及推荐见附表 8-1。

附表 8-1　胰岛素皮下注射部位

部位	具体位置	适用人群
腹部	耻骨联合以上约 1cm,最低肋缘以下约 1cm,脐周 2.5cm 以外的双侧腹部;不包括腰部两侧	该部位患者注射最为方便,最为常用。餐时注射短效胰岛素等,最好选择腹部
臀部	双侧臀部外上侧,避开髋骨	该部位皮下组织丰富,适合儿童或身材偏瘦的患者;儿童患者注射中效或者长效胰岛素时
上臂	上臂外侧的中 1/3	需捏皮及家人协助注射
大腿	双侧大腿前外侧的上 1/3,避开大腿内侧	儿童患者注射中效或者长效胰岛素时

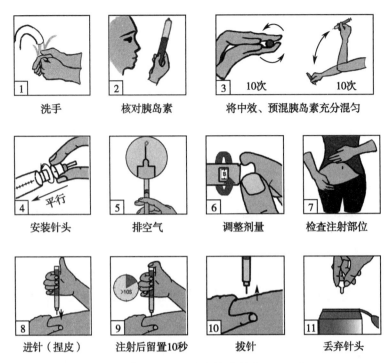

1	2	3
洗手	核对胰岛素	将中效、预混胰岛素充分混匀

4 平行	5	6	7
安装针头	排空气	调整剂量	检查注射部位

8	9	10	11
进针（捏皮）	注射后留置10秒	拔针	丢弃针头

附图 8-1　胰岛素笔注射步骤

3. 注射部位的轮换　注射部位的轮换是有效预防注射胰岛素后产生局部硬结或皮下脂肪增生的方法。医护人员应至少每年评估 1 次患者的部位轮换方案。一种已证实有效的注射部位轮换方案：将注射部位分为四个等分区域（大腿或臀部可等分为两个等分区域），每周使用一个等分区域并始终按顺时针方向轮换；在任何一个等分区域内注射时，连续两次注射应间隔至少 1cm（或约一个成人手指的宽度）的方式进行系统性轮换，以避免重复组织创伤（见附图 8-2）。

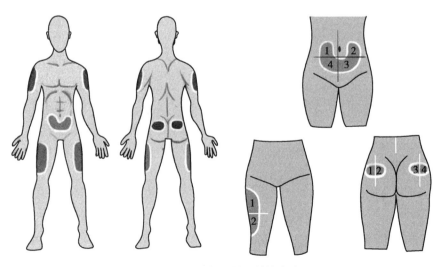

附图 8-2　注射部位及轮换方案

注：编号 1-4 为注射部位划分的 4 个区域，表示可供转换的不同区域

为保证能预测药效,应遵守每天同一时间注射同一身体部位(如腹部、大腿)。可每周左右或顺指针轮换注射部位。每次注射点应与上次注射点至少相距1cm。尽量避免在1个月内重复使用同一注射点。

其他注意事项:患者不可在皮下脂肪增生、炎症、水肿、溃疡或感染的部位注射;注射时,应保持注射部位的清洁;当注射部位不洁净或患者处于感染易于传播的环境,注射前应消毒注射部位;不可隔衣物注射。

4. 关于针头的选择与进针角度 胰岛素笔均为皮下注射,为保证将胰岛素注射至皮下组织而不是肌肉,可根据患者胖瘦程度及针头长度,采取捏皮或45°进针的方式增加皮下组织厚度,降低注射至肌肉的风险。捏皮及进针角度如附图8-3所示,具体推荐见附表8-2。

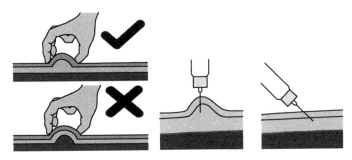

附图8-3 捏皮手法和进针角度

附表8-2 针头使用手法推荐

人群	针头长度/mm	是否捏皮	进针角度	描述
成人	4,5	否	90°	无须捏皮,垂直进针
	6	消瘦者-是		消瘦成人需捏皮垂直进针
		正常及肥胖-否		正常成人无须捏皮,垂直进针
	8	是		若不捏皮则需45°进针
儿童	4	否	90°	无须捏皮,垂直进针
	5	正常-否		无须捏皮,垂直进针
		消瘦-是		消瘦儿童需捏皮垂直进针
	6	是		需捏皮垂直进针
	8	是	45°	需捏皮且45°进针

注:不推荐使用8mm及以上针头。

5. 胰岛素的保存 保存胰岛素时,应避免极端的温度条件。未开封的胰岛素(包括瓶装胰岛素、胰岛素笔芯和胰岛素预充注射笔)应储藏在2~8℃的环境中,切勿冷冻,避免阳光直射,防止反复振荡。已开封的胰岛素可室温保存,在25℃以下28天内使用是无菌的,某些胰岛素最长可在30℃以下保存6周,具体应参见说明书。

应提醒患者,飞机旅行时勿将胰岛素托运,结冰后不能再使用。

中文索引